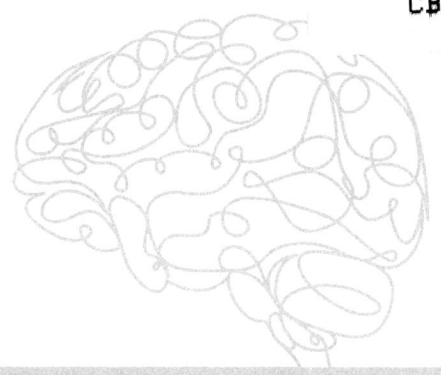

TDAH
Como lidar

Jessica McCabe

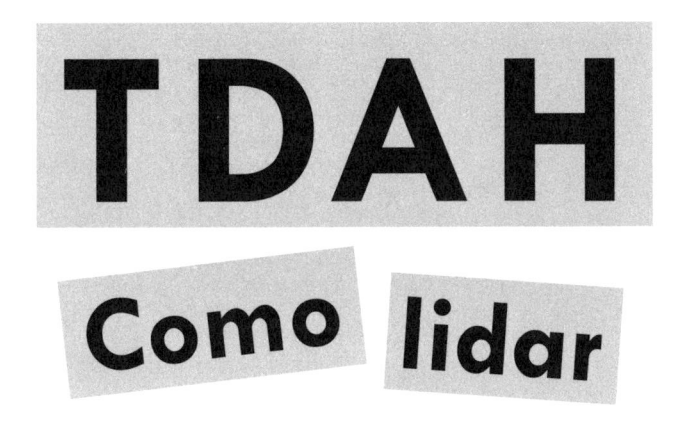

TDAH
Como lidar

Um guia para trabalhar com o seu cérebro
(não contra ele)

Tradução de Paula Di Carvalho

Rocco

Título original
HOW TO ADHD
An Insider's Guide to Working with Your Brain
(Not Against It)

Copyright © 2024 *by* Jessica McCabe
Todos os direitos reservados, incluindo o de reprodução no todo
ou em parte sob qualquer forma.

O gráfico de "autoperfeiçoamento" na página 280
reproduzido com autorização © 2019 *by* Dani Donovan

Ilustrações abertura de capítulos: Stephen Foster e Palestrina McCaffrey
Foto da autora: Dan Montgomery

Edição brasileira publicada mediante acordo com Rodale Books, um selo
da Random House, uma divisão da Penguin Random House LLC.

Direitos para a língua portuguesa reservados
com exclusividade para o Brasil à
EDITORA ROCCO LTDA.
Rua Evaristo da Veiga, 65 – 11º andar
Passeio Corporate – Torre 1
20031-040 – Rio de Janeiro – RJ
Tel.: (21) 3525-2000 – Fax: (21) 3525-2001
rocco@rocco.com.br | www.rocco.com.br

Printed in Brazil/Impresso no Brasil

Preparação de originais
MANU VELOSO

CIP-BRASIL. CATALOGAÇÃO NA PUBLICAÇÃO
SINDICATO NACIONAL DOS EDITORES DE LIVROS, RJ

M115t

McCabe, Jessica, 1982-
    TDAH : como lidar : um guia para trabalhar com o seu cérebro (não contra ele) / Jessica McCabe ; tradução Paula Di Carvalho. - 1. ed. - Rio de Janeiro : Rocco, 2024.

    Tradução de: How to ADHD : an insider's guide to working with your brain (not against it)
    ISBN 978-65-5532-454-9
    ISBN 978-65-5595-276-6 (recurso eletrônico)

    1. Distúrbio do déficit de atenção com hiperatividade - Obras populares. 2. Pessoas com transtorno de déficit de atenção e hiperatividade - Guias de experiência de vida. 3. Terapia cognitiva. I. Carvalho, Paula Di . II. Título.

24-92056
    CDD: 616.858906
    CDU: 616.89-008.47

Meri Gleice Rodrigues de Souza - Bibliotecária - CRB-7/6439

Este livro tem como objetivo somente o de fornecer informações úteis baseadas na experiência pessoal
e em pesquisas da autora, mas não pretende de forma alguma substituir a expertise
profissional do seu médico, o diagnóstico, assim como as recomendações. Consulte o seu
médico se você acredita ter algum sintoma de saúde que exija tratamento.

O texto deste livro obedece às normas do Acordo Ortográfico da Língua Portuguesa

Para os curiosos, os inovadores, os perambulantes.

Para os que iniciam projetos, correm riscos, solucionam problemas.

Para aqueles que estão fazendo coisas demais, e os que estão preocupados por não estarem fazendo o suficiente.

Para quem faz as coisas de um jeito diferente, porque é a única forma como sabe fazê-las.

Para o meu eu do passado de um universo paralelo, que talvez tivesse realizado o sonho de se formar se tivesse esbarrado com este livro na amada biblioteca da faculdade.

Para minha mãe, que teria mais facilidade em me entender e me apoiar se tivesse as informações que estão neste livro.

Para meu pai, que talvez encontrasse a si mesmo entre estas páginas.

Para os Cérebros com TDAH e para os Corações que os amam.

Que este livro empodere vocês a ser quem são e a conquistar o que querem conquistar.

Sumário

Introdução — 9

Uma observação sobre linguagem — 15

CAPÍTULO 1
Como fracassar em tudo — 19

CAPÍTULO 2
Como ter ~~DDA~~ TDAH — 33

CAPÍTULO 3
Como ter (hiper)foco — 52

CAPÍTULO 4
Como realizar funções (executivas) — 73

CAPÍTULO 5
Como dormir — 94

CAPÍTULO 6
Como ver o tempo — 116

CAPÍTULO 7
Como motivar seu cérebro — 139

CAPÍTULO 8
Como se lembrar de coisas — 164

CAPÍTULO 9
  Como sentir   189
CAPÍTULO 10
  Como lidar com pessoas   215
CAPÍTULO 11
  Como dificultar o TDAH   242
CAPÍTULO 12
  Como ter coração   275
CAPÍTULO 13
  Como mudar o mundo   305
Histórias e finais   330
Espera, mais uma coisa!!!   340
Apêndices   347
Referências   354
Glossário   355
Organizações de apoio   360
Agradecimentos   363

Introdução

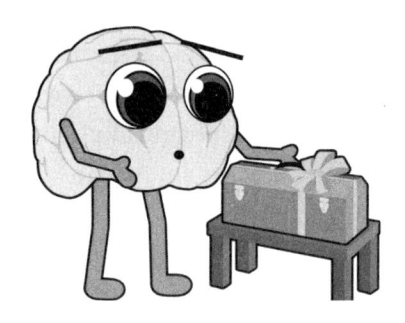

Você não escreve porque quer dizer algo;
você escreve porque tem algo a dizer.
— F. SCOTT FITZGERALD

Olá, Cérebros!

Vocês encontraram meu livro! UM LIVRO! Como isso aconteceu? Bem, primeiro eu precisei escrever um. Então por que eu, alguém com TDAH, faria algo tão longo e demorado? Porque tenho a tendência a perder e esquecer as coisas, e o que aprendi ao longo dos últimos sete anos é importante demais para ser perdido ou esquecido. Como vou explicar no Capítulo 1, minha intenção ao começar o canal de YouTube How to ADHD era colocar tudo o que eu aprendia sobre TDAH num único lugar para que eu de fato conseguisse encontrar aquelas informações quando precisasse.

Bem, anos se passaram. Ao longo do processo de construção do canal, desenvolvi um profundo e detalhado conhecimento dos obstáculos invisíveis com os quais as pessoas com TDAH costumam se deparar, assim como nossas opções para lidar com eles. Os vídeos (quase) semanais nos quais eu compartilhava o que aprendi a cada passo ao longo da jornada ajudaram a mim e a milhões de outros a aprender como trabalhar em parceria com os nossos cérebros e não contra eles.

Na verdade, eu e minha equipe fizemos tantos vídeos que até fico um pouco assoberbada com a quantidade de informação que reunimos! Às vezes queria poder simplesmente abrir um sumário, ou fazer uma busca sobre meu canal no meu cérebro.

Até que isso seja possível, estou reunindo as informações mais importantes que aprendi — o que tem sido mais útil para mim e minha comunidade — num livro. Algo tangível, com uma capa e um sumário e um índice. Uma referência para lembrar a mim mesma que tenho uma ferramenta que posso usar quando estiver me sentindo empacada. E se, por acidente, eu esquecê-lo no ônibus como metade dos meus cadernos escolares, posso simplesmente comprar outro, não importa onde eu esteja. (Olá, Cérebros Internacionais!!)

O mais importante, no entanto, é que eu queria escrever um livro que daria às pessoas a experiência que teriam se vissem meu TEDx Talk, maratonassem meus vídeos, interagissem na seção de comentários e saíssem para tomar um café comigo. Eu queria oferecer aos outros, se pudesse, o que descobri em minha própria jornada: uma compreensão profunda de como os cérebros funcionam, um senso de solidariedade e muitas ferramentas e estratégias feitas sob medida para os desafios específicos que enfrentamos em busca de conquistar o que decidimos. Eu queria visibilizar nossos obstáculos invisíveis para a maior quantidade possível de pessoas, para que a gente pare de se culpar por tropeçar e entenda como desviar. E eu queria fazer isso tudo num único livro.

> Pense nele como um manual do usuário para quem tem TDAH, cheio de *insights*, pesquisas, estratégias e validação, explicando e justificando como nossos cérebros funcionam.

Foi um projeto ambicioso, e não tinha certeza de como poderia colocá-lo em prática. Eu estava certa de que isso nem sequer seria possível muitas, *muitas* vezes enquanto escrevia. Mas usei o livro para me impulsionar para a linha de chegada — fazendo uso das ferramentas, lendo as anedotas ao fim de cada capítulo quando me sentia desencorajada, e... Bem, aqui está!

O que você está segurando nas mãos agora é o livro que eu precisava e não tinha. Talvez seja o livro que *você* precisava e não tinha.

Pense nele como um manual do usuário para quem tem TDAH, cheio de *insights*, pesquisas, estratégias e validação, explicando e justificando como nossos cérebros funcionam. Você não vai encontrar soluções definitivas para lidar com o TDAH, mas sim uma variedade de ferramentas que reuni a partir da comunidade, de especialistas em TDAH, de vivências e de pesquisas. Você também vai encontrar mergulhos profundos no motivo pelo qual precisamos dessas estratégias, de forma que possa escolher as que se encaixam em sua vida e seu cérebro únicos. As informações e estratégias que compartilho nestes capítulos são feitas para empoderar aqueles com TDAH, inspirar e apoiar os esforços daqueles que amam alguém com TDAH e ser útil para qualquer um que simplesmente seja humano.

COMO LER ESTE LIVRO

Este livro foi escrito por e para cérebros com TDAH. Dito isso, cérebros com TDAH com frequência têm dificuldade para ler livros. Nós somos propensos a nos distrair (ou nos entediar), a esquecer o que acabamos de ler, a nos perder entre as linhas ou encarar o mesmo bloco de texto por cinco minutos, incapaz de lê-lo de fato.

Por esse motivo, eu estava determinada a escrever este livro de uma forma inclusiva a quem tem TDAH. As páginas têm bastante espaço em branco, os parágrafos são curtos, e ele é até gostoso de segurar. Também incluí muitos "atalhos" de leitura ao longo do livro: há citações em destaque, marcadores e subtítulos em negrito nos quais você pode passar os olhos para sacar a ideia principal. Trabalhei de perto com minha (muito paciente!) editora para tornar este livro abarrotado de informações o mais acessível possível a quem tem TDAH.

Incluí citações de Cérebros da Comunidade do How to ADHD. Eles compartilham suas experiências pessoais, inclusive como encontrar maneiras de desviar dos obstáculos e como eles colaboram com seus cérebros, para o caso de você precisar de ideias para aplicar qualquer uma dessas ferramentas. Também escrevi os capítulos de forma que você possa lê-los em sequência ou pular para os que despertem seu interesse sem perder informações importantes. (Nós aprendemos com base em interesse, afinal!) Quase todos os capítulos são divididos em quatro seções.

1. A EXPERIÊNCIA DE...

No início de cada capítulo, eu descrevo minha vivência com o assunto do capítulo, que tende a ser familiar para quem tem TDAH. Às vezes fico um pouco literária nessas seções. Talvez use metáforas, hipérboles ou piadas para torná-las mais divertidas de ler (e, para ser sincera, de escrever). Se você não gosta desse tipo de coisa — ou se prefere a linguagem literal à linguagem figurativa e só quer chegar aos fatos —, é só passar os olhos pela introdução dos capítulos (ou pular).

Essas seções às vezes lidam com assuntos emocionais pesados, especialmente as que dão início aos capítulos "Como sentir", "Como ter coração" e "Como lidar com pessoas". Foi importante para mim ser honesta sobre minhas experiências porque as dificuldades que enfrentamos nessas áreas podem ser profundamente dolorosas, mas sinta-se à vontade para se afastar ou avançar caso precise.

2. O QUE EU APRENDI

Nessa seção, compartilho as informações que mais foram úteis na minha própria jornada, assim como as informações que mais repercutiram na minha comunidade. Se você gosta da linguagem fácil-de-entender de divulgação científica dos meus vídeos estilo palestra, essa parte do capítulo é para você.

Compilei fatos e *insights* de fontes confiáveis, como estudos revisados, livros de coaches de TDAH, médicos e pesquisadores, e conversas com especialistas da área. Dito isso, tem muito, muito, muito mais a saber sobre cada um desses assuntos do que eu jamais conseguiria incluir num único livro, e há novas pesquisas sendo publicadas o tempo todo. Se você tiver curiosidade, por favor, considere essas informações como ponto de partida para aprender mais; confira os artigos citados no link da página 354 se quiser se aprofundar.

3. A CAIXA DE FERRAMENTAS

Em cada seção de caixa de ferramentas, você encontrará estratégias que *trabalham a favor* do seu cérebro com TDAH, em vez de contra ele. As estratégias que incluí têm embasamento científico, são habitualmente recomendadas por coaches de TDAH, e/ou foram úteis para minha comunidade e para mim. Cada seção de caixa de ferramentas tem quatro ou cinco estratégias baseadas em fatos (ferramentas), assim como algumas formas de usá-las.

É importante destacar que nenhuma dessas ferramentas é uma varinha mágica que vai eliminar de forma indolor os obstáculos que pessoas com TDAH enfrentam. Todo mundo tem ferramentas de preferência que funcionam com mais frequência e outras que só usam esporadicamente. E todo mundo passa por alguns dias em que nada parece funcionar. Minha esperança é que, ao fim deste livro, você tenha uma caixa de ferramentas particular, cheia de opções. Isso, na minha experiência, é melhor do que uma caixa de ferramentas contendo nada além de uma nota adesiva que diz "se esforce mais". Mesmo que você nunca use algumas dessas ferramentas, elas estão disponíveis quando precisar delas.

> Na página 347, você vai encontrar uma página de caixa de ferramentas novinha em folha; faça cópias, arranque, escreva no livro, o que quiser. Nela, vai encontrar espaço para listar três ferramentas que quer tentar, por quanto tempo vai se comprometer a experimentá-las (pode levar tempo para algumas estratégias se tornarem confortáveis/parte da rotina o suficiente para facilitar nossas vidas), e com qual propósito. É limitado a três ferramentas por um motivo. Construí essa caixa de ferramentas ao longo de sete anos, aprendendo uma ferramenta por semana. E mesmo assim ficou sufocante às vezes. Nós temos cérebros que querem fazer tudo, mas sugiro adicionar ferramentas lentamente, à medida que ficar confortável (ou decidir que odeia) aquelas que está tentando no momento.

4. A ANEDOTA DE CONCLUSÃO

Depois de passar meses e anos estudando um assunto específico, com frequência minha perspectiva sobre ele muda. A última seção de cada capítulo compartilha essa mudança de perspectiva. Eu incluo essas histórias para lembrar a você (e a mim mesma) de que não há uma única forma de olhar para qualquer assunto, e de que sempre podemos aprender algo novo; não apenas novas informações, mas novas maneiras de vê-las. É uma das coisas incríveis de se ter um cérebro.

É UM LIVRO? É UM LIVRO.

Então aqui está. *TDAH: Como lidar:* O livro.

Essa jornada toda começou como um projeto pessoal; uma tentativa de entender como colaborar com o meu cérebro de forma mais eficaz.

Isso rápido se tornou um projeto em grupo. Minha comunidade se prontificou a me ajudar antes de eu pensar em pedir ajuda. Eu aprendi muito do que escrevi aqui falando com Cérebros, Corações, especialistas em TDAH e pesquisadores.*

Ao longo dos anos, nós tivemos longas e profundas discussões sobre o que significa ter TDAH. Sobre como ser "normal" não é uma meta realista, mas ser funcional *é*. Sobre como às vezes, paradoxalmente, ser funcional significa se comportar de formas *menos* (neuro)típicas, de maneira que possamos ser mais mentalmente saudáveis, felizes, e seres humanos generosos conosco e com quem amamos.

Eu ofereço tudo o que aprendi de volta a você, leitor. Tenho muito orgulho do resultado final deste livro. Obrigada por avançar por estas páginas. Permita que seu cérebro explore este livro da forma como ele quiser. Ele foi escrito para o seu cérebro, e espero que seu cérebro aproveite. E se você está descobrindo nossa comunidade pela primeira vez aqui?

Olá, Cérebro!

Seja bem-vindo.

---

* Eu chamo meus espectadores de "Cérebros" (Olá, Cérebros!) porque foi o cérebro deles que os levou até meu canal. Além disso, eles estão ali para aprender sobre o próprio cérebro. Quando alguém chega até meu canal porque ama uma pessoa com TDAH e quer entendê-la melhor, eu as chamo de "Corações" (Olá, Corações!) porque foram seus corações que as levaram até lá. (Além do que você pode aprender ao longo deste livro, eu escrevi um capítulo inteiro sobre Corações; veja a página 275.)

Uma observação sobre linguagem

O que eu priorizo quando se trata de linguagem é a *acessibilidade*. Tantos de nós já se depararam com questões de acesso; acesso à informação sobre como nosso cérebro funciona, acesso às ferramentas de suporte de que precisamos, acesso um ao outro, e acesso até mesmo a nós mesmos e às nossas próprias vozes.

Há linguagens que reduzem ou negam acesso, que não uso nem permito na minha comunidade: palavras que atacam, humilham ou silenciam.

Há linguagens que criam acesso. Por exemplo, "deficiência" nos dá acesso a proteções e adaptações legais. "Impedimentos" explicam o que talvez precisemos e onde podemos ter dificuldade. Termos com base em pesquisas como "controle inibitório", "pensamento divergente" e "memória de trabalho" fornecem a nós e aos nossos profissionais de saúde acesso à informação sobre nossos déficits e pontos fortes em comparação a cérebros neurotípicos, de forma que tenhamos acesso a tratamentos adaptados às nossas necessidades. Expressões coloquiais como "espirais de desgraça" e "vitamina de cérebro" tornam o debate sobre nossos desafios mais acessíveis àqueles que não fizeram faculdade e nos ajudam a construir uma comunidade.

Há linguagens que as pessoas usam para identificar a si mesmas ou aos seus entes queridos: linguagem centrada na identidade, linguagem centrada na pessoa, ou termos como "neurodivergente" ou "neurotípico". As pessoas debatem fervorosamente qual tipo de linguagem é apropriado, e algumas comunidades são contra o uso de um ou outro termo, inclusive na forma como as pessoas se referem a si mesmas. Eu não.

Por mais que as palavras que usamos importem, impor rigidamente o uso de uma linguagem específica pode negar acesso àqueles que mais precisam dele:

aqueles com menos flexibilidade cognitiva ou menos habilidade de lembrar e "acertar", ou aqueles que moram em lugares com menos compreensão sobre o TDAH. Isso pode alienar ou isolar quem se sente mais confortável em usar diferentes terminologias para si mesmo ou está num lugar diferente em sua jornada de autoidentificação e autoaceitação. Mais ainda, algumas pessoas podem maliciosamente utilizar a linguagem "correta" de uma forma que na verdade estigmatiza nossa comunidade, enquanto outras podem usar a linguagem "incorreta" num contexto de aceitação e apoio.

Minha política é usar a linguagem que cada pessoa prefira: "escolha do dono do cérebro", como chamo. Por causa disso, também uso a linguagem que cada comunidade em particular tende a usar quando há uma clara preferência. Na nossa comunidade, as pessoas com frequência usam termos diferentes para se referir à mesma coisa. Nesses casos, eu alterno entre esses termos.

Em última instância, minha esperança é combater o estigma latente ao redor do TDAH por meio da educação e compreensão, e normalizar a experiência de ter TDAH a ponto de que o significado possa, um dia, ser presumidamente respeitoso, não importa a linguagem específica usada. Assim como eu posso ser caracterizada como uma mulher que tem olhos verdes ou a mulher dos olhos verdes sem que ninguém, inclusive eu mesma, pense menos de mim. Espero que meu uso da linguagem neste livro ajude a avançar nesse objetivo.

Quanto à forma como me refiro a mim mesma, eu uso linguagem centrada na identidade *e* linguagem centrada na pessoa, dependendo do contexto. Eu também gosto de termos informais criados na comunidade como "neuro-spicy", algo como "neuropicante", um cérebro ligeiramente diferente, em especial quando estou falando sobre minhas ansiedades ou meus traumas. Levei algum tempo para me adaptar a algumas das palavras que uso agora. Eu evitei o termo "deficiência" por muito tempo. O capacitismo está profundamente entranhado na sociedade, e eu internalizei muito dele. Mas a maior questão, para mim, era que não sentia que tinha "deficiência suficiente" para reivindicar essa identidade e as proteções e adaptações que vêm com isso. Levei um longo tempo para entender que era meu capacitismo internalizado me dizendo que eu "deveria" ser capaz de me virar sem elas.

> Minha política é usar a linguagem que cada pessoa prefira: "escolha do dono do cérebro", como chamo.

Minha esperança é que usar a palavra "deficiência" me ajude a me livrar do meu capacitismo internalizado, e que isso ajude outros a aceitarem a si mesmos e buscarem os apoios e proteções de que precisam. Se vale de alguma coisa, muitas coisas podem ser consideradas uma deficiência, até mesmo a gravidez. De acordo com a Lei dos Americanos com Deficiência (ADA, na sigla em inglês), "deficiência" significa que você tem um "impedimento mental ou físico que limite substancialmente uma ou mais atividades principais da vida", o que pode incluir se concentrar, trabalhar ou se comunicar. Foi útil para mim aprender e aceitar isso.

Quanto ao estigma ao redor das deficiências e à disposição a falar abertamente sobre a minha? Eu tive uma vantagem em relação a isso.

Ter uma deficiência é uma característica que compartilho com a minha mãe. Ela nasceu com uma perna mais curta do que a outra e, depois de várias cirurgias malsucedidas, avançou por este mundo usando um sapato especial, muletas e/ou uma cadeira de rodas. Ela também era uma talentosa professora de pré-escola e jardim de infância de educação especial, e a mulher mais forte e capaz que eu já conheci. Eu ainda consigo ouvir o tom perplexo na voz dela quando lhe diziam que ela seria excluída de algo importante para ela. "Como assim, não posso dar aula naquela sala porque uso muletas? Ponha um carpete!" (E foi o que fizeram!)

Minha mãe falava abertamente sobre a deficiência dela a qualquer pessoa curiosa. Crianças a encaravam, boquiabertas, no mercado. Quando faziam perguntas como "Qual é o problema da sua perna?", os pais ficavam vermelhos, afastavam os filhos às pressas e começavam a repreendê-los.

Minha mãe respondia: "Não... Deixe que perguntem!" Então ela explicava pacientemente suas cicatrizes, mostrava como tocar nelas ("Viu? Está tudo bem!"), e os ajudava a entender o funcionamento de seus equipamentos para mobilidade. Ela sabia que essas explicações normalizariam sua experiência para eles e os ajudaria a entender que há diferenças na forma como cada corpo funciona. Ela sabia que essa exposição combate o estigma que resulta em vieses sobre pessoas "diferentes". Ela encorajava todos os curiosos a participar dessas conversas, independentemente do quão constrangidos pudessem ficar.

> A linguagem evolui por meio da conversa.

---

* Quando você encontrar uma pessoa com uma deficiência, é uma boa ideia perguntar suas preferências: se está tudo bem fazer perguntas; se você pode fazer carinho no seu cão de serviço ou nos seus equipamentos para mobilidade; se há certos tipos de ajuda que ela gostaria que você oferecesse. Todo mundo tem necessidades e preferências diferentes. É importante não supor nada.

Isso era porque ela sabia que, por mais que as pessoas sempre possam se comunicar de forma diferente, a linguagem evolui por meio da conversa.

Como uma treinada patologista de fala e linguagem, o trabalho da minha mãe era ajudar alunos com deficiência a aprender a se comunicar, e ela encorajava sistemas de comunicação aumentativa e alternativa para encontrar cada aluno em seu nível, lhes proporcionando um caminho para terem suas vozes ouvidas e suas necessidades atendidas enquanto aprendiam a falar.

Ela sabia que, ao contrário da opinião popular e das preocupações dos outros, essas diferentes formas de se comunicar não atrapalhariam o aprendizado de seus alunos; elas seriam um caminho nessa direção. Eu trabalhei como voluntária na sala de aula dela todo verão desde que tinha cinco anos, e suas regras na sala de aula são as mesmas que guiam meu próprio trabalho: estamos aqui para aprender. Abrimos espaço para as diferenças. E damos a todas as vozes uma oportunidade de serem ouvidas.

Minha mãe adaptava a linguagem para seus alunos e deixava que eles respondessem como conseguissem. Isso aumentava o senso de segurança e eficácia deles, o que facilitava que permanecessem na conversa e aprendessem a se comunicar de formas mais sutis ao longo do tempo. Foi isso que minha mãe — sra. McCabe ou "abecca" para muitos de seus alunos — instituiu como modelo para mim dentro de sua sala de aula e fora dela. Em homenagem à minha mãe, é isso o que faço até hoje, neste livro e além de suas páginas.

CAPÍTULO 1
Como fracassar em tudo

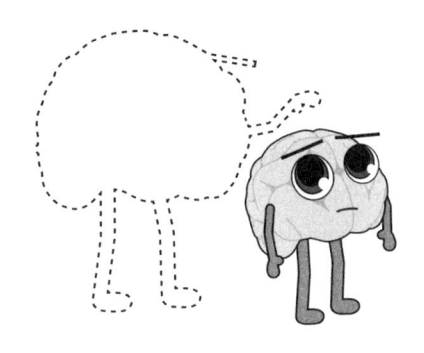

Seja você mesmo!... Não, assim não!
— SOCIEDADE

POTENCIAL

Durante toda a minha vida, eu senti que estava fracassando em ser a pessoa que deveria ser.

Quando eu era pequena, minha mãe me deixava na escola: o cabelo trançado, casaco limpo e morno recém-saído da secadora, lendo um livro tranquilamente. No fim do dia, meu pai me buscava: suja, desgrenhada, mochila com o zíper aberto e bagunçada, tremendo ansiosamente porque esquecera meu casaco.

Eu ia para a escola parecendo a pessoa que eu deveria ser. E voltava para casa parecendo... eu mesma.

E não era quem todo mundo esperava que eu fosse.

Quando você tem 8 anos, as pessoas esperam que consiga se vestir, manter os cadarços amarrados e o zíper da mochila fechado. O básico. Quando tem 30 anos, as pessoas esperam que você chegue no trabalho na hora certa, pague suas contas e abasteça seu carro *antes* de ficar sem combustível.

Eu nunca fui muito boa em atender a expectativas básicas.

Por outro lado, eu conseguia *superá-las*.

Na escola, fazia testes de desempenho-padrão todo ano. Esses testes mensuravam meu desempenho em cada matéria de acordo com o ano escolar. No terceiro ano do fundamental, minha compreensão de leitura voltou como "PHS". Eu perguntei à minha professora o que aquilo significava. Ela não sabia, então perguntou ao diretor. Ele nos informou que significava "post high school", ou "pós-ensino médio". (Eu gostava muito de ler.)

No ensino médio, recebi uma redação para escrever. Não lembro qual era o assunto, mas decidi que — para pesquisá-lo direito — precisava ir a uma fazenda de patos, comprar alguns ovos, incubar e chocar esses ovos, criar esses patinhos, então ensiná-los a nadar na minha banheira. Isso não era para um projeto da feira de ciência, por sinal. Eu fiz isso para a aula de *redação*. Não sei bem por que senti que precisava ir tão longe, mas, no dia em que apresentei meu trabalho para a turma, eu era a única aluna andando pela escola com três patinhos a tiracolo.

Na faculdade, eu me inscrevi em várias aulas de música porque queria apoiar meu namorado da época, que era músico. Não tinha planos de me tornar compositora, mas fiz uma aula de composição na qual aprendi a escrever música usando matemática. E eu era bem boa nisso! O professor me deu o mesmo feedback que eu escutara a vida toda: "Você tem *tanto potencial*!"

> O professor me deu o mesmo feedback que eu escutara a vida toda: "Você tem *tanto potencial!*"

EXPECTATIVAS

O fato de que eu *às vezes* conseguia superar expectativas tornava ainda mais frustrante para mim — e para todos ao meu redor — quando eu fracassava em atender às mais básicas.

Ser uma boa filha

Como filha, eu deveria deixar meus pais orgulhosos.

Mas eu tinha dificuldade de atender à maioria das expectativas que meus pais tinham para mim: arrumar o quarto, fazer o dever de casa e me comportar à mesa. Então eu tentava ganhar o respeito deles de outras formas.

Quando eu estava no ensino fundamental II, minha mãe sobreviveu a um acidente de carro que matou dois amigos dela. O acidente deixou-a com uma lesão nas costas que nunca se curou totalmente. Com ambos os motoristas sem seguro e minha mãe — professora de educação especial — de repente incapaz de trabalhar, nossa família foi de financeiramente confortável para falida. Minha mãe precisou voltar ao trabalho mais cedo do que provavelmente deveria.

Eu iniciei na carreira de atriz aos 15 anos porque, como uma criança criada em Los Angeles, sabia que era um caminho por meio do qual alguém da minha idade poderia ganhar dinheiro suficiente para bancar os pais. Eu queria que minha mãe não precisasse mais trabalhar; era nítido quanta dor ela sentia. Não tinha como acabar com a dor dela, mas poderia tentar tornar a vida dela mais fácil.

Quando meus pais tiveram dificuldades no casamento, eu tentei dar uma de terapeuta.

Quando meu irmão mais novo passou por problemas de saúde mental significativos, tentei agir como mediadora entre ele e meus pais. Às vezes, eu mesma agia como mãe dele.

Depois de um bocado de terapia, agora entendo que isso não era saudável, mas eu queria tão desesperadamente ser uma boa filha e facilitar a vida da minha mãe com deficiência que eu fazia o que podia, especialmente por me sentir uma criança tão "difícil".

Prestar atenção à aula

Como aluna, eu deveria saber o que estava acontecendo na sala de aula.

No ensino fundamental I, eu conseguia me safar de olhar pela janela ou me distrair durante as provas porque era esperta. Nós passávamos o dia todo numa única sala de aula, e havia quadros de adesivo e prêmios para me motivar a fazer meus deveres. No fundamental II, quando eu me tornei responsável por motivar a mim mesma a fazer os deveres, levar os livros certos para a aula certa e gerenciar as tarefas por conta própria, minha vida acadêmica desmoronou.

Por volta dos 12 anos, eu estava com tanta dificuldade que minha mãe me levou a um médico, que me diagnosticou com déficit de atenção (DDA).* Receitaram uma medicação estimulante diária que ajudou na minha concentração. Minhas notas subiram um ponto na média sem que eu fizesse qualquer coisa di-

---

* Essa é a versão curta da história. Na realidade, ela me levou a um médico que disse que não poderia ter DDA; eu era "esperta demais". Minha mãe agradeceu ao médico pela opinião e pediu para ver um especialista. O especialista sabia que "esperta demais" não estava na lista de sintomas e fez uma avaliação apropriada.

ferente. O esforço que eu já dedicava subitamente passou a *funcionar*. Até onde eu sabia, meu DDA fora tratado com sucesso; esse deveria ser o fim da história.

Mas a medicação adicionou novas expectativas. Agora o "Pare de enrolar, você já está pronta para a escola?" era seguido por "Você tomou seu remédio?". Agora eu imaginava que não houvesse desculpa para eu fracassar em ser o que todo mundo queria que eu fosse: a aluna talentosa que só tirava 10 e era um "prazer de se ter em sala".

Além de concluir meus deveres da escola e encontrar tempo para atividades extracurriculares, eu também precisava lembrar de marcar minhas consultas médicas todo mês, comparecer a elas, pegar a receita e o remédio no prazo máximo de dois dias, então tomar minha medicação na hora certa (depois de acordar, mas não tarde demais se eu quisesse dormir naquela noite).

E, quando o efeito da medicação passava ou eu me esquecia de tomá-la, sentia ainda mais dificuldade do que antes.

Ter um diploma de ensino superior

Como aluna talentosa, eu deveria me formar na faculdade.

Por mais que tivesse perdido totalmente todos os prazos de inscrição em universidades, eu me saí muito bem nas provas de admissão da faculdade comunitária. Minha orientadora me disse que não estava preocupada. Eu conseguiria pedir uma transferência para uma universidade de quatro anos sem problemas.

De alguma forma, apesar da confiança dela em mim, eu deixara a desejar em outra expectativa: a parte da faculdade na qual você faz um plano para completar os requisitos do seu curso. Eu queria me formar em jornalismo, mas em vez de fazer aulas de escrita, fiz esgrima. E aquelas aulas de música que eu mencionei. E balé. E ópera. E italiano, para que eu pudesse entender o que estava cantando na ópera. Num semestre, decidi fazer estatística, uma aula que eu de fato precisava para me formar. Eu esqueci de me matricular na matéria a tempo,* mas o professor me disse para frequentar as aulas mesmo assim. Depois que eu completasse a matéria, disse ele, ele me daria qualquer que fosse a nota que eu tivesse tirado quando me matriculasse oficialmente no semestre seguinte.

---

* Sinceramente, me esquecer de me matricular na matéria a tempo foi metade do motivo para eu acabar fazendo tantas aulas de que não precisava. Só havia matérias sobrando porque os alunos que se inscreviam cedo nas aulas ocupavam todas as vagas das matérias obrigatórias.

Estatística é *difícil*. Eu fui a todas as aulas, passei duas horas por dia fazendo o dever de casa e gabaritei a prova. No semestre seguinte, no entanto, eu esqueci de me matricular... *de novo*. Passei o resto do ano procurando arbustos atrás dos quais me esconder quando via esse professor no campus. Quando finalmente tomei coragem para admitir meu erro um ano depois e perguntar se eu ainda poderia me matricular na matéria dele e receber aquele 10, ele me disse que se passara tempo demais; eu precisaria refazer a matéria. Fiquei tão desencorajada que abandonei a faculdade pouco depois. Estatisticamente falando, sabia que minhas chances de me formar no futuro próximo não eram muito altas.

Ser bem-sucedida

Não fui capaz de alcançar meu potencial como estudante, então tentei alcançá-lo na carreira.

Depois de largar a faculdade, decidi dar outra chance à atuação. Meu professor de teatro já tinha me apresentado ao empresário dele, que também acreditava em mim.

Eu investi na atuação da mesma forma como investia em tudo; com total entusiasmo! A não ser que me distraísse... ou tivesse que fazer algo entediante, tipo decorar falas, escutar enquanto outra pessoa falava, ou ficar relativamente parada, o que no fim das contas acaba sendo 90% da vida de um ator profissional.

Tive alguns sucessos no início, mas, conforme o tempo passava, surgiam cada vez menos oportunidades. (Aviso: você vai encontrar a seguir uma discussão franca sobre comer transtornado. Sinta-se à vontade para pular para a próxima página.)

Meu empresário e agente tinham ideias para impulsionar minha carreira: "Perca cinco quilos e nós podemos arrumar um piloto para você!" Eu tentava uma dieta nova ou um exercício diferente, mas nunca conseguia manter meus esforços por tempo suficiente para que fizessem diferença. Eu me sentia desencorajada e desistia, ou gastava todo meu dinheiro contratando personal trainers que não podia pagar ou comprando desidratadores e outros equipamentos para conseguir seguir a dieta do momento. Não sei se me qualificaria como alguém com um transtorno alimentar, mas definitivamente acabei desenvolvendo um comer transtornado (veja "Vamos falar sobre problemas alimentares", página 251).

Eu levava a vergonha e a frustração comigo para a sala de teste. Não perdera cinco quilos. Via outras garotas, mais magras ou mais bonitas, ou que pareciam mais confiantes em sua preparação, competindo pelo mesmo papel. Enquanto eu nem conseguia me lembrar das minhas falas.

Passava dias me preparando para um papel apenas para fazer um teste que dizia ao diretor de elenco: "Desculpe por desperdiçar seu tempo."

Não era só com a atuação que eu tinha dificuldade. Nos dez anos depois de sair da faculdade, pedi demissão ou fui demitida de quinze empregos e abandonei *várias* carreiras.

Meu desempenho como funcionária era insanamente inconsistente. Às vezes eu era uma superstar. No meu primeiro emprego como garçonete numa casa de repouso para milionários, notei que eles não tinham um sistema organizado para pegar os pedidos, então criei um. Chegava cedo, fazia toda a limpeza e organização antes de ir para a casa, e ficava até a hora que fosse necessária.

Em outro emprego, eu saí na hora do almoço para encontrar meu namorado e nunca mais voltei. Presumo que eles tenham me demitido. Não tenho certeza. Se me lembro bem, não atendi o telefone quando eles ligaram, e nunca mais voltei àquele McDonald's.

Cuidar da casa e de todos dentro dela

Como uma criança dos anos 1990, eu vi minha mãe criar três filhos, construir uma carreira, manter a casa limpa, cuidar das finanças e pôr o jantar na mesa toda noite.

Aos 30 anos, não conseguia nem manter meu carro limpo. Meu porta-luvas vivia cheio de multas de estacionamento não pagas. Minha carreira como atriz tinha empacado, e eu pagava o aluguel trabalhando como garçonete em empregos de meio período.

Eu tinha vergonha da bagunça que era a minha casa. Havia momentos em que ficava tão assoberbada que minha mãe ia me ajudar a limpar. *Minha mãe tinha problemas de mobilidade e dor crônica! Ela carregava coisas para os cômodos onde elas pertenciam e as guardava, lavava minha louça e limpava meu carro... de muletas. Eu tinha um corpo perfeitamente capaz. Por que não conseguia fazer isso sozinha?**

---

* Sim, nós vamos voltar a isso. Veja o Capítulo 4, "Como realizar funções (executivas)", página 73.

Desesperada para provar meu valor como adulta e mulher, eu me casei com meu namorado de longa data. Planejei um lindo casamento, me inscrevi em aulas de dança, encontrei o vestido de noiva tradicional perfeito e decorei uma valsa. O casamento durou quatro meses.

Eu via mulheres da minha idade com carreiras deslumbrantes, relacionamentos estáveis e unhas perfeitas. No meio-tempo, eu estava falida, divorciada e trabalhando em restaurantes, de forma que minhas mãos eram um desastre. (Cortar limões durante a hora do rush porque você subestimou quantos seriam necessários para o turno é difícil, especialmente quando você é desastrada! Mas, ei, faz parte do trabalho... Tem que ser feito, Jess, *não seja preguiçosa...*)

O QUE EU APRENDI

Eu sabia que não era a pessoa que deveria ser, pelo menos não sempre, e, na falta de outras explicações, aceitei e internalizei aquelas que as pessoas me davam.

Eu sou "irresponsável"

"Pessoas responsáveis concluem suas tarefas", eu pensava. "Elas não fogem, procrastinam ou evitam as coisas que deveriam fazer." Mas eu? Eu gastava dinheiro que não tinha em coisas que não precisava ou não conseguia encontrar; então me esquecia de pagar minhas contas. Aparecia atrasada ou despreparada para aulas, reuniões e trabalho. Fazia promessas para amigos e as quebrava porque ficava distraída ou sobrecarregada.

Acho que ninguém nunca me chamou de irresponsável na cara, mas eu ouvia o que as pessoas diziam quando outros fracassavam de maneiras parecidas. Não era difícil somar dois mais dois.

Eu sou "bagunceira"

Quando nova, eu tinha um apelido — "Messy Jessie", ou "Jessie Bagunceira" —, e o merecia. Meu quarto em geral parecia ter sido o ponto zero de uma explosão. Minha mochila e escrivaninha estavam constantemente desorganizadas. Eu derramava coisas em mim mesma com frequência.

Por mais que tenha superado o apelido com a idade, nunca superei a bagunça. Eu tinha pavor de receber visitas porque não queria que as pessoas vissem o estado do meu apartamento. Quando amigos perguntavam se eu podia dar carona para eles, minha decisão nunca se baseava na distância da casa deles ou no que mais eu tinha planejado para aquele dia. Ela se baseava em quanta tralha havia no banco da frente e se eu conseguiria enfiá-la no banco de trás rápido o bastante para não precisar deixá-los esperando na calçada por cinco minutos sem nada para fazer além de observar e julgar.

Meus pensamentos, minhas emoções e minhas falas eram igualmente bagunçados. Eu me enrolava sobre o que havia combinado com as pessoas e aparecia na hora ou no lugar errado. Pulava etapas em relacionamentos, como ter certeza de que você *gosta* da pessoa antes de começar a namorar com ela. Compartilhava detalhes demais com completos estranhos e não pensava em mencionar coisas importantes para as pessoas com as quais eu me importava.

Eu queria ser uma amiga e uma namorada legal, divertida. Queria ser centrada e espirituosa e sucinta, mas tinha emoções intensas demais e pensamentos demais e, quando tentava expressá-los, as palavras se embaralhavam, sempre terminando num amontoado de pedidos de desculpas. "*Desculpe por ser uma bagunça tão grande.*"

Eu sou "descuidada"

Meus professores foram os primeiros a apontar o quanto eu era "descuidada". Eu deixava de entregar o dever de casa, perdia prazos e esquecia meu almoço. Meus testes voltavam marcados em vermelho com "erros por descuido" rabiscados na margem. Eu era a criança que sempre ficava em segundo lugar na competição de soletrar, mas que "poderia ter se saído melhor" se "tivesse de fato estudado". Eu conseguiria ser capaz de responder à pergunta do professor se "me desse ao trabalho de prestar atenção".

Na vida adulta, pequenos descuidos como esse tinham consequências mais significativas. Fiz uma entrevista para um trabalho corporativo e me saí *bem*. A empresa me ofereceu um salário que equivalia a mais do que eu jamais tinha ganhado na vida toda. Aceitei depressa, e eles começaram a preparar tudo para mim. Eu teria um carro da empresa! Seria uma adulta de verdade! Estava muito empolgada, até que recebi a ligação.

A verificação de antecedentes que eles fizeram mostrou que minha carteira de motorista estava suspensa. Eles não podiam mais me contratar porque não podiam me deixar dirigir o carro da empresa.

A carteira de motorista suspensa fora causada por um farol traseiro quebrado meses antes. Eu consertara o farol, mas esquecera de pagar a multa; outro "erro por descuido".

Os ecos dessas crenças perduram

Eu ainda digo todas essas coisas negativas para mim mesma às vezes, por mais que agora saiba porque sou assim. Esses julgamentos — mesmo depois de descobrir como eles eram incorretos, mesmo agora que entendo a biologia por trás dos obstáculos invisíveis nos quais vivo tropeçando e me culpando por isso — estão solidificados há muito tempo por décadas de caminhos neurais se interligando e se ativando.

No dia em que escrevi esta seção, eu tinha um compromisso como moderadora de uma mesa on-line que levara meses de preparação. Eu relanceei para a minha agenda rápido demais e deixei passar o fato de que eu deveria me conectar meia hora mais cedo. Assim que percebi meu erro, corri até meu escritório, entrei na reunião de vídeo quinze minutos atrasada e soltei um suspiro de alívio por ao menos estar ali antes do início do evento; para logo em seguida perceber que a bateria do meu laptop estava em 3% e eu tinha *esquecido meu carregador*.

Eu sabia a impressão que aquilo passaria. Sabia as suposições que as pessoas fariam.

"Que irresponsável", eu as imaginava dizendo enquanto revirava a bagunça da minha mochila, engolindo as lágrimas, torcendo para estar errada, torcendo para o meu carregador estar ali em algum lugar. Não estava.

"Ela não deve se importar."

Mas eu me importo, *sim*, e quero desesperadamente ser a pessoa que deveria ser. Eu já tentei. Na verdade, já tentei tudo que me foi sugerido por bem-intencionados professores, médicos, amigos, familiares, profissionais e desconhecidos na internet, assim como o que aprendi por conta própria. Evoluí além das estratégias de enfrentamento amplamente inflexíveis que listarei neste capítulo, mas as incluirei porque é assim que muitos de nós passam pela vida quando não recebem apoio e não têm estratégias que fazem sentido para nós. Elas foram meu primeiro conjunto de "ferramentas".

A "CAIXA DE FERRAMENTAS"
Resumindo, havia cinco estratégias que eu costumava usar. Constantemente. Eu as compilei aqui para sua conveniência.

1. NEGAR
Pouquíssimas pessoas souberam o quanto eu estava tendo dificuldade porque eu me tornei mestre em fingir que estava tudo bem. A ansiedade ajudava a disfarçar meus esquecimentos. (*Eu fiz aquele negócio? Melhor verificar. E verificar de novo.*) Eu disfarçava minha ansiedade com uma fachada de animação. (*Eu estou bem. Está tudo bem.*) Fingia lembrar o nome das pessoas enquanto revirava o cérebro em busca de pistas. Fingia que definitivamente já tinha começado o projeto que deveria entregar na semana que vem. Fingia que estava me atendo ao orçamento e que é claro que poderia bancar um jantar fora naquela noite. Fingia que não tinha necessidades, ou pelo menos que estava tudo bem com o fato de que elas não estavam sendo atendidas. Fingia que não tinha esquecido de levar meu laptop para a aula: eu só *preferia* tomar notas à mão. Fingia que não precisava de ajuda.

2. PEDIR DESCULPAS
Se as pessoas precisassem saber que eu não conseguia atender a expectativas básicas, eu podia pelo menos me sentir mal o suficiente sobre isso. Chegou ao ponto em que eu pedia desculpas regularmente por coisas que não eram nem de longe culpa minha porque *eu presumia que fossem. Porque sempre eram.* Eu pedia desculpas pelo que quer que tivesse chateado as pessoas, e aceitava os julgamentos morais que vinham com isso. Afinal, não "deveria" estar com tanta dificuldade assim, certamente não na idade que tinha na época. Eu sabia como as coisas eram. A culpa devia ser minha.

3. IMPLORAR
Eu implorava. Por perdão, por um empréstimo, por mais uma chance, por uma extensão de prazo. Para me livrar de uma multa, para meu chefe não me demitir, para não ser julgada pelo estado da minha casa ou do meu carro. Por ajuda, até,

depois que enfim ficou claro que eu precisava dela. Por uma chance de "compensar", de "fazer melhor da próxima vez".

4. TENTAR FAZER MELHOR DA PRÓXIMA VEZ
Se não conseguia atender às expectativas, poderia tentar superá-las. Poderia dar mais, pagar mais, planejar mais. Esqueci de comprar um presente de aniversário de trinta dólares? Vamos resolver isso com um vale-presente de cem dólares. Cheguei quinze minutos atrasada no trabalho? Que tal ficar duas horas depois do horário. Virei noites só para não precisar decepcionar alguém de novo. Eu fiz listas; listas para me ajudar a seguir essas listas. Comecei a me arrumar para ir a algum lugar com horas de antecedência só para ter alguma esperança de chegar na hora. Repassei tudo que poderia dar errado e tentei me planejar para todos esses cenários. Inevitavelmente, eu ainda deixava alguma coisa passar.

5. SE ESFORÇAR MAIS
Eu nunca me esqueci da frase que vi em tantos boletins logo depois de "tanto potencial": "precisa se esforçar mais". Então, quando não alcançava meu potencial, era isso que fazia. Eu me esforçava mais. Mas, conforme a vida ficou mais complicada, e havia mais a fazer do que só o dever de casa, a crença de que não estava me esforçando o suficiente se transformou numa crença mais traiçoeira.

Eu "não estou fazendo o suficiente"
Eu sentia constantemente que deveria estar fazendo *mais*. Minha medicação me permitia fazer isso. Aos 15 anos, eu frequentava o ensino médio, fazia cursos sobre escrita de livros infantis, frequentava treinos de natação em equipe, trabalhava numa rede de fast-food local e tinha uma sequência de namorados, tudo isso enquanto tentava ser atriz profissional. Eu forçava os limites do que meu cérebro e corpo aguentavam, mesmo com a medicação.

Na vida adulta, mantive o mesmo ritmo. Eu sempre poderia estar fazendo mais... por minha carreira, por meus pais, por meus parceiros, por meus amigos, por minha saúde financeira, por minha aparência e por meu futuro. Eu me forçava a arrumar aquele segundo (ou terceiro) emprego, terminar aquele exercício extra, fazer aquela aula, e estar presente para quem quer que precisasse. Tentei livros de autoajuda, seminários e todas as estratégias de organização que qualquer um sugeria. Sempre que alguém precisava de algo de mim, minhas necessidades eram jogadas pela janela. Quando fracassava em fazer as coisas que decidira fazer, eu me repreendia: "Deixe de ser preguiçosa. Você não é confiável. Você desiste rápido demais."

Depois de me observar me esforçando para fazer uma tarefa sem conseguir, um amigo meu perguntou: "Você já se perguntou se tem uma maneira mais fácil de fazer isso?"

Eu olhei para ele. "Não. Eu só estou acostumada às coisas serem difíceis."

> "Eu só estou acostumada às coisas serem difíceis."

Quanto mais eu tentava atender às expectativas de todo mundo, menos parecia conseguir. Eu me esforçava mais e me movia mais rápido, até que meus esforços se tornassem frenéticos. Decorava falas enquanto dirigia e me maquiava. Comia enquanto trabalhava. Mandava uma mensagem para o meu namorado depois de uma briga enquanto deveria estar saindo com amigos, ou cancelava com eles de última hora para pegar um turno extra no trabalho. O único momento em que eu parava era quando fisicamente não conseguia continuar e apagava de exaustão.

Até que tive um burnout.

A ÚNICA COISA QUE NÃO TINHA TENTADO

Aos 32 anos, eu estava falida, divorciada e morando com minha mãe. Meu crédito era péssimo. Não me lembrava da última vez que passara um tempo com meus amigos, e nem tinha total certeza de que eles sequer gostavam de mim.

Era como se meu cérebro tivesse entrado em greve. Eu estava exausta. Desiludida. Não me importava mais. Não sabia como continuar. Não sabia como agir melhor, fazer todo mundo feliz, ou perder aqueles cinco quilos. Só sabia que o que eu estava fazendo não estava funcionando.

Eu estava pronta para aceitar que não conseguia ser essa pessoa que todo mundo queria que eu fosse. Não era mais alguém que tinha tanto potencial. Eu estava rápido me tornando alguém que não o alcançara.

Eu me forçava tanto para me encaixar no molde da pessoa que os outros esperavam que eu fosse que nunca cheguei a conhecer a pessoa que eu *era*. Achei que estivesse trabalhando para "alcançar meu potencial" e "ser minha melhor versão", mas o que eu estava fazendo na verdade era me esforçando ao máximo para *ser alguém que não sou*.

A primeira pessoa a contestar a minha crença de que eu precisava mudar para ser bem-sucedida não foi um terapeuta, ou um médico, ou minha mãe. Foi Alison Robertson, uma coach de vida para atores.

Naquele ponto, eu já estava havia mais de uma década batalhando para me firmar como atriz.

Fui a um dos workshops de atuação dela, no qual ela explicou seu papel como coach de vida e nos deixou fazer perguntas.

Ergui a mão. "Como eu perco cinco quilos?"

Ela sorriu para mim. "Por quê? Você não precisa perder cinco quilos."

Eu balancei a cabeça. "Você não está entendendo. Preciso, sim. Se quiser ser uma atriz bem-sucedida, preciso perder cinco quilos. Como faço isso?"

O que eu estava realmente perguntando, em retrospecto, era: "Como eu atendo a essas expectativas que meu agente e empresário têm de mim? Como eu me torno a pessoa que todo mundo está me dizendo que eu deveria ser?"

Ela respondeu: "Você não precisa ser menor. Você precisa ser maior." Eu fiquei confusa. "Você acha que precisa ser pequena, então está se diminuindo. E talvez isso fizesse sentido dez anos atrás, quando você tentava fazer papel de adolescente, mas você é uma mulher agora. Você tem permissão para ocupar espaço."

A resposta me irritou.

Eu tinha *certeza* de que ela estava errada.

> "Nós ainda não sabemos onde você precisa investir seus esforços."

Mas, quanto mais eu pensava nisso, mais percebia que ela era a primeira pessoa a me dizer que eu não precisava continuar batalhando para conquistar algo que não conseguia alcançar apesar dos meus maiores esforços. Decidi que precisava ouvir mais do que ela tinha a dizer, mesmo que só pudesse bancar algumas sessões.

Eu apareci na minha primeira sessão com meu dinheiro do mercado na mão e perguntei: "Então, o que eu preciso fazer?"

"Nada", disse ela.

"Como assim, *nada*?"

Alison me disse para parar de fazer tudo. Parar de fazer aulas de atuação, parar de ir a testes de elenco, parar de tentar perder peso, parar de ler livros de autoajuda, parar de responder às demandas e crises de outras pessoas, parar de tentar compensar pelo tempo perdido em minha carreira, minhas amizades, meus relacionamentos.

"Nós ainda não sabemos onde você precisa investir seus esforços."

Depois de uma vida inteira me esforçando mais, parecia aterrorizante e errado simplesmente *parar de tentar*. Mas eu já tentara todo o resto.

Então, por mais atrasada na vida que eu acreditasse estar, por mais que sentisse que *não tinha tempo* para parar, eu parei. Nada de testes de elencos. Nada de ligações para meu empresário. Nada de dietas. Nada de compensar pelos meus fracassos anteriores parentes e amigos.

E funcionou.

No espaço de um mês que deu a *sensação* de uma vida, eu percebi onde precisava investir meus esforços.

Parei de tentar fazer *todas as coisas* que estava convencida de que precisava fazer para ter sucesso. Finalmente vi que isso não funcionaria. Se fosse possível, teria funcionado. Eu vinha agindo assim fazia tanto tempo, e só o que conseguira era níveis de exaustão. Em vez disso, percebi, eu precisava investir meus esforços em descobrir *por que não estava funcionando* quando todo mundo ao meu redor não parava de me dizer que deveria funcionar.

Eu voltei para Alison com uma ideia. "Preciso investir meus esforços em descobrir o que está me atrapalhando, e o que fazer sobre isso." Ela concordou.

"Fui diagnosticada com DDA quando criança, então talvez tenha a ver com isso? De tempos em tempos, eu me deparo com uma estratégia que funciona por um tempo, até parar de usá-la e não conseguir mais colocá-la em prática quando preciso. Talvez eu possa descobrir o que está me causando dificuldade, encontrar estratégias que possam ajudar e colocá-las num lugar onde eu de fato consiga encontrá-las de novo."

"Tipo um caderno?"

Balancei a cabeça. Eu perdia cadernos. Eu perdia *tudo*.

"Tipo o YouTube."

Eu sabia que não perderia o YouTube.

> O conselho de Alison funcionou tão bem para mim que incluí uma autorização ao final deste livro (página 348) para que você faça o mesmo. Sempre que seus esforços não estiverem funcionando, você tem permissão para simplesmente, só por um tempinho, *parar*.

CAPÍTULO 2

Como ter ~~DDA~~ TDAH

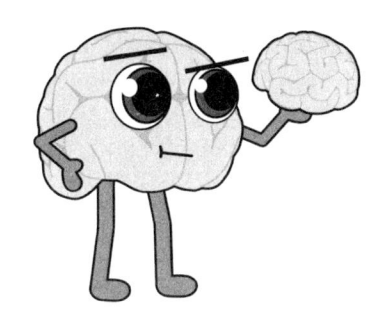

Nós sabemos o que somos, mas não sabemos o que podemos ser.
— OFÉLIA, DE *HAMLET*,
DE WILLIAM SHAKESPEARE

NÃO TENHO DDA

A primeira coisa que aconteceu quando comecei meu canal no YouTube, que eu planejava chamar de "Como viver com DDA", foi descobrir que, na verdade, não tenho DDA.

O quê? Agora se chama TDAH?!

Eu pensei no estereótipo de alguém com TDAH — um garoto estilo Bart Simpson quicando pelas paredes — e o comparei com minha versão olhando-pela-janela, sonhando acordada. Dizer que eu tinha transtorno do déficit de atenção com *hiperatividade* parecia... estranho.

Eu logo aprendi que havia uma "apresentação desatenta" do TDAH. Aprendi que a hiperatividade pode se manifestar de forma diferente de acordo com o sexo biológico. Aprendi que pode se apresentar como devorar uma série de livros, ou interromper a aula, ou FalarMuitoRápidoSemNenhumEspaçoEntreAsPalavras!

Eu também descobri que era possível se qualificar tanto com a apresentação desatenta quanto a hiperativa do TDAH. Chama-se "tipo combinado".

Hã.

Na minha consulta médica seguinte, eu perguntei qual apresentação eu tinha. O médico relanceou para seu exemplar do *DSM* (em português, *Manual Diagnóstico e Estatístico de Transtornos Mentais*).

"Está vendo como sua perna está remexendo? É, você tem o tipo de TDAH combinado." Ele olhou o relógio e escreveu uma receita. "Vejo você no mês que vem?"

Valeu, doutor.

Eu me voltei para o Google.

Função executiva? O que é isso? Memória de trabalho? Definição, por favor! Déficit de motivação? Ai, cara.

Talvez tudo com o que eu lidava não estivesse só na minha cabeça. Ou para ser mais precisa: não estava imaginando aquilo tudo. A dificuldade era *real*. (Quer dizer, tecnicamente estava na minha cabeça porque é onde fica o cérebro.)

Não fazia ideia de que todo o atraso, a dificuldade de me manter organizada, o gasto "irresponsável" e a sensação de ser uma zona estavam relacionados à condição com a qual eu fora diagnosticada 20 anos antes.

Eu sabia que tinha dificuldade para me concentrar, e era por isso que tomava a medicação, mas ao ler sobre os desafios das funções executivas (que não sabia que tinha) associados ao TDAH (que também não sabia que tinha), me perguntei como era possível que eu fosse ao médico a cada um ou três meses havia duas décadas e nenhum deles tivesse me dito *nada* disso.

> Como era possível que eu fosse ao médico a cada um ou três meses havia duas décadas e nenhum deles tivesse me dito *nada* disso.

> Era como ler códigos de erro numa impressora e de fato saber o *que os códigos de erro significavam!*

Eu me senti aliviada, furiosa, radiante, triste, *justificada*. Havia *mais* por trás de ter TDAH do que eu imaginava. Encontrei muitos artigos compartilhando estratégias e explicando por que precisamos delas. Você poderia achar que descobrir sobre os impedimentos do seu cérebro seria deprimente, mas, para mim, essa informação trazia esperança. Se aqueles impedimentos eram reais, também devia haver soluções reais.

Nos meus primeiros vídeos, passava semanas discorrendo sobre um aspecto do TDAH: eu pesquisava e explicava um desafio relacionado ao TDAH e apresentava uma possível estratégia que poderia ajudar.

Ganhar esse conhecimento sobre meu cérebro — de especialistas e pesquisadores sobre TDAH — me empoderou de uma maneira que eu nunca tinha vivenciado antes. Aprendi sobre os déficits específicos envolvidos, o que significava que passei a conseguir "ver" os obstáculos invisíveis nos quais vivia tropeçando, rotulá-los, e entender como me desviar deles. Era como ler códigos de erro numa impressora *e de fato saber o que os códigos de erro significavam!* Se eu soubesse que estava sem papel, poderia abastecer a bandeja vazia, o que era *bem* mais útil do que esmurrar a impressora. *Definitivamente* funcionava melhor do que "me esforçar mais".

Encontrei alegria e validação no que descobria, mas também pesar. Quanto sofrimento poderia ter evitado se soubesse dessa informação? Quantos relacionamentos frustrados? Será que eu teria terminado a faculdade? Será que teria conseguido economizar todo o dinheiro que gastei em livros de autoajuda que nunca pareciam ajudar?* Será que eu poderia ter sido uma filha melhor?

Às vezes, eu lia artigos de pesquisa com lágrimas escorrendo pelas bochechas, em luto pelo meu eu do passado. Aquela garotinha que achava que estava fazendo tudo errado não fazia *ideia* dos obstáculos que enfrentava. Ela passou a vida toda se culpando por dificuldades que, de acordo com pesquisadores e especialistas em TDAH, eram *totalmente normais* para quem tem o transtorno.

Mas meu pesar era ofuscado pelo entusiasmo e pela determinação fervorosa de contar a todos o que eu aprendia. Sofrimento desnecessário é a coisa de que menos gosto do mundo. Mas eu poderia viver com meus arrependimentos se pudesse dar sentido à dor; se pudesse usar minha experiência para ajudar outros a não precisarem passar pelo que eu passei.

Eu falava sobre o meu canal para os clientes dos restaurantes onde eu trabalhava. Eu lhes dava brinquedos que ajudavam com mãos inquietas e garrafas de purpurina e pedia para eles se inscreverem.

Aprendi sobre promoções em sites e comecei a fazer sorteios de notas adesivas e brinquedos adaptativos para encorajar as pessoas a assistirem aos vídeos, para levar mais pessoas à informação de que elas precisavam. A informação de que eu precisava, pelo menos. A informação que eu nem sabia de que precisava porque achava que entendia minha condição.

---

* Sim, eu percebo a ironia de eu mesma ter escrito um livro desses, mas este leva meu TDAH em consideração!

Nã estava simplesmente *aprendendo* sobre TDAH; também estava *desaprendendo* todas as suposições e confusões que acumulara durante os anos desde meu diagnóstico. Por mais empolgada (e chocada e às vezes triste) que eu estivesse pelo que eu descobrira, os espectadores nos comentários estavam igualmente entusiasmados... e confusos. "Como é que eu nunca soube disso?" "Por que ninguém me contou isso sobre meu TDAH?" Ou até mesmo: *"Calma... Será que *eu* tenho TDAH?"*

Como uma condição tão conhecida podia ser tão mal compreendida? Por que ainda havia tantos de nós com tanta dificuldade, mesmo depois de anos ou décadas de diagnósticos e tratamentos? E por que tantas pessoas estavam aprendendo sobre sua condição médica pela primeira vez no YouTube por meio de uma pessoa que largou a faculdade?

O QUE EU APRENDI

O TDAH é incrivelmente mal compreendido tanto por quem o tem quanto por profissionais que o tratam.

Por quê? Pesquisar e publicar artigos revisados leva tempo, e leva ainda mais tempo para que as novas informações cheguem até quem precisa delas. Isso significa que muito do que *pensamos* saber sobre TDAH (e o que nossos médicos sabem) já está ultrapassado.

Muita gente também acha que o TDAH é menos sério do que outras condições de saúde mental, tanto que até mesmo profissionais de saúde com frequência não aprendem muito sobre ele. Afinal, seus sintomas descrevem tendências que todo mundo vivencia de vez em quando. Representações cômicas do TDAH, comentários como "Será que todo mundo não tem um pouco de TDAH?", e amigos e/ou parentes (que podem ter TDAH não diagnosticado, porque essa é uma condição hereditária) que fazem pouco caso reforçam a ideia de que o TDAH não passa de uma peculiaridade engraçada. *"Uuh, olha, uma borboleta."*

Além disso, há desinformação por todo lugar. Informações incorretas sobre o TDAH se espalham pelas redes sociais e pelo boca a boca — com frequência mais rápido do que as informações corretas. As pessoas tendem a ser atraídas por respostas simples, e... bem, a verdade em geral é irritantemente complicada.

Por mais que a verdade seja muitas vezes complicada, é infinitamente mais útil ter uma compreensão precisa de sua própria condição de saúde mental (ou da condição de um ente querido). Vamos começar nossa compreensão atualizada corrigindo alguns conceitos equivocados comuns sobre TDAH.

TDAH NÃO ENVOLVE UM DÉFICIT DE ATENÇÃO

TDAH é um péssimo nome para a condição, porque "déficit de atenção" sugere uma falta de atenção. No entanto, nossos cérebros conseguem focar muito bem às vezes; especialmente em coisas que consideram envolventes, como nossos hobbies, crushes, videogames e por aí vai. O problema é: nós não conseguimos controlar a intensidade da nossa concentração ou aquilo no que nos concentramos. (Vamos aprender mais sobre isso no Capítulo 3, página 52.) Essa grande confusão torna menos provável que as pessoas busquem um diagnóstico porque elas conseguem se concentrar... às vezes.

VOCÊ NÃO PRECISA PARECER HIPERATIVO PARA TER TDAH

Muitas pessoas pensam que, se você não parece hiperativo, não deve ter TDAH. Isso leva à falta de diagnósticos e deixa quem foi originalmente diagnosticado com TDAH (oi!) confuso sobre como é possível que ele tenha TDAHiperatividade.

Há três apresentações do TDAH:

- Predominantemente desatento
- Predominantemente hiperativo/impulsivo
- Apresentação combinada

A maioria das pessoas com TDAH é do tipo combinado, o que significa que tem sintomas suficientes da apresentação desatenta e da apresentação hiperativa/impulsiva para se qualificar para ambos.

Para a apresentação predominantemente desatenta de TDAH, no entanto, você não precisa ter *nenhum* sintoma de hiperatividade para se qualificar para o diagnóstico (porque isto acontece: mesma condição, apresentações diferentes). Além disso, mesmo quem tem sintomas relacionados à hiperatividade e à impulsividade nem sempre é *fisicamente* hiperativo. Hiperatividade verbal é uma coisa real, e é uma forma como a hiperatividade tende a se apresentar em garotas e mulheres. (Eu recebo muitos comentários sobre como falo rápido.) Hiperatividade física muitas vezes também evolui para inquietude *mental*. Além disso, as apresentações podem mudar com o tempo.

Resumindo, a imagem do TDAH *pode* ser a de uma criança quicando pelas paredes. Mas também pode ser um adulto incapaz de dormir por causa de pensamentos acelerados ou uma criança olhando sonhadoramente pela janela.

TDAH É UMA QUESTÃO NEUROLÓGICA — NÃO COMPORTAMENTAL

Por mais que o TDAH costumasse ser considerado uma condição comportamental (e certamente pode parecer!), hoje se sabe que as questões comportamentais relacionadas ao TDAH existem por motivos neurológicos.

O TDAH é um transtorno de neurodesenvolvimento, o que significa que o sistema nervoso, inclusive o cérebro, se desenvolve e funciona de forma diferente.

Diferenças fundamentais no desenvolvimento e na estrutura cerebrais contribuem para diferenças de comportamento. É por isso que as estratégias de comportamento que funcionam para pessoas neurotípicas são com frequência malsucedidas para pessoas com TDAH. Nossos comportamentos acontecem por *questões diferentes*.

Na verdade, pesquisas mostram que — em comparação a crianças neurotípicas — punição é *menos* eficiente para crianças com TDAH, enquanto feedback positivo imediato e recompensas chamativas são *mais* eficientes.* Ao contrário da punição, recompensas podem tratar os déficits motivacionais inerentes ao TDAH (veja "Como motivar seu cérebro", página 139, para aprender mais).

O TDAH TEM IMPACTOS SÉRIOS

Por mais que sintomas individuais de TDAH possam não parecer "grande coisa", a *extensão* e a *consistência* das dificuldades das pessoas com TDAH *são* grande coisa.

O TDAH afeta múltiplos aspectos da nossa vida diária e constantemente. Por mais que haja muitos aspectos do meu cérebro com TDAH que eu pessoalmente valorizo, pessoas com TDAH em geral se saem pior na vida do que a média, em

---

* Esse é um dos motivos pelos quais pode ser tão frustrante para pais de crianças com TDAH serem julgados quando seus filhos se comportam mal. Pode *parecer* que eles precisam de disciplina; mas do que realmente precisam é de *apoio*.

especial se não forem tratadas. Pessoas com TDAH têm mais probabilidade de se divorciar, serem demitidas e se envolverem em acidentes de carro.

Pesquisas do psicólogo dr. Russell Barkley, um pesquisador importante de TDAH, demonstram que o TDAH tem um impacto significativamente negativo na expectativa de vida — de *12,7 anos, em média*. O TDAH torna nossas vidas mais difíceis — e mais curtas. E quando combinado com os efeitos de gênero, raça, situação socioeconômica e condições de saúde mental coexistentes, muitos dos quais também são mais comuns com TDAH, os resultados podem ser ainda graves (veja o Capítulo 11, "Como dificultar o TDAH", página 242).

Esses fatores e a interação entre eles tornam o TDAH muito mais sério do que as pessoas pensam; definitivamente mais sério do que só uma peculiaridade engraçadinha.

NÃO EXISTE UMA ÚNICA SOLUÇÃO

Todas as vezes que eu fui aos meus médicos, eles perguntavam se minha medicação estimulante estava funcionando para mim (estava) e se eu estava tendo algum efeito colateral negativo (não). Eles me passavam outra receita e pronto. TDAH tratado! Só que não. Não totalmente.

Nas palavras de uma das integrantes da nossa equipe, também chamada Jessica: "Não há ferramenta unicórnio arco-íris mágico que vá solucionar todas as suas aflições em relação ao TDAH."

De acordo com pesquisas, o tratamento ideal do TDAH é multimodal e envolve mais de um tipo de opção de tratamento.

Na verdade, o National Institute of Mental Health, dos Estados Unidos, realizou um enorme estudo sobre tratamento de TDAH (e lhe deu um nome igualmente enorme): Estudo do Tratamento Multimodal do Transtorno de Déficit de Atenção/Hiperatividade, ou Estudo MTA para abreviar. O Estudo MTA descobriu que a medicação por si só não bastava para tratar efetivamente o TDAH, e os tratamentos mais bem-sucedidos combinavam terapia *e* medicação.

Por mais que o Estudo MTA só avaliasse duas opções de tratamento, há muitas maneiras de tratar o TDAH de forma eficiente. Uma abordagem multimodal pode incluir alguns dos seguintes:

- **Medicação**
Medicação estimulante é o tratamento mais comum para TDAH, embora também haja opções não estimulantes disponíveis. Cada cérebro é diferente, então pode ser necessário um pouco de tentativa e erro até encontrar a medicação e a dose certa. No entanto, o uso de medicação em geral é muito eficiente para o TDAH e promove o maior nível de melhoria imediata nos sintomas do TDAH entre todas as opções de tratamento disponíveis. Os efeitos são temporários e passam junto com o remédio, mas, para muitos, a diferença que eles fazem na nossa concentração, produtividade e até regulação emocional pode ser profunda.

- **Psicoeducação**
Psicoeducação significa fornecer o tipo de informação e educação que ajuda alguém a entender e lidar com sua condição de saúde mental. Por mais que não seja específico ao TDAH, pesquisas sobre múltiplos diagnósticos mostram que há benefícios significativos na psicoeducação — não só para resultados individuais do paciente, mas para membros da família também. Ela também melhora a autoconsciência, o que é útil para aqueles de nós que têm dificuldade com isso. Ao que parece, ela nos ajuda a entender o cérebro com o qual estamos trabalhando. Quem diria?

- **Treinamento de habilidades**
Treinamento de habilidades pode se concentrar em muitas coisas (por exemplo, habilidades sociais, habilidades parentais, habilidades de vida e habilidades organizacionais) e pode beneficiar tanto a pessoa com TDAH quanto seus entes queridos. Para pais de crianças com TDAH, o treino parental pode ajudá-los a educar de uma forma que leva em conta os desafios do TDAH de seu filho e a prover a ajuda necessária. Para adultos, o treinamento de habilidades também pode focar coisas como desenvolvimento de carreira, finanças pessoais, comunicação, estabelecimento de metas e priorização levando em consideração seu TDAH.

- **Terapia**
  Vários tipos de psicoterapia foram comprovados como altamente efetivos para o TDAH, inclusive terapia cognitiva comportamental (TCC), terapia comportamental dialética (TCD) e terapia de aceitação e compromisso (ACT, na sigla em inglês). Todas elas podem nos ajudar a desembaralhar nossos padrões de pensamento inúteis e ajustar comportamentos que pioram nossos impedimentos funcionais e tornam nossas emoções mais difíceis de lidar. A terapia tem maior êxito quando você desenvolve uma boa relação terapêutica com seu terapeuta, o que significa que confia nele para ajudá-lo a alcançar seus objetivos.*

- **Coaching**
  Um coach de TDAH é alguém que oferece um ponto ao qual se reportar, assim como monitoramento, orientação, insights e estratégias práticas que ajudem a minimizar os impedimentos funcionais relacionados ao TDAH. Eles podem ser um recurso incrivelmente útil para estabelecer e alcançar metas. Com frequência, os próprios coaches de TDAH têm TDAH e trabalham exclusivamente com clientes com TDAH, o que significa que têm bastante experiência pessoal e conhecimento específico sobre TDAH.

- **Rede de apoio**
  Ter TDAH é *difícil*. Um dos fatores mais importantes para lidar com essa condição de maneira bem-sucedida é ter o apoio da família, dos amigos ou da escola, além dos nossos semelhantes. Conectar-se com outras pessoas com TDAH pode ser especialmente útil, porque pode normalizar as dificuldades de ter um cérebro que funciona de forma diferente da grande maioria do mundo. Falarei mais sobre como criar uma rede de apoio em "Como lidar com pessoas", página 215. "Como ter coração", página 275, aborda como oferecer apoio a alguém de quem gosta; mesmo que essa pessoa seja você.

---

* É mais fácil fazer isso quando nossos terapeutas têm uma compreensão sólida do TDAH e outros fatores importantes da nossa experiência, porque é mais provável que eles entendam nossas dificuldades e ofereçam orientação que funciona para nós.

Infelizmente, há barreiras que muitas vezes tornam uma ou mais dessas opções inacessíveis. Felizmente, muitos profissionais oferecem recursos gratuitos (alguns dos quais estão listados na página 360), e eu comecei a aprender sobre o meu TDAH vasculhando por lá.

MUITA GENTE SOFRE COM TDAH

Por não conhecer ninguém com TDAH além da minha própria família, eu *presumi* que todo mundo ao meu redor fosse neurotípico. (Desde então eu aprendi a não fazer isso.)

Quanto mais eu aprendia, mais compartilhava no meu canal. Quanto mais eu compartilhava no meu canal, mais percebia que não estava sozinha.

Pessoas de todo o mundo começaram a comentar e compartilhar abertamente suas dificuldades com o TDAH depois de me ouvirem falar com franqueza sobre as minhas. Pela primeira vez, não precisava explicar porque tinha dificuldade de fazer algo para alguém que me olhava como se eu fosse defeituosa ou estranha. Havia muitos outros que estavam assentindo e dizendo: "Eu também!"

Não só o TDAH era muito mais comum do que eu imaginava; as dificuldades eram *reais*, e não só para mim.

Se essa condição é tão comum assim,* onde todo mundo estava escondido? Como as dificuldades de tantas pessoas passaram despercebidas e não ditas; e por quê?

Tem um monte de estigmas ao redor do TDAH

Muitas pessoas com TDAH não se sentem confortáveis em divulgar seu diagnóstico por causa dos estigmas (confusões e conceitos equivocados) ao redor dele. Por mais que seja ilegal, a discriminação — vinda de empregadores, professores, até profissionais da área médica — de fato acontece. Algumas pessoas nem se dão conta de que têm TDAH; muitos pais ou não levam seus filhos para serem avaliados ou não contam aos filhos sobre seu diagnóstico porque têm medo do que vai acontecer se eles receberem esse "rótulo". (Mais sobre isso em "Como dificultar o TDAH", página 242.)

Também há um estigma sério em relação às medicações usadas para tratar o TDAH, o que leva ao preconceito e à discriminação contra aqueles que as tomam.

---

* Dependendo do estudo, entre 3 e 8 por cento da população tem TDAH.

Pessoas com TDAH às vezes sentem a necessidade de esconder o fato de que tomam medicamento, mesmo das pessoas mais próximas. Pais de crianças com TDAH são acusados na internet, pessoalmente e até mesmo por profissionais de saúde de "drogar" seus filhos para fazê-los obedecer. Quando compartilhei uma carta sincera à minha mãe num episódio, lhe agradecendo por me "drogar", não demorou até encontrar uma foto minha na internet com a palavra "MÁ" escrita na minha testa.

Somos sujeitos às mesmas expectativas de nossos colegas neurotípicos (e somos punidos por não as atender)

Independentemente do nível do nosso impedimento e do fato de estarmos ou não recebendo tratamento e/ou adaptações, é com frequência esperado que pessoas com TDAH atendam aos mesmos padrões dos nossos colegas neurotípicos; e somos punidos quando isso não acontece.

Então aprendemos a disfarçar nossos comportamentos de TDAH e fazer o que é esperado de nós — ficar quieto, ficar parado, *prestar atenção* — quando estamos em público. Pagamos o preço depois; entramos em colapso, nos sentimos exaustos, olhamos fixamente para uma parede, ou passamos horas nas redes sociais só tentando nos recuperar.

Mesmo quando os outros têm consciência do nosso diagnóstico, somos com frequência ensinados a esconder nossas dificuldades em vez de efetivamente lidar com elas.

Talvez nós reprimamos emoções intensas demais com excessos na comida.

Talvez nos forcemos a ficar parados, mesmo que o esforço signifique que não conseguimos nos concentrar na aula.

Limpamos nossa casa num turbilhão de pânico quando alguém está vindo visitar, com frequência às custas de conseguir encontrar nossas coisas de novo quando a pessoa for embora. (Por que eu botei a frigideira boa embaixo da cama?)

Viramos a noite tentando terminar projetos a tempo, então dormimos e perdemos a hora para a aula na qual deveríamos entregá-los.

Com frequência desenvolvemos ansiedade, depressão ou ambos. Muitos de nós nos automedicamos com álcool e outras drogas. E essas condições também podem disfarçar o TDAH.

Ninguém — nem nós — percebe o quão difíceis são nossas dificuldades

Muitos dos nossos sintomas individuais são "dificuldades que todo mundo tem às vezes", então pensamos que nossas dificuldades são normais.

Do mesmo jeito, outros podem não entender o nível das nossas dificuldades, porque os comportamentos que conseguem ver são só a ponta do iceberg. Estamos nos esforçando tanto para atender às expectativas neurotípicas que pode parecer que estamos nos saindo bem mesmo quando não estamos. O esforço devastador que foi necessário para que *atendêssemos* àquelas expectativas não é óbvio.

Quando eu estava na faculdade, o que as pessoas viam era uma aluna autossuficiente que estava na Lista de Honra, trabalhava no campus e tinha um namorado.

O que ninguém via era que eu estava almoçando biscoito de limão todo dia, me matriculando em aulas que não me ajudariam a me formar e escolhendo meus namorados com base em quem poderia me ajudar com os deveres de casa de matemática.

Descobri mais tarde que outras pessoas na minha vida tinham experiências parecidas de ponta-do-iceberg. Pessoas que me impressionavam com suas conquistas, que pareciam ter a vida sob controle de formas que eu *definitivamente* não tinha, me revelaram anos mais tarde "Ei, adivinha só! Eu tenho TDAH!" e despejaram a lista de dificuldades que passavam sob a superfície.

Alguém com TDAH pode ser *altamente* bem-sucedido. Eu já conversei com artistas, médicos e CEOs com TDAH. Mas é essencial entender que o sucesso não significa que eles não têm TDAH, ou que isso não lhes causa impedimentos. Nós *podemos* conquistar grandes coisas; mas, sem o apoio apropriado, isso tende a ter um custo muito alto sobre outras áreas da vida, ou sobre nós mesmos.

Para as pessoas com acesso a todo o apoio de que precisam, o TDAH pode parecer um superpoder. Elas podem mergulhar em sua criatividade e hiperfoco sem se preocupar em se afogar no mar da vida.

Para as que não têm apoios suficientes, o TDAH pode ser um pesadelo. Elas precisam se defender constantemente de críticas e humilhações de seus familiares e amigos. Sofrem burnout no trabalho e têm dificuldade para fazer tarefas que todo mundo diz que "deveriam" ser fáceis. Levam mais tempo para ser bem-sucedidas, e isso vem a um custo muito mais alto.

> **Shawn T., 39, Califórnia**

"Eu passei os últimos 20 anos achando que tinha TDAH, mas não me dei conta de que um diagnóstico faria diferença até descobrir o canal da Jessica e começar a aprender. Fui diagnosticado há dois meses e agora estou testando uma medicação. Esse diagnóstico já foi muito poderoso para mim, porque agora tenho o conhecimento sobre a natureza das minhas dificuldades na vida. A solidariedade de outras pessoas com TDAH provavelmente tem sido uma ajuda ainda maior do que a medicação (mas não tirem minha medicação, ela também ajuda!)."

> **Daniel C., 36, Kansas**

"Fui diagnosticado com TDAH depois de adulto. Sou professor universitário. Tive um mês para me preparar para uma aula desafiadora. Em vez disso, maratonei uma temporada inteira de uma série da Netflix num único dia sentado à minha mesa de trabalho. Decidi que estava deprimido e busquei uma terapeuta.

"Ela me questionou quase imediatamente se eu já tinha pensado que tinha TDAH. Eu olhei para minha vida em retrospecto e comecei a lembrar de coisas, tipo no fato de que tranquei as chaves dentro do carro oito vezes no primeiro ano em que tive um carro. Eu me lembrei de como a única vez que recebi uma detenção foi quando esqueci de pedir para meus pais assinarem meu boletim cheio de notas 10.

"Minha terapeuta repassou os critérios diagnósticos comigo. Visitei meu clínico geral e ele concordou com a avaliação da minha terapeuta. O diagnóstico foi um alívio enorme."

> **Brody S., 26, Pensilvânia**

"É muito difícil de explicar aos outros quando estou passando por uma dificuldade relacionada ao TDAH porque não quero parecer um disco arranhado, nem que minha personalidade inteira comece a se tornar 'Oi, eu tenho TDAH. Você sabia que eu tenho TDAH?'. Também não quero parecer que estou dando desculpas. Levei um ano depois de descobrir que tenho TDAH para entender de verdade o que isso significa. Ser totalmente aberto sobre isso é difícil quando eu sei que os outros não entenderão a experiência de viver com um cérebro que se comporta como o meu. Dito isso, eu tento ser aberto sobre isso ao mesmo tempo em que assumo responsabilidade pelo impacto que isso tem nas pessoas ao meu redor. Ainda assim é difícil."

> **Jill C., 32, Virgínia**

"Fui diagnosticada com TDAH aos 7 anos, mas só descobri de fato que isso era um transtorno médico aos 14 (acho que eu via como um tipo de traço de personalidade). Achava que fosse normal passar horas e horas fazendo dever de casa toda noite. Achava que fosse normal tudo ser difícil, seus professores estarem constantemente frustrados com você, e se sentir como se estivesse atrapalhando o progresso de todo o resto porque não consegue fazer nada certo.

"Não sou a imagem estereotípica do TDAH. Sou bem caprichosa e organizada por fora, mas no interior minha cabeça é uma zona. Na vida adulta, revirar meus entulhos mentais para encontrar o que preciso exige muito tempo e esforço.

"Eu percebi faz pouco tempo que minha vida inteira tem sido ver as pessoas ficarem frustradas comigo por não agir

> rápido o suficiente ou não entender algo rápido o suficiente, e isso provavelmente não vai mudar. Eu tornei minha vida muito mais agradável ao esperar essa reação, não as odiar por isso, e não me odiar por isso."

A CAIXA DE FERRAMENTAS

Agora fazia sentido por que minha antiga abordagem do TDAH não funcionava maravilhosamente bem para mim. Tentar me esforçar mais não levava em consideração o quanto eu já estava me esforçando. Também não levava em consideração o fato de que *eu tenho TDAH*, o que afeta muitos aspectos da minha vida e de maneira muito mais significativa do que eu me dava conta. Agora que entendo isso, eu uso abordagens muito diferentes com minhas dificuldades, e é o que recomendo para qualquer um com TDAH.

1. LEVE O TDAH A SÉRIO

É fácil fazer pouco caso de uma deficiência invisível, mas o TDAH pode ser uma grande deficiência. Se ainda não está claro, nossos obstáculos invisíveis podem nos impedir de alcançar objetivos, mesmo quando nos esforçamos ao máximo.

Até mesmo o TDAH "leve"* impacta significativamente múltiplos aspectos de nossa vida. (Se não, não se qualificaria para um diagnóstico.)

Reafirmações de como é ótimo ter TDAH ou fingir que as dificuldades que enfrentamos não existem podem dar uma sensação boa na hora. No entanto, nossos impedimentos existem quer nós o admitamos, quer não. Exatamente como as tarefas que estamos evitando. Nosso senso de identidade e de empoderamento acaba sendo bem mais forte se conseguirmos nos aceitar e nos entender como somos, não como sentimos que deveríamos ser. Algumas pessoas pensam que admitir seus impedimentos significa pôr limites em si mesmas. Eu descobri que o oposto é verdadeiro. Aprender a reconhecê-los e descobrir como desviar deles me tornaram mais funcional, não menos.

---

* Esse é um exemplo de linguagem clínica que não significa a mesma coisa da linguagem cotidiana, mesmo quando a mesma palavra é usada. Imagine uma "escala de dificuldade" de 1 a 10, e dificuldades típicas ficam entre 1 e 7. Diagnósticos seriam de 8 a 10, e um diagnóstico "leve" seria um 8, o que já é uma grande coisa!

Levar o TDAH a sério começa com reconhecimento. A única forma de reconhecermos e lidarmos com nossos desafios é sendo honestos sobre eles, independentemente de pensarmos ou não que eles são "impactantes o suficiente". Nenhum dos tratamentos, estratégias, adaptações ou mudanças ambientais que eu exponho neste livro serão tão úteis se negarmos a extensão dos nossos desafios e pensarmos que não "precisamos de verdade" de ajuda.

2. CONECTE-SE COM OUTROS

Por mais que ler as pesquisas tenha me ajudado a entender meus impedimentos e levá-los a sério, estar perto de outros com TDAH me ajudou a normalizá-los.

Algo mágico acontece quando trocamos histórias sobre as dificuldades das quais sentimos vergonha e das vezes em que precisamos de suportes que outros consideraram infantis. (Quadros de adesivos funcionam para adultos também!)

O molde de quem "deveríamos" ser caiu, e o que sobrou foi quem nós *somos*: curiosos, entusiasmados, pensadores divergentes, batalhando para existir em um mundo que não foi construído para nós.

Em mim mesma, eu só via defeitos. Não via como alguns traços do meu TDAH poderiam ser valiosos. Nos outros, sim. Eles eram engraçados. Carinhosos. *Fascinantes*. Generosos. Criativos. Divertidos. Entusiasmados. Ambiciosos. E eles *eram como eu*.

Por gostar tanto *deles*, enfim comecei a gostar de *mim*. Talvez eu também tivesse valor, apesar das minhas dificuldades.

Passar tempo com pessoas cujo cérebro funciona da mesma forma que o seu é uma experiência incrível. A vergonha começa a desaparecer, e nós começamos a nos ver através do olhar um do outro — como os seres humanos engraçados ou talentosos ou curiosos ou ambiciosos que somos, com dificuldades perfeitamente normais — porque, por mais que talvez não façam sentido para os neurotípicos, elas *são* normais quando você tem TDAH.

3. TRABALHE COM O SEU CÉREBRO, NÃO CONTRA ELE

Sempre que você tiver aquele sentimento frustrante que diz que algo não está funcionando, não se esforce mais. Tente fazer as coisas de forma diferente.

Fazer as coisas de um jeito diferente começa aprendendo a colaborar com seu cérebro. Nós que temos TDAH com frequência trabalhamos bem melhor e mais rápido quando não estamos nos forçando a fazer as coisas do jeito "certo" (leia-se: neurotípico). Quando nosso cérebro está interessado, nosso desempenho pode ser excepcional. Pode valer a pena gastar um tempinho a mais descobrindo como fazer algo de uma forma que funcione para o seu cérebro, mesmo que pareça pouco convencional.

Eis o que colaborar com o meu cérebro é para mim:

- Focar o que *de fato* funciona para mim, em vez de o que "deveria";
- Criar uma caixa de ferramentas de estratégias que eu possa usar para tarefas com as quais tenho dificuldade;
- Fazer as tarefas mais desafiadoras nos momentos em que meu cérebro funciona melhor;
- Quando possível, escolher produtos e serviços inclusivos para quem tem TDAH;
- Pedir as ferramentas/adaptações de que preciso, ou providenciá-las por conta própria;
- Abordar tarefas como negociações. O que eu preciso para conseguir concluir A Coisa? Do que meu cérebro precisa para que isso possa acontecer?

CONTINUE

Eu fracassei tantas vezes, em tantas coisas e tão consistentemente ao longo da vida que fui tomada por insegurança quando comecei o meu canal. Havia uma voz quase constante no fundo da minha cabeça me dizendo: "Você não consegue fazer isso. Você vai fracassar. Vai simplesmente desistir um dia, como sempre faz."

Quando estava bem no comecinho — e ainda ralando como garçonete —, foi muito difícil *não* desistir. Porque eu me deparava com obstáculos constantemente.

Em algumas semanas, eu me enrolava com os prazos e precisava faltar turnos no trabalho para correr atrás.

Às vezes não notava que a bateria da minha câmera tinha acabado. Por precisar ir trabalhar, eu só conseguia regravar o vídeo à meia-noite, às vezes uma ou duas da manhã.

Uma vez passei semanas sem conseguir escrever um roteiro porque a pesquisa sobre o assunto era muito dolorosa.

Outra vez estava tentando vaporizar meu pano de fundo novo por baixo e a tampa do vaporizador caiu, derramando água escaldante no meu rosto. Eu acabei no pronto-socorro com queimaduras no rosto no dia em que deveria gravar.

Uma sucessão de coisas saiu errada, mas eu enfrentei todas elas, em parte porque eu me importava muito com o que eu estava fazendo e em parte porque queria provar que aquela voz estava errada.

Mas uma semana não consegui mais discutir com ela. Eu ainda não escrevera um roteiro até o momento em que já deveria ter gravado *e* editado o vídeo. Não estava simplesmente fracassando; eu já tinha *fracassado*. Postei um tuíte comunicando formalmente esse fracasso, explicando à minha comunidade: "Talvez aquela voz estivesse certa. Talvez não consiga fazer isso."

Esperei que minha comunidade concordasse comigo e me liberasse da promessa que eu fizera de ajudá-la. Esperei que me dissessem que não tinha problema ir fazer outra coisa. Talvez eles me repreendessem, o que eu imaginava que merecia.

> Esperei que me dissessem que não tinha problema ir fazer outra coisa.

Em vez disso, recebi encorajamento.

"O quê? Não. Você está indo muito bem. Continue."

Continue.

... Não sabia que era uma opção.

Parece ridículo, mas viver com TDAH e lidar com seus desafios me fizeram acreditar que só se pode fracassar uma certa quantidade de vezes antes de chegar ao fim da linha. Antes de ficar sem tempo, sem compreensão. Antes de ser demitida ou de perder um amigo. Antes de alcançar meu limite de decepcionar pessoas. Antes de alcançar meu limite de decepcionar a mim mesma. Antes de poder desistir. Depois que você fracassava *mesmo*, você precisava superar e tentar outra coisa. Era assim que funcionava, certo?

> O que eu recebi foi permissão para continuar.

Eu recebera permissão para parar. Agora, esperava receber permissão para desistir.

O que eu recebi foi permissão para continuar.

O encorajamento da minha comunidade me inspirou a fazer um vídeo sobre como o sucesso não é uma questão de evitar o fracasso; é sobre continuar apesar dele.

Isso significa que você sempre deve continuar tentando fazer algo se continuar fracassando?

Não, às vezes nós fracassamos porque algo não funciona muito bem para nós. E continuar a bater a cabeça contra a parede não vai levar você a lugar nenhum nem trazer nada além de uma dor de cabeça.

Mas, se algo é importante para você, você *pode* continuar — mesmo que tenha fracassado. Fracassar não te torna um fracasso. Não é o oposto de triunfar, como eu temia. É algo que acontece — e *vai* acontecer — durante todo o caminho.

> Fracassar não te torna um fracasso.

O que nos permite continuar quando os fracassos se acumulam é o encorajamento dos outros. É como as moedas que usamos para continuar jogando um jogo de fliperama depois que suas vidas acabam.

Às vezes, alguém diz algo tão perfeito, tão poderoso, que é como uma moeda mágica; uma que você pode usar de novo e de novo.

Eu fracassei com força, total e inegavelmente, algumas vezes desde aquele dia. Toda vez que a vergonha e o desespero quase me tiravam dos trilhos, eu usava aquela moeda mágica, dada a mim por alguém da minha comunidade que disse que eu estava indo muito bem. "*Continue.*"

Se alguém acha que é desimportante, ou que não faz diferença oferecer encorajamento a alguém em quem acredita, saiba que este livro que você está segurando não existiria se não fosse por alguém que fez isso por mim.

Espero que este livro deixe você com os bolsos cheios de moedas mágicas.

Por enquanto, eu empresto as minhas.

Você está se saindo muito bem. *Continue.*

CAPÍTULO 3

Como ter (hiper)foco

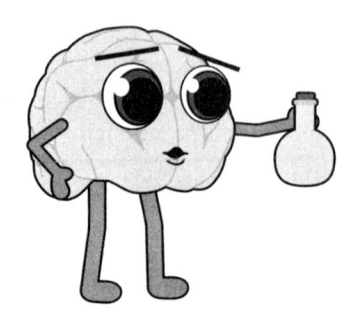

Não posso culpar a tecnologia moderna por minha predileção pela distração, não depois de todas as horas que já passei observando balões desaparecerem em meio às nuvens.
— COLSON WHITEHEAD

FOQUE

"Jessica. *Você precisa focar.*"

As pessoas me diziam para me concentrar, para prestar atenção, *focar*, como se fosse uma escolha que eu pudesse fazer ou uma atitude que pudesse tomar. Algo que eu deveria conseguir simplesmente fazer.

Mas o foco, para mim, não era um verbo. Era um substantivo. Não algo que eu pudesse *fazer*, mas uma criatura esquiva e instável que eu tentava *capturar*. Dava a sensação de que eu estava numa busca implacável por algum animal mítico; um que estava magicamente ligado a mim, mas também tinha uma propensão à travessura e gostava de brincar de pique-esconde. A Fera do Foco.

Na maior parte do tempo, não tinha foco (*substantivo*) suficiente para conseguir focar (*verbo*). Pelo menos não em qualquer que fosse a tarefa que eu estivesse tentando completar no momento. Quando conseguia encontrá-lo, eu aprendi rápido a tirar vantagem disso.

Quando criança, eu *tentava* prestar atenção aos meus professores na sala de aula. Eu adorava aprender, mas não demorava até que as palavras e datas começassem a se misturar. Eu ainda me lembro do pavor de ser chamada quando eu sabia que não estava concentrada, o professor sabia que não estava concentrada, e a turma inteira estava prestes a descobrir. A vergonha que se seguiria.

"*Desculpa. Eu me distraí.*"

Quando me diziam para focar, o que eu ouvia na verdade era que eu deveria parar de caçar minha concentração e fingir que a tinha encontrado. Como os cavaleiros em *Monty Python em Busca do Cálice Sagrado*, eu fazia todos os gestos que se faz quando se está cavalgando a Fera do Foco sem de fato ter uma fera na qual cavalgar.

Parecia ridículo, mas pelo menos fingir me concentrar era possível até certo ponto. Eu conseguia ficar relativamente parada se cravasse as unhas na palma da mão. Eu conseguia encarar meu livro. Na realidade, eu estava basicamente tão concentrada quanto uma batata, mas, ei, me impedia de ser chamada durante a aula. Funcionava para deixar os professores felizes. Funcionava para evitar os gritos.

> Mas o foco, para mim, não era um verbo. Era um substantivo. Não algo que eu pudesse *fazer*, mas uma criatura esquiva e instável que eu tentava *capturar*.

Quando eu estou focada ou começando a encontrar o foco, com frequência não pareço nem um pouco estar fazendo isso. Provavelmente estou comendo alguma coisa ou brincando com meu cabelo. Talvez esteja ouvindo música, me movendo ou balançando o corpo. Ou com os olhos fechados. Talvez eu esteja mandando mensagem para um amigo porque não via a hora de compartilhar o que acabei de aprender. Se estiver na sala de aula, talvez eu esteja levantando a mão a cada cinco segundos para fazer perguntas, ou pegando meu celular para pesquisar no Google algo sobre o que acabei de aprender.

> Quando eu estou focada ou começando a encontrar o foco, com frequência não pareço nem um pouco estar fazendo isso.

Nas histórias, você pode capturar e domar uma criatura mágica lançando um feitiço. Eu tentei fazer minha própria mágica testando diferentes ingredientes e encantamentos. De vez em quando, se esbarro com a combinação certa e ninguém interrompe meu feitiço, meu foco aparece. Eu consigo desligar todas as outras coisas chamando minha atenção — o relógio tiquetaqueando, a cadeira rangendo, as etiquetas nas minhas roupas — e cavalgar meu foco por tempo o bastante para chegar onde preciso.

Infelizmente, lançar o feitiço envolve alguns ingredientes estranhos, e eles parecem mudar toda vez. Uma vez, eu lanço um feitiço de foco ao fazer meu trabalho enquanto como biscoitos em formato de bichinho num macacão de pelúcia, num balanço. Da vez seguinte, no entanto, o balanço machuca minhas mãos, o macacão é quente demais e os biscoitos em formato de bichinho me lembram de que eu ando querendo ir ao zoológico. (E, ei, onde fica o zoológico mais perto? Eu deveria pesquisar!) Como tantos bruxos iniciantes, meus feitiços às vezes saem pela culatra.

Outras vezes, não era eu quem estava enfeitiçando a fera; era ela quem estava lançando seu feitiço em mim. Eu me sentava e voltava a mim horas depois, enroscada na cadeira, tendo perdido o almoço, mas planejado um casamento inteiro (apesar do fato de que não estava, de fato, noiva). Meu laptop estava quase sem bateria, com notas adesivas por todo canto; eu recebera 17 mensagens e não ouvira o alerta de nenhuma delas. Se perdesse o fôlego e saísse desse estado naturalmente, se tivesse a chance de cavalgar rápido e desacelerar, era uma experiência incrível. Se, por outro lado, eu cavalgasse além da hora que deveria sair para o trabalho ou para encontrar um amigo com quem marcara de almoçar, isso me traria problemas. Ironicamente, não só tive que aprender a caçar o foco como tive que aprender a guiá-lo para que ele não saísse atropelando tudo.

> Outras vezes, não era eu quem estava enfeitiçando a fera; era ela quem estava lançando seu feitiço em mim.

Depois que eu fui diagnosticada com déficit de atenção e recebi uma medicação estimulante, era como se alguém tivesse me entregado uma poção. "Faça o foco aparecer. Duração: quatro a seis horas."

Algo que me daria foco mesmo para coisas *chatas*? Era mágico.

Finalmente, não estava gastando toda a minha energia caçando o foco, ou acabando com estoques de feitiços (ou de biscoitos de bichinho) tentando invocá-lo. Agora eu *tinha* foco, e poderia dedicar minha energia a *usá-lo*.

Medicações não eram a solução perfeita. Eu ainda precisava tomar cuidado com o que faria depois que minha poção de foco batesse. Uma vez, ela bateu enquanto eu estava na banheira olhando as redes sociais, e eu só saí daquela banheira depois de quatro horas.

Às vezes não conseguia bancar minha medicação porque não tinha plano de saúde, ou meu plano de saúde novo não a cobria. De vez em quando, a farmácia estava sem estoque, ou eu chegava à farmácia e não conseguia pegar os remédios porque são medicamentos controlados e eu tinha esquecido minha identidade. (Eu já mencionei que tenho TDAH?) Talvez eu me esquecesse de marcar uma consulta para pegar uma receita nova (novamente, substância controlada, você não pode simplesmente comprar mais). Houve vezes em que não conseguia *sequer* encontrar um médico que estivesse disposto a me receitar medicamentos para TDAH.

Quando não tinha minha medicação, tudo parecia ainda mais nebuloso do que antes. Ter uma poção de foco não me tornava nem um pouco melhor em lançar o feitiço do foco, e me fazia perder a prática. Eu ficara tão acostumada a ter foco quando precisava que parecia ainda mais frustrante e desencorajador ter que procurá-lo de novo.

Eu estava grata por ter encontrado uma "poção" que funcionava para mim e à qual eu tinha acesso na maior parte do tempo. Mas não gostava de me sentir tão impotente sem ela. Meu problema de foco era uma batalha contínua e perpétua que eu estava incrivelmente cansada de lutar. Então, quando comecei a mergulhar nas pesquisas sobre TDAH, meu primeiro enfoque foi esse.

O QUE EU APRENDI

Por 20 anos, achei que tivesse um déficit de atenção. Quer dizer, está no nome do meu diagnóstico: transtorno de déficit de atenção. Cérebros precisam de um tanque cheio de atenção para funcionar, então eu devia estar com alguns litros a menos. Certo?

Errado. A realidade é: nós temos atenção de sobra. O que nos falta é a habilidade de regular essa atenção. Sabe como lagartos não conseguem regular a própria temperatura corporal internamente? Cérebros com TDAH têm dificuldade de regular o foco (e suas emoções, e seu sono, e... tá, beleza, chegaremos a isso mais tarde).

A habilidade de controlar nosso foco — também chamada de controle atencional de cima para baixo — depende do córtex pré-frontal. Essa é a última parte do cérebro a se desenvolver, e se desenvolve ainda mais devagar em quem tem TDAH. E, mesmo depois de totalmente desenvolvida, ainda é comprometida.

É por isso que nós com frequência precisamos apelar para feitiços e poções para amparar nossa habilidade de nos concentrar. É fácil presumir que não estamos concentrados porque estamos fechando os olhos, ou rabiscando, ou mudando coisas de lugar na mesa. Mas muitas vezes estamos fazendo essas coisas porque estamos tentando achar o foco. Assim como lagartos regulam sua temperatura externamente, nós tentamos regular nossa atenção da mesma forma.

É COMO SE ALGUÉM TIVESSE DEIXADO A PORTA ABERTA

No primeiro vídeo a que assisti sobre TDAH, uma mulher postando com o nome de "Just Jen", ou "Simplesmente Jen", descreveu a explicação do médico dela sobre atenção sendo como uma porta que está sempre aberta. Outras pessoas podiam fechar suas portas e se concentrar no que precisavam, mas, em cérebros com TDAH, a porta deixa *tudo* entrar. Não conseguimos ignorar as coisas que outras pessoas talvez consigam desligar.

Lembra a frequência com que você ouvia um professor dizer "mantenha os olhos no próprio trabalho"? Em estudos em laboratórios, cientistas usaram rastreamento de olhos para mensurar com que frequência pessoas com TDAH desviavam a atenção da tarefa que estavam executando, e, há... nossa, *nós não conseguimos manter os olhos no nosso próprio trabalho*. Pelo menos não no nível que nossos colegas sem TDAH conseguem.

E não são só as distrações externas que são difíceis de desligar. Nosso cérebro também tem mais dificuldade de "fechar a porta" para ansiedades, pensamentos negativos ou novas ideias brilhantes. Também temos mais dificuldade de nos lembrar de coisas (veja "Como se lembrar de coisas", página 164). Às vezes o que nos distrai é nosso esforço para lembrar ou comunicar algo que não queremos esquecer.

ÀS VEZES, O FOCO É MAIS COMO UM TÚNEL

O lado positivo da distração-porta-aberta é o hiperfoco; a experiência de estar *tão* envolvido que não notamos nada além do nosso túnel-de-hiperfoco e com frequência não conseguimos desviar nossa atenção. Muitos diagnósticos passam despercebidos devido ao fenômeno do hiperfoco. As pessoas pensam que alguém não pode ter TDAH porque consegue se concentrar *tão bem* "quando quer".

Mas o hiperfoco é uma função da regulação de atenção instável típica dos cérebros com TDAH. Nós não *escolhemos* ter hiperfoco em alguma coisa: nós somos sugados por ele. Quando isso acontece, perdemos a noção do tempo e não saímos dele até termos acabado, morrido, ou alguém ou algo nos puxar para fora.

Às vezes, o hiperfoco funciona maravilhosamente bem para nós; às vezes, não.*

Ter hiperfoco num artigo que precisamos terminar quando não temos nenhum compromisso? Fantástico.

Ter hiperfoco num livro que estamos lendo e perder a reunião do clube do livro para o qual estávamos lendo? Nem tanto.†

Porque focar é tão difícil para nós, ter hiperfoco em algo no qual deveríamos estar trabalhando pode parecer um cartão de livre-se-da-dificuldade de graça. Para variar, nós não precisamos lutar com nossos cérebros!

Ainda assim, é importante lembrar que *qualquer* foco vem a um custo. O tempo pode ter passado voando, mas, se nossos cérebros passaram dez horas seguidas trabalhando, nós vamos sentir os efeitos no dia seguinte; e provavelmente ter mais dificuldade de nos concentrar.

NOSSA HABILIDADE PARA CONCENTRAÇÃO É BASEADA EM INTERESSE

Cérebros com TDAH são cronicamente subestimulados, e é por isso que o tratamento envolve medicação estimulante. Quando algo não nos interessa, é mais difícil prestar atenção. Mesmo que nos importemos em aprender ou fazer o que nos é pedido.

Tem uma cena de *Parks and Recreation* que ilustra perfeitamente esse fenômeno. O adorável bobão Andy Dwyer interrompe as instruções do chefe para exclamar empolgadamente: "Não estava prestando muita atenção ao que você acabou de falar que vamos fazer, mas vou dar o melhor de mim! Assim que você repetir o que disse de uma maneira mais interessante."

Andy não tem a intenção de ignorar o chefe. Seu cérebro estava provavelmente funcionando no que neurocientistas chamam de rede de modo-padrão (RMP). Estava no piloto automático, "escutando" sem escutar de verdade enquanto sua atenção vagava em busca de algo mais interessante. Sua explosão engraçada é honestamente muito inspiradora: ele está tentando advogar a seu próprio favor por uma adaptação que permita que ele se concentre no pedido do chefe.

A rede de modo-padrão é mais ativa em cérebros com TDAH do que em cérebros neurotípicos.‡ Essa tendência não é uma escolha; ela se deve às estruturas

---

* O dr. Russell Barkley chama isso de perseveração: a inabilidade de nos afastar de coisas que nem queríamos estar fazendo, ou fazendo mais.
† História real. Minha tia Suzy, que também tem TDAH, me disse que isso acabou de acontecer com ela. "E eu estava muito animada para falar sobre o livro!"
‡ Uma das minhas explicações favoritas do TDAH que já vi em pesquisas é "divagação mental crônica".

do nosso cérebro. Há mais massa cinzenta na rede de modo-padrão de cérebros com TDAH do que em cérebros neurotípicos. Por isso, é mais fácil que essa parte do cérebro seja ativada e permaneça ativada — deixando a porta aberta para distrações e chuvas de pensamentos. É também por isso que pessoas com TDAH são melhores em pensamento divergente!

---

pensamento divergente (s.)

Um processo cognitivo que gera ideias criativas ao explorar muitas soluções possíveis ou pular de um pensamento para o seguinte. O pensamento divergente em geral ocorre de forma espontânea, é raramente linear, e tende a produzir ideias abundantes e únicas.

NÓS MUITAS VEZES NÃO SABEMOS BEM *O QUE* FOCAR

Além de ter dificuldade para regular nossa atenção, temos mais dificuldade em priorizar *o que* focar. O sinal — a tarefa que precisamos fazer — é mais difícil para nós de distinguir do ruído — que é todo o resto.

Se algo se destaca como urgente, é mais fácil vê-lo como prioridade. Podemos acabar nos concentrando nisso, muitas vezes às custas de coisas que são mais importantes.

Quando não está claro o que é urgente, todos os sinais podem parecer iguais, e nós muitas vezes travamos. Paralisia de decisão é uma experiência comum para quem tem TDAH. Quando tentamos filtrar as escolhas, um processo que depende do pensamento convergente, nosso cérebro de pensamento divergente muitas vezes fica nos dando mais opções entre as quais escolher, e podemos acabar assoberbados.*

Por outro lado, se tudo o que precisamos fazer é urgente, nós talvez tentemos fazer tudo ao mesmo tempo, com resultados mistos.

---

* Ansiedade sobre escolher a coisa errada também pode desempenhar um papel. Assim como nossas dificuldades com a percepção do tempo.

Uma observação sobre multitarefas

Pessoas com TDAH são mais propensas a serem multitarefas do que nossos colegas neurotípicos. Infelizmente, pesquisas mostram que fazer várias tarefas ao mesmo tempo não economiza o tempo que pensamos.

Por mais incrível que seja a sensação de fazer múltiplas coisas ao mesmo tempo, cérebros não são de fato capazes de focar mais de uma coisa ao mesmo tempo. O que na realidade acontece quando somos multitarefa é que ou uma das tarefas não exige de verdade nossa atenção ou estamos alternando a atenção de um lado para outro rapidamente entre diferentes tarefas. Cada desvio de atenção custa um pouquinho de tempo; voltar a nos concentrar totalmente quando voltamos à tarefa da qual nos desviamos pode levar em torno de 25 minutos.

Erros também são mais comuns quando fazemos multitarefas. Assim como esquecer completamente de uma das tarefas, no nosso caso. Para coisas que não exigem nossa total atenção — como dobrar roupas pela milésima vez enquanto assistimos a reprises de uma série —, a multitarefa funciona bem. Pode até ser benéfica porque torna a tarefa menos chata, o que significa que somos mais propensos a fazê-la. (Mais sobre isso em "Como motivar seu cérebro", página 139.) Tarefas que

> de fato exigem atenção — como cozinhar um prato que você nunca fez antes enquanto ajuda seu filho com o dever de casa de cálculo — podem resultar num desastre cômico.

HÁ MUITO RUÍDO

Estamos vivendo num mundo onde carregamos supercomputadores reluzentes no bolso com os quais podemos acessar qualquer livro já escrito em segundos e também brincar com uma infinidade de jogos. Nossos relógios apitam, nossos celulares vibram e nossos navegadores de internet nos mostram pop-ups dentro de pop-ups. Todos nós lidamos com um bombardeio de estímulos competindo por nossa atenção quer tenhamos TDAH, quer não.

Esse ambiente cheio de distrações está levando até mesmo aqueles sem TDAH a ter dificuldade em se concentrar — o que o dr. Ned Hallowell chama de *traço* de déficit de atenção. Isso não é o mesmo de ter TDAH. De acordo com Hallowell, se você, uma pessoa com dificuldade de prestar atenção, abandonar todas as distrações da modernidade, ir morar numa fazenda e enfim encontrar a paz, você não tem TDAH. Se, em vez disso, chegar à fazenda e ficar tão entediado a ponto de decidir construir um parque de diversões, parabéns, você é um de nós.

Koen S., 33, Bélgica

> "Meu foco 'normal' é como espremer o último restinho de pasta de dente do tubo. Se não for muito divertido ou desafiador, é muito desgastante focar alguma coisa."

> **Joshua S., 31, Alemanha**
>
> "Foco precisa de muitas estratégias ou ferramentas para funcionar num cérebro com TDAH. É como carregar um balde d'água montanha acima. Se você tiver as ferramentas (o balde), pode dar certo, mas é exaustivo. É difícil começar e fácil parar."

> **Miriam R., 30, Canadá**
>
> "Foco e hiperfoco são a diferença entre andar de bicicleta e andar num trem-bala. Ambos vão me levar ao meu destino, mas um exige muito esforço de minha parte e o outro, não."

A CAIXA DE FERRAMENTAS

Então, o que um cérebro pode fazer? Medicações para TDAH, se elas funcionam para você, podem fazer maravilhas e são um bom ponto de partida, porque dão ao nosso cérebro o estímulo de que ele necessita e nos permite regular melhor nosso foco. Mas elas não funcionam para todo mundo, em geral perdem o efeito ao final (ou até no meio) do dia, e nem sempre são uma opção.

Eu descobri que é essencial desenvolver outras ferramentas para sustentar nossa atenção. Dessa forma, quando você precisar (ou alguém falar que você precisa) focar, há opções. Minha amiga genial e professora do fundamental II Jo Meleca-Voigt ensina seus alunos a abordarem o foco da seguinte forma: descubra a causa e use uma estratégia. Isso transforma a concentração de um substantivo — algo que nem sempre temos — para uma ação — algo que de fato podemos fazer.[*]

---

[*] Jo fez a gentileza de explicar como professores podem oferecer apoio em relação a isso. Utilize o QR Code na página 362.

1. AUMENTE O SINAL E REDUZA O RUÍDO

Porque o "sinal" do que deveríamos estar fazendo se perde facilmente em meio ao "ruído" de todo o resto, o que pode ajudar é tanto fortalecer o sinal quanto reduzir o ruído ao redor dele. Dessa forma, fica mais claro o que precisa de nossa concentração, e mais fácil encontrar nosso caminho de volta quando inevitavelmente divagarmos.

- **Crie pistas claras.** Cérebros com TDAH são mais sensíveis a pistas do ambiente do que cérebros neurotípicos. Podemos tirar vantagem desse fato de propósito adicionando lembretes do que deveríamos estar fazendo na nossa linha de visão, e tirando dela lembretes de coisas que *não* queremos fazer. (Mais sobre isso em "Use pistas, mas com cautela", página 182.)

- **Pavimente o caminho.** Pensar na ordem do que quer conquistar *antes* de começar a fazê-lo pode te ajudar a se manter na linha quando há um milhão de distrações sendo jogadas na sua direção. Nossa diretora de operações, J2, chama isso de "arrumar seus dominós". Há muitas formas de fazer isso: escrever uma lista, revisar sua agenda e imaginar como você gostaria que seu dia se desenrolasse antes de ir dormir.

- **Lute contra a distração com distrações.** Uma "distração" escolhida conscientemente — como uma música, um programa de TV ou um brinquedo antiestresse — pode oferecer estímulo suficiente ao nosso cérebro para que ele não precise sair em busca de outro e se distraia com alguma coisa mais empolgante.

> **David A., 47, Canadá**
>
> "Eu passeio com o cachorro, medito e escrevo no diário (despejando as ansiedades no papel para 'não esquecer'), bebo café e me certifico de ter uma área de trabalho silenciosa e reservada. Fico numa boa por umas quatro horas (até a hora do almoço) antes de realmente me distrair."

Mike G., 33, Montana

"Hackear meu foco é difícil. A medicação me ajuda a superar os obstáculos para me concentrar, o que me ajuda a entrar no hiperfoco mais facilmente. A técnica Pomodoro [cronômetros ou apps que ajudam a quebrar tarefas em porções de tempo mais aceitáveis] ajuda a superar os problemas com 'mudar de tarefa/começar uma tarefa'. Eu consigo usar truques em mim mesmo para fazer algo por dez minutos."

Natasha L., 25, Flórida

"Abasteça o tanque de estímulos. Ouça um podcast enquanto lava a louça ou ouça música enquanto faz faxina para aumentar o estímulo. Mas encontre um equilíbrio. Você precisa preencher o 'espaço vazio' adicionando qualquer que seja o estímulo necessário até o tanque chegar a 100%, o que me ajuda a me concentrar. Se eu estiver fazendo uma tarefa de alta concentração, adiciono um estímulo baixo (como música instrumental) e vice-versa. Assim não sobra espaço para meu cérebro divagar."

2. PRATIQUE O REDIRECIONAMENTO SEM JULGAMENTO

Nosso cérebro é um lugar caótico. Nossos pensamentos vão divagar. *Ninguém* é capaz de controlar totalmente os pensamentos, e, se você tiver TDAH, é ainda mais difícil. Felizmente, há muitas estratégias que podemos usar para (gentilmente) guiar nossa atenção de volta.

- **Pratique mindfulness, ou atenção plena.** Mindfulness é a prática de intencionalmente levar sua atenção de volta ao que quer que você esteja fazendo, pensando ou sentindo no presente momento de uma forma curiosa e sem julgamento. Se estiver lavando a louça, pode notar a sensação da água nas suas mãos. Se estiver evitando lavar a louça, pode notar os sentimentos que vêm até você. "Hã. Interessante. Continuando." Praticar mindfulness melhora a autopercepção e fortalece nossa habilidade de redirecionar a atenção quando precisamos.

- **Instale alguns para-choques.** Minha maneira *low-tech* de fazer isso é criar uma lista "Fazendo" e "Não Fazendo" em notas adesivas separadas. Coloque ambas as listas onde consiga vê-las enquanto trabalha, de forma a poder notar se divagou. Você também pode instalar barreiras físicas. Quando não parava de me distrair enquanto cozinhava, eu instalei um portão de segurança para bebês. Sabia que esqueceria da panela no fogão assim que vagasse para fora da cozinha. Esbarrar com uma barreira física era um excelente lembrete do que eu deveria estar fazendo, e trazia minha atenção de volta.

- **Se coisas surgirem, as coloque no papel.** Se você pensar subitamente numa coisa que *precisa fazer*, a anote num "estacionamento" em vez de tomar uma atitude imediata. Você pode dar uma olhada no que escreveu ao terminar a tarefa em questão e ver se precisa mesmo ser feita na hora. Muitas vezes, depois de rever o que veio à sua mente, você pode se dar conta de que não era tão importante quanto pensou. Essa estratégia me ajuda a fortalecer o adiamento da distração, a habilidade de esperar antes de responder a uma distração para que você consiga se manter na tarefa, especialmente quando nosso cérebro quer evitá-la.

Madalayne R., 24, Canadá

"Eu faço cinco minutos de meditação e dez minutos de ioga fácil todo santo dia. É uma prática. Quando me distraio, agora tenho mais capacidade de simplesmente tomar consciência do que está acontecendo, prestar atenção à minha respiração e aos poucos me guiar de volta à coisa que eu quero focar."

> **Niki M., 35, Estados Unidos**
>
> "Eu mantenho pulseiras elásticas pela casa. Sempre que faço algo que seria perigoso de se esquecer, como cozinhar, eu visto uma pulseira. Inevitavelmente, vou esquecer o que estava fazendo e vagar para longe, mas vou lembrar quando começar a brincar com a pulseira."

> **Free P., 78, Geórgia**
>
> "Eu pego um bloquinho de notas e escrevo o que quer que esteja me distraindo. (Tenho alguns em todos os cômodos.) Então faço uma 'anotação para mim mesmo' e a deixo na minha mesa de trabalho. Quando tenho mais ou menos dez minutos disponíveis, folheio minha pilha e descarto sem piedade a maioria das anotações."

3. CRIE ESPAÇO PARA O (HIPER)FOCO — E INSTALE CORRIMÕES

O hiperfoco é um pouco uma faca de dois gumes. Quando estamos nesse tipo de fluxo, podemos ficar profundamente absortos numa tarefa e esquecer de todo o resto. Por outro lado, quando estamos nesse tipo de fluxo, podemos ficar profundamente absortos numa tarefa e esquecer de todo o resto. Dar tempo suficiente para entrar no hiperfoco — e corrimões que nos ajudem a sair dele quando precisamos partir para a próxima — pode nos permitir tirar vantagem disso sem se jogar de cabeça num precipício metafórico.

- **Crie as condições certas para que o hiperfoco aconteça.** Cérebros diferentes alcançam o hiperfoco de formas diferentes, mas a maioria de nós precisa de certa quantidade de tempo dedicado, além de um ambiente propício a longos períodos de trabalho focado. Antes de trabalhar, eu tento evitar fazer coisas que vão fazer meu cérebro girar em torno de outro assunto e intencionalmente faço meu cérebro girar ao redor da tarefa que quero fazer.*

- **Estabeleça um horário-limite.** Só porque talvez você consiga ter hiperfoco por longos períodos de tempo não significa que é proveitoso continuar trabalhando pelo máximo de tempo que conseguir. Às vezes, limitar sua concentração intensa — e ter um horário-limite para começar a relaxar antes de ir dormir, comer, ou fazer o que quer que seu corpo precise — também pode ajudá-lo a ser produtivo no dia seguinte. Isso pode levar a mais dias de cérebro bom — e melhor produtividade — de forma geral. Só... se certifique de criar um alarme.

- **Deixe "migalhas de pão" para si mesmo.** Em algumas situações, nós sabemos que realmente precisamos parar, mas sentimos medo porque não temos certeza de que vamos conseguir retomar. Quando estiver na hora de um feitiço de hiperfoco chegar ao fim, use um pouco da energia mental restante para escrever duas coisas: 1) *O que eu acabei de fazer?*; 2) *O que eu faria se pudesse continuar?*. Essas pistas, como o rastro de migalhas de pão da história de João e Maria, podem ajudar você a encontrar seu caminho de volta para a tarefa no dia seguinte. A não ser que elas sejam comidas.

> **Pete W., 32, Arizona**
>
> "Eu consigo facilmente entrar no hiperfoco com o tipo certo de música (animada mas sem ritmo exorbitante nem letra; música de videogame funciona muito bem) e ambiente (luz baixa, nenhum som distrativo de outras pessoas, nenhum barulho de notificação)."

---

* Obviamente, isso nem sempre é possível. Estou aprendendo atualmente a incorporar "limpadores de paladar" quando não consigo me concentrar. Esses limpadores de paladar são atividades que posso fazer por um curto período de tempo para me descolar de uma tarefa e poder seguir para a próxima.

> **Miriam R., 30, Canadá**
>
> "Quando entro no hiperfoco, a não ser que eu tenha preparado um alarme com antecedência, simplesmente não saio dele. Vou continuar lendo ou seja lá o que for até chegar ao fim ou algo muito grande me puxar para fora. Consigo bloquear qualquer som exceto algo totalmente inesperado quando estou perdida em pensamentos."

4. MEXA O CORPO

Por mais que sejamos com frequência encorajados a ficar parados para nos ajudar a prestar atenção, em geral a concentração vem mais fácil quando incorporamos movimento às nossas rotinas.

- **Exercício.** Exercício produz dopamina e noradrenalina, as mesmas substâncias químicas produzidas pela medicação estimulante para nos ajudar a nos concentrar. Os efeitos impulsionadores-de-foco do exercício em geral duram em torno de uma hora depois de terminá-lo; então, se você estiver tentando fazer um trabalho pesado para o cérebro, se exercitar antes pode ajudar!

- **Experimente "assentos" alternativos.** Caminhar enquanto trabalha — usando uma mesa alta com uma esteira pequena embaixo, por exemplo — é uma maneira de "se remexer" enquanto também recebe alguns dos benefícios do exercício. Assentos especiais, como bolas de ioga, cadeiras que balançam e giram ou bicicletas ergométricas podem promover um estímulo adicional para ajudar seu cérebro a se concentrar. Você pode até usar uma cadeira normal e adicionar faixas elásticas! Em geral é útil mudar a estratégia com base nas necessidades do nosso cérebro daquele dia.*

---

* Minha sala de aula preferida da vida era uma que tinha carteiras e cadeiras perto do professor e sofás distribuídos ao redor da sala. Eu me sentava nas carteiras quando precisava me concentrar, e podia relaxar nos sofás durante dias de alta ansiedade ou quando estava profundamente interessada. Poder escolher o assento com base nas minhas necessidades do dia era empoderador, e eu aprendi muito mais do que teria aprendido de outra forma.

- **Mude de cômodo.** Quando é difícil nos concentrar, mudar para um cômodo diferente, prédio ou até estado (eu escrevi este capítulo num aluguel de temporada no Arizona) pode ajudar você a dar um *reset* e recuperar a concentração. Às vezes encontrar a concentração é uma questão de falta de distrações; às vezes é uma questão de novidade!

Ana Luisa, 26, Brasil

"Eu me concentro enquanto me mexo. Pode ser num ônibus, caminhando ou numa rede; se estiver me mexendo, estou engajada. Em geral, quando tenho um trabalho impossível para entregar, eu me gravo o lendo à noite e o escuto durante meu exercício diário.

"Eu costumava ler andando na rua, mas então dei de cara com uma árvore e, bem, digamos que uma sobrancelha cortada bastou para que eu aprendesse a lição."

Alison B., 44, Virgínia

"Eu escolhi minha carreira — ensino — porque ela permite que eu me mexa. Consigo me concentrar muito melhor quando posso estar em movimento. Lecionar virtualmente foi agonizante porque eu tinha que ficar sentada. Por sorte, um aparelho elíptico sob a mesa me permitiu manter certa atividade enquanto ainda fazia meu trabalho."

5. DESCANSE SEU CÉREBRO

Foco gasta energia, e qualquer tipo de foco vem com esse custo. "Dias de cérebro ruim" são *reais* com TDAH, e por mais que lutar contra eles às vezes seja possível (e necessário), é importante considerar se os benefícios superam as desvantagens. Se seu cérebro precisa de uma pausa, às vezes essa é a melhor coisa que você pode fazer para que ele tenha uma chance maior de se concentrar mais tarde.

- **Faça pausas cerebrais.** Se você está perdendo energia mental mas quer continuar, considere uma "pausa cerebral" de tempo limitado. Dar uma volta no quarteirão, jogar um jogo relaxante ou simplesmente olhar pela janela pode ser a diferença entre produtividade contínua e um cérebro cagado e rabugento. (Dormir também é uma ótima pausa cerebral! Mais na página 94.)

- **Planeje um tempo longe de sua tarefa.** Se você tem um projeto longo e cognitivamente intenso (como estudar para provas finais ou preparar uma apresentação), se certifique de agendar um tempo longe dele, se puder. Visite o parque no intervalo do almoço ou se inscreva numa aula de ginástica. Guarde o projeto numa gaveta por uma semana. Não só seu cérebro vai ter uma chance de recarregar, como se afastar de um estressor pode ajudar a prevenir um burnout.

- **Faça uma pausa na autorregulação.** Muitas pessoas com TDAH sentem que são "ruins em relaxar" porque, enquanto estão TENTANDO relaxar, acabam fazendo outra coisa. O que eu aprendi é que, para nós, fazer uma pausa na autorregulação é um descanso. Às vezes, deixar seu cérebro fazer o que quer — mesmo que seja começar um novo projeto — é mais repousante do que pedir que ele se concentre numa atividade relaxante.

Lucila S., 30, México

"Na faculdade, a única forma de eu conseguir escrever meus trabalhos era assistindo a comédias românticas. Eu trabalhava por vinte minutos, então assistia a uns quinze minutos, então voltava. Era um pouco como o método Pomodoro [uma técnica de gerenciamento de tempo], mas tinha que ser com um filme que tivesse uma trama muito fácil de acompanhar e que eu ainda não tivesse visto."

> **Emrys H., 32, Califórnia**
>
> "Eu faço 'pausas cerebrais' entre palestras. Eu preciso delas, ou não consigo enfiar mais informação na minha cabeça. Assisto a um vídeo de gatinho ou dou uma volta ao ar livre. Funciona incrivelmente bem. Há uma diferença notável no quanto eu retenho quando faço descansos cerebrais e quando não."

> **Jennifer S., 38, Michigan**
>
> "Pode parecer contraintuitivo, mas eu descanso meu cérebro fazendo algo fisicamente desafiador e repetitivo o suficiente para que meu cérebro pare de fazer festa porque meu corpo está ocupado demais com o movimento. Remar, e às vezes só fazer um treino em circuito ou intervalado, funciona. Depois disso, há uma minúscula janela de relativa tranquilidade."

EM DEFESA DO RUÍDO

Durante uma entrevista com a jornalista Aarushi Agni, eu expliquei com orgulho como aumento o sinal e reduzo o ruído. Descrevi todas as formas como organizo meu ambiente para me ajudar a me concentrar: usando computadores diferentes para jogar e trabalhar, limitando minha lista de afazeres para não me sentir sobrecarregada e acabar evitando-a completamente, colocando notas adesivas com uma lista de "fazendo" e "não fazendo" na minha escrivaninha.

Ela assentiu, pensativa. "Mas às vezes o ruído se torna o sinal."

"Como assim?", perguntei.

Ela me explicou que às vezes, quando está trabalhando numa tarefa, o pensamento que a distrai se torna o novo projeto no qual ela *quer* se concentrar no futuro. Ela sorriu diante da ironia.

Eu assenti lentamente, tendo uma epifania.

Uma vez, em vez de trabalhar, eu estava olhando o Twitter e me deparei com uma thread perguntando às pessoas quais eram seus musicais favoritos. *Caminhos da floresta*, disse alguém. Eu nunca tinha assistido. Decidi assistir ao filme em vez do que quer que eu devesse estar fazendo naquele dia. Foi poderoso. Eu acabei criando uma espécie de vídeo-ensaio sobre ele, e, até hoje, essa é uma das realizações das quais eu mais me orgulho.

Por mais que seja ótimo focar, há valor em se distrair. É onde vive a inovação. E eu tinha me esquecido disso. Pensando em retrospecto, comecei a ver como minha busca por foco me tornou consideravelmente menos criativa.

Quando comecei o canal, meu cérebro estava à solta na maior parte do tempo. Eu podia me sentar no parquinho e brincar. Criei um monte de metáforas naquela época. O Monstro de Papel (meu termo para todas as correspondências e papéis bagunçados que se acumulam), Moedas (Mágicas) de Encorajamento, Ponte Motivacional. Eu me vesti como se estivesse na Matrix para explicar porque focamos coisas que não importam. Fiz fantoches de dedos que chutavam peças de dominó para explicar como a rotina funciona. Eu dancei de um lado para outro num Chapéu de Dever de Casa e comi pizzas gigantes na frente da câmera. À medida que melhorei minha capacidade de controlar minha concentração, fiquei mais produtiva — mas perdi parte da criatividade.

> Por mais que seja ótimo focar, há valor em se distrair.

Se seu cérebro não pode divagar, não tem como voltar com algo inesperado. Se você é um fazendeiro e planta milho, você vai colher milho. Se sair para forragear, ou mesmo se só estiver vagando pelo bosque, pode encontrar frutas vermelhas. Ou cogumelos. Ou fadas. (Por que não?) Nossos cérebros são *incríveis* em ter pensamentos divergentes, ter várias ideias, novas formas de combinar coisas e formas inovadoras de solucionar problemas. É por isso que muitos de nós somos inventores, os primeiros a testar novas tecnologias, líderes industriais e disruptivos. E, na busca incansável por melhorar nosso foco, nós podemos esquecer de deixar espaço para isso.

É normal não dar valor ao que temos enquanto buscamos o que não temos. Mas há uma troca. Você não pode ter ideias no banho metafóricas se não abrir espaço para banhos metafóricos.

Agora eu busco um equilíbrio melhor. Tenho ferramentas para usar quando preciso focar, mas também me dou tempo para divagar. Fiz um bom trabalho em domar minha fera do foco. Sei como direcioná-la. Às vezes, no entanto, deixo que ela me leve para onde quer ir. Deixo que me surpreenda. E fico animada com o que descobrimos juntas.

Independentemente de onde estejamos em nossa jornada, nosso cérebro *vai* divagar. E talvez esteja tudo bem.

Nós sempre podemos (em algum momento) trazê-lo de volta.

CAPÍTULO 4

Como realizar funções (executivas)

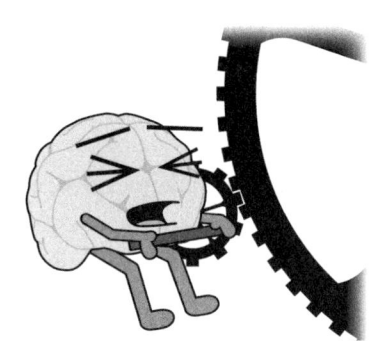

E agora que você não precisa ser perfeito, você pode ser bom.
— JOHN STEINBECK, *A LESTE DO ÉDEN*

ANO NOVO DO TDAH

Estou prestes a me mudar para um novo escritório, e me vejo deslizando para a mesma fantasia que tive toda vez que começava um novo ano escolar — a fantasia de *finalmente* ser organizada. Ou finalmente "acertar".

A fantasia de que, *desta* vez, eu serei a pessoa que deveria ser. Que meu espaço terá a aparência que deveria ter. Desta vez será perfeito. Por que não? Eu estou começando do zero.*

Eu passava uma semana extasiante e otimista inteira arrumando minha mochila, meu fichário novo, minhas divisórias, minha agenda e todas as pastas que eu pudesse precisar para ficar e permanecer organizada. Minha mãe me mostrava como arrumar minhas pastas e explicava como mantê-las. Na segunda semana do ano letivo, nada disso importava. Não conseguia encontrar *nada*. Haveria pipoca doce colada em deveres de casa esquecidos e amassados no fundo da mochila, e minha mãe teria que *regularmente* jogar tudo para fora e me ajudar a organizar.

O que acontecia? Não conseguia explicar. Meus sistemas simplesmente desmoronavam.

---

* A questão é: não estou realmente começando do zero. Estou levando meus hábitos, minhas rotinas e meu cérebro. Estou levando meu caos comigo. Você só não consegue vê-lo ainda.

Como adulta, eu comemorei o Ano Novo do TDAH com novas bolsas, novos apartamentos e novas escrivaninhas. Com novos hobbies, amizades, carreiras e cartões de crédito. Eu me mudaria para um lugar novo e compraria caixas organizadoras e materiais de limpeza, colocando tudo onde pertencia e me sentindo orgulhosa de mim mesma. Duas semanas depois, todas as superfícies estariam entulhadas, a pia estaria cheia, e eu perderia horas por dia procurando por coisas que eu jurava ter *acabado de ver*.

Às vezes eu me deparava com um sistema novo, e isso também me oferecia um novo começo. "Tudo bem, minhas finanças estão uma bagunça, e tudo o que já tentei não funcionou. Mas não tentei *esse* sistema ainda. Talvez esse seja *o certo*."

Quase todos os sistemas que adotei para gerenciar as coisas da minha vida desmoronaram quase imediatamente, em geral devido a alguma combinação do seguinte: eu esquecia de usá-los. Eu esquecia *como* usá-los. Eu os perdia. Eu me cansava deles. Eu esquecia que eles existiam. Eu os guardava num lugar importante e então não conseguia encontrá-los. Eu prometia a mim mesma que os atualizaria mais tarde. (E não fazia isso.) Eu me distraía. Meu celular quebrava e eu não tinha feito backup. Eu apagava o aplicativo por acidente ou não lembrava a senha. Não podia mais pagar por ele. A vida acontecia; eu ficava doente ou ia à casa de um amigo num dia em que deveria limpar/cozinhar/organizar uma coisa, e nunca mais voltava a isso.

E, quando um sistema desmoronava, também desmoronava tudo o que ele teoricamente deveria me ajudar a gerenciar. Minhas coisas. Meu tempo. Meus relacionamentos. Minhas finanças.

Havia situações (e áreas da minha vida) em que eu era muito organizada e conseguia permanecer assim, mas só porque eu protegia meus sistemas ferrenhamente. Obsessivamente. Não me importava com o quanto estava cansada; continuava dobrando minhas roupas ao estilo Marie Kondo porque, no momento em que não fizesse isso, sabia que tudo entraria em colapso. Não, não podia sair para jantar com todo mundo; isso arruinaria o plano de refeições que fizera. Às vezes, deixar meus lápis de cor organizados por cor parecia a única coisa que mantinha o caos afastado. Então, não, desculpa, você não pode pegar um deles emprestado. Na verdade, nem mesmo eu os usava.

Tentar me manter no controle das coisas quando não sabia como me manter no controle das coisas tinha um custo. Eu conseguia fazer isso desde que a vida não acontecesse, então não deixava a vida acontecer. Isso, é claro, vai contra todo o propósito de estar no controle das coisas — facilitar a sua vida —, mas era uma troca que eu sentia que precisava fazer.

> Tentar me manter no controle das coisas quando não sabia como me manter no controle das coisas tinha um custo.

O QUE EU APRENDI

Em retrospecto, minha necessidade de organização era uma forma de ganhar certa aparência de controle sobre uma vida que com frequência parecia bem fora do meu controle. Eu estava constantemente tentando encontrar sistemas e regras para conter o caos, para me ajudar a me permitir fazer o que eu precisava fazer, quando precisava fazê-lo. Eu me sentia uma completa bagunça, e o que fazemos com bagunças? Nós as arrumamos.

Meu nível habitual de desorganização tinha um efeito bola de neve na minha habilidade de ser funcional também — não consigo encontrar alguma coisa, o que faz com que eu me atrase, o que me faz me apressar e pôr algo no lugar errado dizendo a mim mesma que vou reorganizar depois, o que esqueço totalmente de fazer. Eu tinha dificuldade de ser funcional, e, por ficar ouvindo que ser mais organizada me tornaria mais funcional, eu investia muito tempo, esforço, dinheiro e outros recursos tentando ser assim.

A verdade é o oposto do que dizem para a maioria de nós: o motivo pelo qual nós com TDAH temos dificuldade de ser funcionais não é por ainda não termos encontrado o sistema certo e/ou não "nos atermos a ele". Na verdade, é o contrário. O motivo pelo qual temos dificuldade de nos ater a esses sistemas — e pelo qual nossas coisas, nosso tempo, nossas emoções e palavras "transbordam" nas pessoas à nossa volta — é porque temos dificuldade com a função executiva.

O QUE DIABOS É FUNÇÃO EXECUTIVA?

Função executiva (FE) é tipo o CEO do cérebro. É um conjunto de processos cognitivos de cima para baixo (funções executivas) que nos ajuda a nos autorregular para que possamos efetivamente planejar, priorizar e sustentar esforços voltados para metas de longo prazo.

---
função executiva (s.)

Um conjunto de processos cognitivos de cima para baixo (funções executivas) que nos ajuda a nos autorregular para que possamos efetivamente planejar, priorizar e sustentar esforços voltados para metas de longo prazo.

Esses processos cognitivos se originam no córtex pré-frontal, que é a última parte do cérebro a se desenvolver. Na maioria das pessoas, o sistema de função executiva termina de se desenvolver aos 25 anos. É por isso que associamos muitas habilidades dependentes da função executiva — como ser capaz de gerenciar uma carreira, tomar boas decisões, pagar nossas contas no prazo e dirigir um carro sem bater — com "ser adulto".

Por mais que muitos sistemas organizacionais, financeiros e de gerenciamento de projeto sejam projetados para amparar a função executiva, eles também *dependem* da função executiva da pessoa que os usa.

Você provavelmente consegue ver aonde quero chegar com isso.

A FUNÇÃO EXECUTIVA É COMPROMETIDA EM CÉREBROS COM TDAH

Quando comecei o canal, eu pensava que minha desatenção — que agora entendo ser uma dificuldade de *regular* minha atenção (veja "O que eu aprendi" na página 55) — era o único impedimento que eu tinha. Acontece que esse não é o caso. As dificuldades de quem tem TDAH são principalmente devidas a dificuldades na função executiva.

Funções executivas que tendem a ser comprometidas em cérebros com TDAH incluem:

Controle inibitório

O controle inibitório se refere à repressão de ações que interferem com uma meta ou são inapropriadas (ou não mais apropriadas) num contexto específico. Ele cria espaços mental e temporal entre um estímulo e uma ação. Você já gritou respostas sem levantar a mão assim que um professor fez uma pergunta, levantou da cadeira bem quando a reunião está começando, cuspiu pensamentos que surgiram na sua cabeça sem pensar, ou continuou a compartilhar demais (ou explicar demais!) mesmo quando sabia que deveria parar? Todas essas ações são resultados comuns — e frustrantes — de um *controle inibitório* comprometido. O estímulo acontece — e nós respondemos a ele.

Memória de trabalho
Memória de trabalho se refere à nossa habilidade de temporariamente reter informações na mente, as manipular e produzir uma resposta ou ação. Por exemplo, quando você está cozinhando, pode usar sua memória de trabalho para guardar os ingredientes que viu enquanto observava o interior da geladeira, pensar em como juntar e combinar esses ingredientes, então decidir o que fazer.* (Vamos aprender mais sobre a memória de trabalho no Capítulo 8, "Como se lembrar de coisas", página 164.)

Flexibilidade cognitiva
A flexibilidade cognitiva se refere à nossa habilidade de alternar entre tarefas com demandas cognitivas diferentes, como ler uma receita e cozinhá-la, ou alternar entre ser o falante e o ouvinte durante uma conversa. Quando estamos sendo multitarefa em tarefas que exigem nossa atenção, estamos dependendo da flexibilidade cognitiva. Ela nos permite ser flexível quando as demandas mudam. A flexibilidade cognitiva é moderadamente comprometida em pessoas com TDAH. Em situações em que é esperado que alternemos entre tarefas, nós muitas vezes atuamos mais devagar ou cometemos mais erros.

Essas funções executivas trabalham juntas para nos ajudar a, bem, ser funcionais.
Pesquisas já descobriram que impedimentos na flexibilidade cognitiva, por exemplo, podem acontecer devido a déficits na memória de trabalho e no controle inibitório. Quando não conseguimos lembrar as "regras" da tarefa para a qual

---

* Ou, se você for como eu e isso sobrecarregar sua memória de trabalho, você pode pedir delivery ou comer grão-de-bico direto da lata em vez disso.

estamos migrando — digamos, escrever um e-mail para nosso chefe —, ou estamos travados nas regras da tarefa na qual estávamos concentrados logo antes — mandando mensagem para nosso amigo —, é mais difícil fazer essa mudança de forma rápida e precisa.

Tudo isso explica algumas das minhas dificuldades organizacionais como estudante. Nos cinco a dez minutos entre as aulas, eu tinha que parar para tomar nota, descobrir qual era o dever de casa, procurar minha agenda para anotá-lo, guardar meus livros, ir até o armário da escola, me lembrar da senha e de que materiais eu precisava para a aula seguinte, e seguir para a sala seguinte. Fazer tudo isso *e* organizar minhas coisas exigiam um nível de função executiva que eu ainda não desenvolvera.

A FUNÇÃO EXECUTIVA SE DESENVOLVE MAIS DEVAGAR EM CÉREBROS COM TDAH

A maioria dos sistemas criados por humanos presume que a pessoa tenha níveis típicos de função executiva — o que quer que seja considerado normal para a faixa etária ou público-alvo. Se um sistema for feito para crianças, ele provavelmente será simples de usar ou projetado para ser usado com a ajuda de um cuidador ou professor. Se for feito para alunos de faculdade, pode presumir que seus usuários tenham um sistema de função executiva quase totalmente desenvolvido.

As pessoas esperam que um jovem de 18 anos entrando na faculdade tenha as habilidades de função executiva de um jovem de 18 anos. Não seria esperado que ele fosse ótimo em, digamos, comandar uma empresa ainda, mas deveria ser capaz de lidar com as matrículas nas aulas.

Para pessoas com TDAH, muitas vezes isso não é verdade.

Com TDAH, a função executiva é atrasada — em até *30%*. Isso significa que o jovem de 18 anos que você está mandando para a faculdade pode ter a função executiva de alguém de 12 anos.

É por isso que pessoas com TDAH podem parecer "imaturas". Também é por isso que pode parecer que estamos nos comportando mal de propósito, o que não é o caso. Quando não seguimos instruções ou atendemos a expectativas, isso não necessariamente significa que não entendemos quais são as expectativas, ou que não queremos atendê-las. Muitas vezes, nós não temos a função executiva (ainda ou naquele momento) para fazer essas coisas efetivamente.

EXISTEM SISTEMAS DE FUNÇÃO EXECUTIVA "QUENTES" E "FRIOS"

O que fazemos ou dizemos no calor do momento com frequência é muito diferente do que *planejaríamos* fazer — ou recomendaríamos para outra pessoa.

Isso acontece porque existem dois caminhos neurais por trás dos sistemas de função executiva que nos ajudam a tomar decisões e alcançar nossas metas.

O sistema de função executiva "quente" se refere a processos afetivos e motivacionais; ele é acionado quando as emoções e os riscos são altos.

Quando não estamos no calor do momento, ou quando os riscos são baixos, a função executiva (FE) "fria" é acionada, e nossas decisões tendem a ser muito mais lógicas. A FE fria se refere a processos cognitivos como controle inibitório, memória de trabalho e flexibilidade cognitiva.

Podemos alternar rápido entre os dois sistemas. Eles também podem estar ativos ao mesmo tempo, por mais que um em geral se sobreponha ao outro.

Isso acontece com todo mundo.

Mas é especialmente importante entender isso para aqueles de nós com TDAH. Por mais que os impedimentos na função executiva expliquem muitas dificuldades, eles não representam o cenário completo. Caso contrário, o TDAH simplesmente se chamaria transtorno de função executiva.

As emoções são intensas em pessoas com TDAH (veja "Como sentir", página 189). Também há diferenças em nossos processos motivacionais que nos tornam mais propensos a escolher recompensas menores no presente em vez de recompensas maiores no futuro (veja "Como motivar seu cérebro", página 139).

E a resolução de problemas bem-sucedida (que usa FE fria) depende muito das influências motivacionais e emocionais da pessoa (nossa FE quente).

Isso explica por que, quando eu me deparava com desafios ao estabelecer e inicialmente manter meus sistemas organizacionais, eu era capaz de solucionar problemas com êxito. Eu estava *animada* para estabelecer os sistemas e tinha a *recompensa* imediata de ver tudo bonito e organizado.

Isso também explica por que, quando eu estava correndo de uma sala de aula para a outra, eu fazia a escolha objetivamente ilógica de entulhar meus papéis onde quer que coubessem na minha mochila dizendo a mim mesma que (contrariando todas as experiências passadas) eu os organizaria "mais tarde". As emoções do estresse que eu sentia em relação a chegar à aula seguinte e as consequências de me atrasar eram mais imediatas.

Muitas pessoas, não importa se têm TDAH ou não, fazem escolhas que não são exatamente lógicas quando seu sistema FE quente está dominante.

Mas, como pesquisas já demonstraram, ativar nossa FE fria — por meio da reflexão, contextualização e análise abstrata — pode facilitar a tomada de decisões lógicas, mesmo quando nossas emoções e motivações nos atraem para as decisões impulsivas. E essas habilidades podem ser aprendidas.

Joshua S., 31, Alemanha

"Com meu TDAH, todo dia é diferente. Eu tenho dias incríveis e dias terríveis; mas raramente dias 'comuns'. Tenho um monte de ideias ou a mente vazia. Sou cem por cento improdutivo na maior parte do tempo, mas então consigo compensar tudo o que eu deveria ter feito num período de tempo extremamente curto."

Madalayne R., 24, Canadá

"Eu tenho dificuldades com a função executiva todo dia. Há tantas coisinhas para lembrar para cada tarefa! Lembrar-me de tomar medicações, desligar o forno depois de cozinhar, pegar sacolas de compras antes de ir ao mercado, reservar um copo de água do macarrão antes de escorrer, guardar os restos da geladeira depois de esfriarem, ir a tal compromisso, fazer planos para encontrar com tal amigo, buscar as roupas na lavanderia. Tantas. Coisas!"

Merle D., 21, Países Baixos

"Quando estou com dificuldade em tarefas e coisas assim, quase todo mundo da minha vida me diz para 'só começar'. Isso me chateia toda vez, porque sinto que eles não levam as dificuldades que eu tenho (por causa de um transtorno cerebral real!) a sério."

> **Magi K., 40, Pensilvânia**
>
> "Virar mãe aumentou meus desafios de função executiva, porque agora não é só a minha própria vida que preciso gerenciar, é a dos meus filhos também, as infâncias deles. Eu me certifico de que estou no controle do essencial, mas não chega nem perto da infância perfeita com a qual eles comparam sua experiência. O pior são os 'porquês': 'Por que nós não assamos biscoitos para o Natal no ano passado? Por que nós saímos atrasados para pedir doces no Halloween? Lembra aquela única vez em que você fez uma caça ao tesouro assustadora? Por que você nunca mais fez isso?' Eu respondo da melhor maneira que consigo: 'Não é que não queira. Estou fazendo meu melhor...' No fundo, não consigo deixar de sentir que de alguma forma os estou decepcionando mesmo assim."

A CAIXA DE FERRAMENTAS

Muitos profissionais de saúde mental se concentram nos sintomas de TDAH isolados, ou nos nossos pontos fortes e fracos relativos à FE. Mas o que vale considerar é como nós atuamos *dadas* as diferenças em nossos cérebros. Por mais que não possamos mudar o fato de que temos essas diferenças na FE, os impedimentos que enfrentamos como resultado *podem* ser minimizados. Há muitas coisas que podemos fazer para ajudar a compensar pelas nossas diferenças na FE.

1. TER MENOS COISAS PARA GERENCIAR

Tem um ditado popular que é regularmente passado pela comunidade com TDAH: "Se quiser fazer mais, faça menos." Quanto mais tenta fazer, mais coisas precisa acompanhar; mais difícil fica para seu sistema de função executiva dar conta. Isso é verdade para todo mundo, mas especialmente para quem tem a função executiva comprometida. Porque nós com frequência assumimos uma p*rrada de coisas a mais do que conseguimos lidar, uma das formas mais úteis para quem tem TDAH de lidar melhor com suas coisas é simplesmente ter menos delas.

- **Delegue áreas de responsabilidade.** Delegar tarefas individuais com frequência exige mais recursos cognitivos do que os economiza para aqueles de nós com TDAH. Delegar *áreas* inteiras de responsabilidade, no entanto, pode ser mais eficiente para a função executiva porque permite que outra pessoa assuma tanto a *execução* de uma tarefa quando o *gerenciamento* dela. Entregar uma lista de compras para seu companheiro economizará uma ida ao mercado, mas decidir mutuamente que seu companheiro é o responsável por se certificar de que haja comida em casa libera um monte de espaço cerebral.

- **Use sistemas simples.** Por mais que possa ser divertido estabelecer um sistema organizacional elaborado quando estamos com hiperfoco (veja: questões com o controle inibitório), conseguir manter esse sistema quando precisamos desviar nossa atenção para outras coisas é outra história. Simplificar seus sistemas de forma que eles sejam mais fáceis de manter pode torná-los mais plausíveis de serem — e permanecerem — funcionais no longo prazo. Um exemplo disso é "livros ficam na estante" no lugar de "livros precisam ser postos na estante *correta*, classificados por cor e tamanho".

- **Pratique o minimalismo.** Minimalismo essencialmente significa ter menos coisas. É muito mais fácil cuidar da bagunça se você não tiver um monte de coisas para criá-la. Muitas pessoas com TDAH que eu já conheci defendem o minimalismo porque conseguem funcionar de forma mais eficiente quando têm menos coisas para cuidar, perder, organizar e/ou limpar. Isso também pode funcionar para projetos; limitar a quantidade de projetos em andamento, especialmente projetos de longo prazo, tira pressão da nossa função executiva.

- **Diga não (ao menos para algumas coisas).** Limitar a quantidade de projetos em andamento, especialmente os de longo prazo, tira pressão da nossa função executiva. O buffet de coisas-que-poderíamos-fazer-na-

-vida é ilimitado. Nossa capacidade, não. Se seu prato estiver cheio, não pegue outro.

Precisamos fazer menos para sempre? Não necessariamente. Mas por causa do nosso atraso de neurodesenvolvimento, adultos com TDAH com frequência estão no limite de sua FE. Se nossas estratégias de enfrentamento não aumentam mais rápido do que as demandas, fica mais e mais difícil de acompanhar, e nós sacrificamos mais e mais de nós mesmos e nosso bem-estar.

O CICLO DE SOBRECARGA DO TDAH[*]

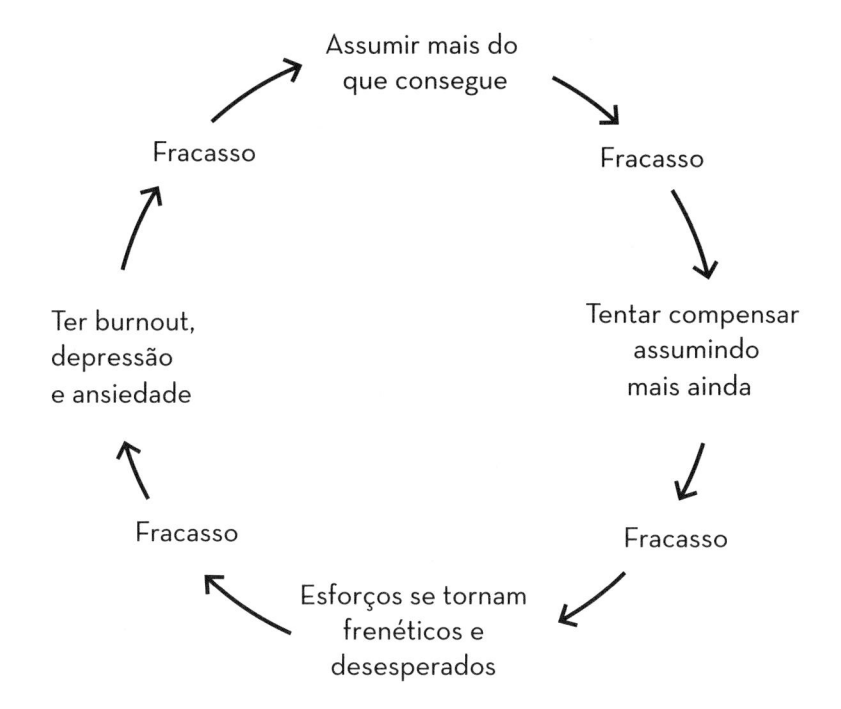

Assumir mais do que consegue → Fracasso → Tentar compensar assumindo mais ainda → Fracasso → Esforços se tornam frenéticos e desesperados → Fracasso → Ter burnout, depressão e ansiedade → Fracasso → (volta ao início)

A maneira de sair desse ciclo muitas vezes é começar a fazer menos; preferencialmente uma quantidade com a qual você consegue lidar *atualmente*. E, antes de se comprometer a fazer mais, melhore suas habilidades.

---

[*] Como alguém observou quando eu compartilhei isso com nossa comunidade, nós podemos cair no mesmo ciclo se tivermos êxito porque então recebemos mais responsabilidade e temos mais para gerenciar.

> **Mark N., 66, Estados Unidos**
>
> "Como Planejador Financeiro Certificado, eu só vejo clientes e ofereço aconselhamento. Outra pessoa cuida da minha agenda, registra anotações, cria planos de clientes, cuida dos impostos e lida com toda a parte operacional."

> **Jen M., 46, Colorado**
>
> "Tenha padrões mais acessíveis! Deixe o chão ficar sujo. Deixe a roupa suja passar duas semanas no cesto. Quem se importa? Certifique-se de que você e as crianças/plantas/bichinhos de estimação estejam alimentados. Certifique-se de que haja tempo para dormir (se possível) e se divertir. A roupa suja espera. A vida não."

2. CRIE ADAPTAÇÕES PARA SI MESMO

Quando enfrentamos dificuldades que outros não enfrentam, precisamos de ferramentas que outros não precisam. Por exemplo, eu sou baixa. Quero alcançar a prateleira mais alta do meu armário, mas, se quiser fazer isso com segurança, vou precisar de um banquinho. Em ambientes em que as coisas ficam em prateleiras altas, um banquinho deixa a situação mais igualitária e me ajuda a evitar que eu tenha mais dificuldades do que alguém mais alto. A mesma ideia se aplica ao TDAH. Adaptações em geral valem muito o custo (e muitas são gratuitas!) porque tornam as tarefas e os ambientes mais acessíveis a quem tem TDAH, o que pode fazer uma diferença enorme na nossa habilidade de desempenhar no nível em que, de outra forma, não seríamos capazes. O ideal é implementar as adaptações *antes* que precisemos desesperadamente delas porque descobrir as mais efetivas pode levar tempo.

- **Adicione suportes.** Assim como se usa rodinhas de apoio para aprender a andar de bicicleta, você pode implementar apoios extras para ajudá-lo a aprender um sistema novo ou assumir novas responsabilidades. Por exemplo: primeiro, eu peço a alguém para se sentar comigo e fazer uma coisa. Então às vezes eu a faço sozinha. Depois que pego o jeito, eu vou fazê-la completamente sozinha. Suportes nos beneficiam porque recebemos o apoio de que precisamos para aprender uma tarefa; e, à medida que ficamos mais confiantes nela, esse apoio pode ser retirado.

- **Advogue a seu favor.** Manifestar-se quando alguém pode tornar uma tarefa mais viável para você informa aos outros como eles podem ajudá-lo. Por exemplo, você pode perguntar se alguém pode compartilhar um documento para que você possa ler e acompanhar junto. (Se ele precisar saber por que você está fazendo esse pedido, confira "Como se lembrar de coisas", página 164.)

- **Peça adaptações formais.** Nos Estados Unidos, alunos e trabalhadores com deficiências (e, novamente, TDAH pode se qualificar como uma deficiência) têm direito legal a adaptações razoáveis. Planos de Educação Individualizados (IEPs, na sigla em inglês) e planos 504 protegem alunos, e a ADA (em português, Lei dos Americanos com Deficiência) protege quem não está mais na escola. O site do Job Accommodation Network, ou Rede de Adaptações no Emprego (askjan.org), lista adaptações por deficiência ou impedimento, e tem até uma opção de chat ao vivo para quem precisa de orientação.

> **Stephanie R., 33, Carolina do Norte**
>
> "Tanto eu quanto minha irmã temos TDAH e moramos juntas. Nós somos dublês uma da outra para conseguirmos executar as coisas. Se eu estou lavando a louça, ela se senta na cozinha para corrigir provas, e nós nos mantemos concentradas na tarefa."

> **Jesse A., 42, Washington**
>
> "Eu vivo com medo da reunião surpresa de 'vamos conversar' com meu chefe na qual eu descubro que estou ficando para trás ou ando fazendo algo errado há mais de seis meses. Então nós começamos a fazer verificações semanais durante as quais ele me dá um rápido e tranquilizador sinal verde de que tudo está 👍 da perspectiva dele."

> **Reese, 40, Virgínia**
>
> "Assim que meus filhos foram para a escola, eu fiquei chocada com a quantidade de comida que eles esperavam que os pais fizessem para as festas da turma. Eu acho confeitaria chato e estressante, o que causa um caos na minha função executiva, então modifiquei as expectativas dizendo aos professores: 'Não faço doces, mas teria o maior prazer em levar pratos e guardanapos temáticos para todas as festas!' Boom. *Adaptada*."

3. LEVE EM CONSIDERAÇÃO A TAXA DO TDAH

O "ADHD tax", ou "taxa do TDAH", é um termo coloquial usado na comunidade para se referir às despesas adicionais que temos simplesmente por ter TDAH num mundo que não leva nossos desafios em consideração. Por mais que o termo tipicamente se refira a custos financeiros, a taxa do TDAH pode incluir energia, tempo e outros recursos. E é *cara*. Por mais que não possamos eliminar completamente a taxa do TDAH, levá-la em consideração pode nos ajudar a evitar (ao menos em parte) as crises que enfrentamos. E podemos reduzi-la se, quando possível, pagarmos a taxa do TDAH adiantada: investindo nosso tempo, dinheiro e energia em ferramentas e sistemas que reduzam o custo no longo prazo. Como muitos nessa comunidade (e aqueles que amam e trabalham conosco) já descobriram, isso não só é menos estressante, como também acaba saindo muito mais "barato".

Exemplos de taxa do TDAH

- Multas por atraso;

- Taxas de entrega expressa;

- Taxas de assinaturas e adesões que esquecemos de cancelar;

- Bebidas que perdem o gás ou somem;

- Substitutos para coisas que perdemos ou quebramos;

- Passagens de última hora para viagens ou voos perdidos porque você se atrasou/esqueceu a identidade/foi para o aeroporto errado;

- Pistas que esquecemos de seguir (ou estávamos sobrecarregados demais para fazê-lo);

- Acidentes de carro nos quais nos envolvemos porque estávamos distraídos com outdoors;

- Tempo. Perdido. Procurando. Por. Tudo. *Constantemente*;

- Vegetais. (Aham. Vai olhar a geladeira. Eu espero.)

- **Use serviços para tarefas sem tolerância a erros.** Muitas pessoas com TDAH contratam outras para gerenciar tarefas importantes que elas poderiam, caso contrário, esquecer ou fazer errado. Contadores podem nos ajudar a pagar impostos no prazo e notar deduções que poderíamos deixar passar. Advogados podem ler documentos importantes ou, dependendo de sua especialidade, ajudá-lo a planejar o futuro da sua propriedade ou cuidar do seu divórcio. Por falar nisso, pedir a um advogado para escrever um acordo pré-nupcial também é uma maneira efetiva de reduzir a taxa do TDAH.* Muitos serviços que parecem um luxo na verdade são adaptações para nós.

- **Crie atalhos.** Para as coisas que você faz com frequência, aprenda — ou pratique — formas de reduzir os passos que elas envolvem. Isso reduz a demanda sobre sua memória de trabalho e diminui as chances de você se distrair ou perder algo pelo caminho. Quase todos os programas têm atalhos embutidos; pode valer a pena dedicar um tempo para aprendê-los. Também podemos criar atalhos físicos; cabideiros de casaco condensam o processo de quatro passos para guardar seu casaco (abrir a porta do guarda-roupa, encontrar um cabide vazio, pendurar o casaco, fechar a porta) para um passo (pendurar o casaco no cabideiro).

- **Invista em ferramentas que possam ajudar.** Se você sabe que perde coisas, pesquise sobre rastreadores Bluetooth como o Tile ou funcionalidades como Buscar Meu iPhone. Se você se esquece de tomar sua medicação, considere investir num porta-comprimido com timer. Se você tende a abandonar agendas a não ser que elas estejam cobertas de adesivos cintilantes ou sejam coloridas pra c*ralho, é melhor você comprar os adesivos mais cintilantes e nas cores mais empolgantes que conseguir encontrar. Vai sair surpreendentemente mais barato do que não comprar porque você não quer gastar tanto dinheiro (e esforço frustrado!) em agendas que não são acessíveis para você.

---

* A quantidade de documentos que você precisa encontrar e a quantidade de coisas de que você precisa se lembrar durante um divórcio — uma das experiências mais emocionalmente devastadoras da sua vida toda e uma que pessoas com TDAH têm estatisticamente mais chances de vivenciar — são ridículas.

Traeonna W., 47, Ohio

"Meu smartwatch me lembra de *todas as coisas*. Ele está sempre no modo vibrar, então sou cutucada toda vez que aparece uma notificação de um aplicativo de lembrete ou um despertador que eu configurei. Tenho alarmes repetidos para acordar, sair para o trabalho, fazer três intervalos no trabalho, ir embora do trabalho etc. Alguns aplicativos de saúde me lembram de coisas como quando fazer jejum, quando verificar minha glicose etc. Se eu precisar ser cutucada por qualquer motivo, eu configuro meu relógio para me notificar de alguma forma. Ter esse feedback físico é essencial porque deixo passar despercebidas várias notificações no meu celular."

Rory W., 17, Michigan

"Minha família (seis pessoas, três com TDAH) usa caixas de som smart e tecnologia smart em casa para automatizar 'atalhos' na rotina que economizam tempo e espaço mental. Por exemplo, o comando 'Boa noite' desliga todas as luzes, inicia o aspirador robô, e nos diz se nossa lava-louça foi ligada e se nossos dispositivos estão carregando."

Gin A., 40, Maryland

"Meu psiquiatra me disse que, se você encontrar uma solução alternativa que resolva o problema, isso é tão bom quanto não ter o problema. Por exemplo, eu deixo sapatos no carro porque às vezes saio para trabalhar de pantufas. Então, em vez de ficar irritada comigo mesma por ter me esquecido de calçar sapatos, posso deixar para lá porque

> não importa. Quando chego ao escritório, continuo tendo o que preciso."

4. CRIE O QUE FUNCIONA PARA VOCÊ

Muitas vezes, nós criamos sistemas para a pessoa que gostaríamos de ser em vez de para a pessoa que somos. Nós já temos hábitos, preferências, aversões, pontos fortes e um histórico do que funciona e não funciona para nós. Se criarmos sistemas com isso em mente, com frequência seremos mais bem-sucedidos em criar um sistema que funciona do que se tentarmos criar um do zero.

- **Olhe para o que já funcionou antes.** Nós podemos com frequência reutilizar e reaproveitar estratégias que nos ajudaram no passado. Mesmo que não sejam a solução perfeita, podemos ajustá-las para fazê-las funcionar melhor. Sistemas novos podem ser mais divertidos e empolgantes, mas a novidade passa. As coisas que duraram além da fase de novidade em geral valem a pena de serem adaptadas (conforme a necessidade) e testadas de novo porque têm mais chances de darem certo.

- **Olhe para o que você faz hoje.** Se você em geral passa meia hora a mais depois de uma reunião empolgante fazendo brainstorming e despejando informações na pessoa da próxima reunião, talvez seja bom informá-la de que esse é o plano e se certificar de que ela está de boa com isso. Se não, se dê um tempo entre reuniões para deixar seu cérebro superacelerado se acalmar e fazer a transição para o assunto seguinte.

- **Pondere suas preferências.** Motivação pode ser um desafio enorme para quem tem TDAH. Se você ama *Doctor Who*, comprar um porta-chaves do *Doctor Who* pode aumentar as chances de você pendurar sua chave ali. Se você odeia ficar na garagem, será que esse é realmente um bom lugar para guardar o aparelho elíptico, Jessica?*

---

* O aparelho elíptico continua na garagem. Eu continuo sem usá-lo. Mas estou pensando em pôr um tapete bonito lá embaixo e deixar o lugar com menos cara de garagem!

- **Lembre-se de que você tem TDAH.** O nosso eu atual não é neurotípico. O nosso eu futuro também não será. Melhorar nossas habilidades e atenuar alguns dos nossos impedimentos levam tempo, e o progresso nem sempre é linear. Além disso, os déficits não vão embora, mesmo se alguns dos impedimentos forem. Eu continuo trabalhando com o mesmo cérebro mesmo depois que alguns dos meus impedimentos foram reduzidos por meio do uso de estratégias. Ainda há lugares onde meu cérebro vai tropeçar em si mesmo. Já correu uma corrida de três pernas com alguém muito mais rápido ou lento que você? É. Fica fora de sincronia. E eu sou essas duas pessoas.

Ron W., 49, Michigan

"Eu amo usar meu trator cortador de grama. Odeio juntar folhas com o ancinho. Então, depois de anos deixando as folhas no gramado o inverno inteiro, eu descobri que, se tirar a sacola e passar o cortador por cima das folhas caídas, posso triturar as folhas. Depois só preciso colocar a sacola de volta e passar o cortador pelo gramado de novo. Pronto. Os vizinhos podem achar que é estranho cortar folhas, mas, até onde eu sei, esse pé-no-saco da estação toda agora leva uma tarde... E é divertido!"

Ashley W., 26, Singapura

"Eu sou ruim de me lembrar de coisas, então faço anotações religiosamente. Criei um modelo de estilo personalizado nos meus processadores de texto porque uma vez tive um hiperfoco em tipografia, então agora toda vez que eu olho para meus processadores de texto, recebo uma onda de dopamina por causa da aparência *clean* e eficiente."

MODO MANUAL

Eu continuava servindo mesas enquanto trabalhava no canal e aprendia sobre o meu cérebro. A essa altura, já trabalhava em restaurantes havia tanto tempo e ficara tão boa na minha profissão que mal precisava pensar no que estava fazendo. Eu estava no piloto automático.

Eu era uma das melhores garçonetes do restaurante. Conseguia dar uma saída para olhar o YouTube, responder comentários e ainda deixar meus clientes felizes. Quando processava um pedido, meus dedos voavam pela tela do computador. O senso de urgência, o estímulo... era extasiante. Eu amava fazer aquele trabalho porque entrava no fluxo. Às vezes eu me sentia super-humana.

Um dia, o sistema foi atualizado e os cardápios foram reorganizados. Eles não mudaram completamente, mas ficaram diferentes a ponto de impedir que eu usasse apenas a memória muscular ou o piloto automático mental.

Eu entrara no que chamo de *modo manual*: precisava pensar em cada ação, ativamente procurar o que eu precisava, descobrir em que categoria estava cada item do cardápio, então procurar o que eu queria na tela. Em outras palavras, precisava depender da minha função executiva.

Essas mudanças foram debilitantes.

Às vezes eu olhava a mesma pasta três vezes antes de encontrar o item do cardápio que procurava.

Os outros garçons ficavam impacientes atrás de mim esperando que eu terminasse de processar os pedidos. A ansiedade de saber que alguém me observava lutar com o sistema novo tornava ainda mais difícil pensar. Eu levava tanto tempo para processar um único pedido que comecei a ficar para trás. Meus clientes ficavam irritados, e precisar tranquilizá-los tirava tudo dos eixos. Não conseguia acompanhar as demandas que completava tão facilmente no dia anterior. Temia que meus gerentes notassem e decidissem que não conseguia lidar com mais mesas, o que afetaria minha renda. Eu tentei me forçar a ir mais rápido, mas isso só me deixava mais propensa a cometer erros, o que me atrasava ainda mais porque então eu precisava encontrar um gerente para corrigi-los.

> No esforço para melhorar nossas vidas, pode ser fácil esquecer que algumas partes já estão funcionando para nós.

Eu comecei a fazer o resto do meu trabalho de forma diferente para tentar acompanhar, o que também passava essas partes para o modo manual. Antes, eu conseguia fazer tudo sem problemas. Agora, precisava priorizar quais clientes deixar feliz e descobrir quais passos do serviço pular.

Passei da garçonete mais rápida do restaurante para a mais lenta devido ao aumento na demanda sobre a minha função executiva. Passar do modo automático para o modo manual em apenas um aspecto do meu trabalho bastou para me deixar com dificuldade de fazer esse trabalho. Se a posição dos itens do cardápio mudasse todos os dias, eu teria sido demitida.

Felizmente, meus gerentes foram compreensivos e não mudaram também o lugar onde os limões ficavam ou qual era o trabalho de manutenção. Eles esperavam que tivéssemos dificuldade com as mudanças (por mais que eu definitivamente tenha tido mais dificuldade do que a maioria). Eles entendiam que precisaríamos chegar ao ponto em que o sistema se tornasse automático de novo antes de mudar qualquer outra coisa.

Agora, quando estou tendo dificuldade numa função (executiva), eu verifico se algum dos sistemas dos quais dependo foram postos no modo manual. E para lembrar a mim mesma de que, quando muito da minha vida está em modo manual, não é um bom momento para adicionar mais nada.

Quando você está se adaptando a algo novo, fique atento a quantos sistemas novos estão mudando e tente manter o máximo possível da sua vida no automático.

No esforço para melhorar nossas vidas, pode ser fácil esquecer que algumas partes já estão funcionando para nós. E manter essas partes do mesmo jeito — mesmo que elas estejam em áreas que vamos querer melhorar em algum momento — pode fornecer uma fundação mais estável para as mudanças que estamos tentando fazer.

E se você estiver tendo dificuldade com um novo sistema, não tenha pressa. Mesmo um sistema que vá acabar funcionando perfeitamente, muitas vezes vai ser difícil a princípio.

CAPÍTULO 5

Como dormir

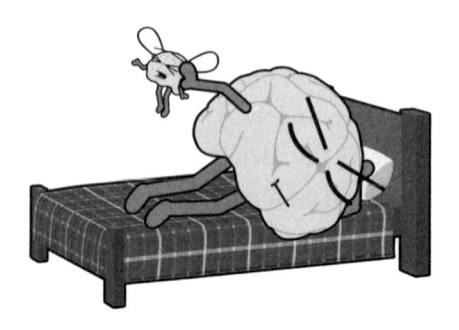

Eu quero dormir, mas meu cérebro não para de falar sozinho.
— CÉREBROS COM TDAH EM TODA PARTE

TEORIA DO CAOS

Se o sono fosse um personagem de *Dungeons & Dragons*, seu alinhamento seria caótico neutro.

O sono não se importa com seus compromissos no dia seguinte, que horas você precisa acordar, ou com o fato de que, em certas situações, dormir é falta de educação e até mesmo ilegal.

Para muitos de nós, o sono faz o que quer, quando quer, e não se importa se está estragando o dia de alguém.

E, para mim, ele faz isso desde sempre.

De acordo com a minha história familiar, minha mãe me expulsou do quarto dela na primeira noite depois que me trouxe do hospital porque eu era muito barulhenta, mesmo quando não estava chorando. E não sossegava, não importava o que ela tentasse. Ela me pôs no berço do outro lado do corredor, que ela pretendia deixar sem uso durante meus primeiros seis meses, e fechou a porta sussurrando uma reza sarcástica: "*Por favor, Deus, não a deixe morrer.*" Então afundou na cama para descansar para a batalha do próximo dia.

> Para muitos de nós, o sono faz o que quer, quando quer, e não se importa se está estragando o dia de alguém.

Eu com frequência dormia em lugares estranhos: só na minha cadeirinha de balanço, ou quando me levavam para passear de carro, ou no peito do meu pai. "Não posso levantar... a bebê está dormindo!"*

Algumas noites eu passava horas acordada encarando o teto do quarto ou espiando a TV da sala pela fresta da porta. Em outras, dormia, mas logo despertava, com tanta dor nas pernas que precisava de um analgésico e um banho quente para cair de novo no sono.

"Dores de crescimento", disse o médico. "Não é incomum."

De manhã, porém, dormia que nem uma pedra. Perdia todos os compromissos, desde o despertador, passando pelo café da manhã, até uma aula inteira.

Mesmo quando *de fato* acordava na hora, estava exausta, a mandíbula dolorida, como se tivesse brigas de soco nos pesadelos.

"Ela range os dentes", disse o dentista. "Não é incomum."

Meus médicos não estavam errados. Esses sintomas não eram incomuns entre crianças e adolescentes. O que merecia mais atenção, no entanto, era o *quanto* eu tinha dificuldade e *continuava* a ter problemas para dormir. Algumas crianças crescem e superam suas dificuldades com o sono. Eu, não.

Na adolescência, eu adormecia antes de chegar à cama. Ou até ao interior da casa. Uma noite, eu acordei na minivan dos meus pais ainda com o uniforme da banda marcial — chapéu e tudo.

Talvez seja meu namorado quem mais sofre com meu sono difícil. Problemas de sono podem ser o aspecto do TDAH mais difícil de disfarçar, especialmente das pessoas próximas. Enquanto vejo TV à noite antes de dormir, mudo de posição sem parar ou ando em círculos pelo quarto. Se conseguir sossegar, talvez eu o chute ao adormecer ou o acorde às três da manhã fazendo "ioga na cama".† Na noite passada, dei um susto nele porque, bem quando ele estava adormecendo, minha perna se ergueu no ar do nada e ficou assim. (Não me lembro disso.)

Meus comportamentos de sono e vigília sempre me pareceram estranhamente fora do meu controle, e eu tinha certeza de que muitos deles eram *estranhos*. Eu

---

* Isso irritava minha mãe ao extremo, mas eu sou grata por isso. Até hoje, deitar a cabeça ou o rosto em alguém que eu amo é a coisa mais reconfortante do mundo para mim; me dá uma sensação de segurança e é com frequência parte da minha rotina de relaxamento antes de dormir.
† Eu de fato faço posições de ioga na cama, não porque é um ótimo momento para fazer exercício, mas porque meu cérebro e meu corpo estão inquietos demais. Às vezes eu encontro a posição certa para acalmar meu sistema nervoso, ou gasto energia a ponto de finalmente adormecer.

ficava incrivelmente frustrada; também não fazia ideia do que os causava. Como descrevi no episódio sobre sono que criei para o meu canal:

"Não sabia que meus problemas de sono tinham relação com o TDAH. Só achava que era uma pessoa notívaga no limite da narcolepsia com síndrome das pernas inquietas que rangia os dentes à noite, caía no sono toda vez que me sentava para relaxar, mais desmaiava de exaustão do que ia dormir, e não acordava com nenhum despertador mais sutil do que o desafio do balde do gelo."

O QUE EU APRENDI

Transtornos do sono são comuns com TDAH. *Muito* comuns. Tipo, comum nível se-você-tem-TDAH-provavelmente-tem-um.

Meus médicos nunca investigaram mais a fundo meus hábitos de sono, mas realmente deveriam. Problemas para dormir são tão prevalentes com TDAH que *costumavam fazer parte dos critérios diagnósticos.*

De acordo com a primeira edição de *Sleep and ADHD: An Evidence-Based Guide to Assessment and Treatment* (ou "TDAH e sono: um guia com base em evidências para avaliação e tratamento"), publicado em 2019, 73% das crianças e adolescentes e 80% dos adultos com TDAH vivenciam transtornos de sono.

Essas condições com frequência coexistem com TDAH:

- **Apneia obstrutiva do sono:** Caracterizado por roncos e interrupções na respiração durante o sono, é mais comum entre adultos, mas também ocorre em crianças, especialmente crianças com TDAH.

- **Síndrome das pernas inquietas:** Causa um impulso intenso e com frequência irresistível de mexer as pernas, particularmente quando se está sentado ou deitado. Diferentemente da hiperatividade do TDAH, ela acontece mais à noite e com frequência piora com a idade.

- **Distúrbio do movimento periódico dos membros:** Sabe quando suas pernas chutam ou seus braços se balançam do nada quando está adormecendo? *Isso tem um nome.* Ao menos quando acontece com intervalos de vinte e quarenta segundos e interferem no sono.*

---

* Isso é diferente do espasmo hípnico, o movimento súbito com o corpo todo que acontece quando você está adormecendo. Isso em geral não interfere no sono.

- **Sonambulismo e terrores noturnos:** Ocorrem quando sono e vigília se misturam. São com frequência notados durante a infância pelos pais.

- **Insônia:** Você provavelmente já ouviu falar dessa. A insônia ocorre sempre que você *quer* dormir, mas não *consegue*, devido a dificuldades de adormecer ou de permanecer adormecido, e também é um dos critérios para a síndrome do atraso das fases do sono.

- **Síndrome do atraso das fases do sono:** Ocorre quando seu relógio biológico, ou seu ritmo circadiano, está duas ou mais horas atrasado. Por exemplo, pode querer dormir de três da manhã ao meio-dia.

- **Sonolência excessiva diurna:** Essa condição é exatamente o que parece. Se estiver adormecendo no meio de um filme na casa do seu amigo ou perdendo um turno porque não consegue ficar acordado, isso não significa que é um amigo ruim ou um funcionário preguiçoso. Pode ser um sinal de que há algo de errado.

Pesquisas atuais sugerem que sintomas de TDAH mais severos são associados com sintomas de transtorno do sono mais severos (e vice-versa). Transtornos de sono também são mais comuns em certas apresentações do TDAH. Por exemplo, excesso de sono durante o dia é mais comum no tipo desatento, enquanto a síndrome das pernas inquietas é mais comum no tipo hiperativo/impulsivo. Nós que temos o tipo combinado corremos um risco maior de termos ambas as condições. (Obaaaa.)

SOMOS MAIS PROPENSOS A PERDER HORAS DE SONO

Há muitos motivos para as pessoas sacrificarem horas de sono: faculdade, cuidados com um bebê, ou os prazos de um livro. Pessoas com TDAH, porém, são mais propensas a ter regularmente os seguintes motivos para ficarem acordadas:

Ainda não estamos cansados.
Pessoas com TDAH tendem a ter um cronotipo mais tardio; ou seja, o horário em que nos sentimos mais naturalmente inclinados a dormir é mais tarde do que

o normal. Em quem tem esse cronotipo, a melatonina (o hormônio do sono) é liberada mais tarde, atrasando nossa hora de dormir. O dr. Stephen Becker, especialista em TDAH e em sono, diz que isso é muito problemático na adolescência, quando o cronotipo é por natureza mais tardio e mais sono é necessário.

---

cronotipo (s.)

A disposição natural do seu corpo a estar acordado/alerta ou adormecido/sonolento em certas horas do dia com base no seu ritmo circadiano.

Ainda não terminamos.
Por termos dificuldade de concentração, podemos demorar mais para concluir deveres de casa, tarefas e rotinas de sono. Podemos ficar acordados até tarde para cuidar de coisas esquecidas, estudando para provas de última hora, ou terminando projetos na noite anterior ao prazo final. Gerenciamento de tempo, motivação e concentração também representam desafios para quem tem TDAH — e nossas dificuldades com isso reduzem nossas horas de sono.

Estamos estimulados demais (ou não estimulados o suficiente).
Medicações estimulantes e cafeína são com frequência usadas para tratar TDAH (ou automedicar, no caso da cafeína). Elas também podem nos manter acordados. No entanto, para algumas pessoas com TDAH, os estimulantes têm o efeito contrário. Muitos médicos relatam que alguns pacientes têm mais facilidade de fazer a transição para a hora de dormir quando estão medicados e acham mais difícil quando o efeito de sua medicação já passou. Cérebros subestimulados podem se agitar com um milhão de pensamentos, arrumar uma briga com o companheiro de cama, ou pular para fora da cama para mais um lanchinho noturno.

Nós experimentamos procrastinação de vingança na hora de dormir.

Procrastinação de vingança na hora de dormir é uma frase que descreve a experiência de ficar acordado para jogar videogame, trocar mensagens com amigos, deixar nossos cérebros mergulharem em caminhos sem volta na Wikipédia. Sabe, as coisas que não pudemos fazer enquanto estávamos acordados.

Hora de dormir? O que é uma hora de dormir?

Pesquisas já apontaram que ter horários de dormir inconsistentes pode tornar mais difícil ter horas de sono suficientes, e uma ausência de rotina está associada a horários de dormir inconsistentes. Visto que cérebros com TDAH tendem a ter dificuldade em seguir rotinas, não é surpreendente que tenhamos dificuldade para dormir na mesma hora toda noite. Mas às vezes nossa ausência de rotina pode acontecer devido à nossa *dificuldade de dormir*. Afinal, qual é o sentido de ir para a cama num certo horário se soubermos que só vamos passar três horas encarando o teto?

Ir dormir é chato.

O tédio é *doloroso* para cérebros com TDAH, e dormir pode ser chato, especialmente se precisarmos migrar de uma atividade divertida para uma rotina noturna entediante. Quando enfim conseguimos ir nos deitar, nós muitas vezes lidamos com a angústia que o tédio causa nos distraindo com atividades que não colaboram para uma boa noite de sono. (E aí, luz azul?)

NÓS PRECISAMOS DORMIR

Pular horas de sono pode, em alguns círculos, se tornar motivo de orgulho e até ser motivo para se vangloriar. Certas frases da época da faculdade ou de quando morei com outros cérebros neurodivergentes me vêm à mente: "Vou dormir quando morrer." "Dormir é para fracassados." "Pff, não preciso dormir; dormir é para os fracos." Quando dormir muitas vezes não é uma opção, *não* dormir pode se tornar uma identidade. Um estilo de vida. Você entra nessa de cabeça. Infelizmente, toda essa bravata não muda o fato de que nós *precisamos dormir*.

De todas as práticas de autocuidado que sustentam a função cerebral, como comer bem e se exercitar, dormir o suficiente é *de longe* a mais crucial. Quando abdicamos do sono, é à custa dos nossos níveis de energia, da nossa vigilância, das nossas capacidades cognitivas e da nossa regulação emocional. Perder tempo de sono piora nossos sintomas de TDAH. Pesquisas em crianças com TDAH descobriram que uma redução de apenas *trinta minutos* na duração normal do sono basta para impactar suas funções do dia e seu comportamento.

O sono inadequado impacta muitas das mesmas funções executivas afetadas pelo TDAH:

- Regulação da atenção;
- Recordação e memória de trabalho;
- Velocidade de processamento;
- Controle inibitório.

Por mais que seja tentador dizer a nós mesmos que podemos compensar o sono perdido no fim de semana, não é assim que funciona. O sono não é uma tarefa secundária. Seres humanos precisam dormir *consistentemente*, e quem tem TDAH não é exceção. Dormir bem pode ser mais difícil para nós, mas também sofremos consequências maiores se não dormirmos.

Shelley S., 49, Canadá

"Eu sou ativa durante o sono tanto física quanto mentalmente. Quando durmo, esfrego os pés um no outro — chamamos isso de pés de grilo. Eu me viro de lado dando pulos, me enrolo na coberta e viro o travesseiro umas quatro vezes por noite. Mentalmente, fico muito alerta e acordo fácil com sons. Às vezes desperto com o coração acelerado se ouço pessoas fazendo muito barulho do lado de fora. Também resolvo um monte de problemas durante os sonhos e tenho várias ideias para projetos de arte nos quais estou trabalhando."

Kristen H., 33, Estados Unidos

"Eu, o sono e a procrastinação somos um triângulo amoroso tóxico dos meados dos anos 2000. Logicamente, eu sei que uma quantidade adequada de sono vai me ajudar a pensar com mais clareza e me levar a tomar decisões melhores. É a escolha segura, razoável. Mas a procrastinação na hora de dormir me atrai com promessas de empolgação e aventura!"

Luca H., 26, Austrália

"Para mim, ir deitar é uma luta constante contra a máquina caça-níquel de dopamina que é meu celular."

Adrian G., 20, Noruega

"Tenho problemas para dormir desde que me lembro. Meu cérebro superativo também costumava me causar muitos pesadelos na infância, ao ponto de eu acordar gritando toda noite por um longo tempo. Meu maior problema agora é adormecer. Já tentei cobertor de compressão, medicação e todos os conselhos possíveis disponíveis. Nada funciona. Resumindo: dormir é estressante."

A CAIXA DE FERRAMENTAS

Por mais que existam tratamentos efetivos disponíveis para cada um dos transtornos do sono associados ao TDAH, há muitas práticas que você pode fazer para si mesmo ou seus entes queridos imediatamente.

1. PRIORIZE O SONO (NA QUANTIDADE CERTA)

Por mais que haja vezes em que temos dificuldade para dormir, há outras em que dispensamos o sono para ter horas extras no nosso dia para fazer coisas. Priorizar o sono significa não ver mais o sono como opcional, ou menos importante do que o que quer que precise acontecer no nosso dia. Nenhuma das estratégias vai importar muito se jogarmos o sono pela janela no segundo em que algo surgir.

Você pode estar se perguntando: *Mas aquela aula de ioga às seis da manhã não compensa acordar cedo?*

Se você conseguir fazer isso e ainda assim dormir o suficiente, claro. Mas, de acordo com o dr. Patrick LaCount, "Se você tiver que escolher entre se exercitar e dormir o suficiente, *durma*". Isso é vindo de alguém que pesquisa os impactos positivos do exercício no TDAH. Priorizar o sono não significa dormir o máximo possível, porém, nem mesmo dormir oito horas necessariamente. A quantidade de sono necessária varia de pessoa para pessoa e muda ao longo da vida.

De acordo com especialistas, você deveria mirar em dormir por tempo suficiente para satisfazer *suas* necessidades de sono. Em outras palavras, nós deveríamos mirar em nos sentirmos revigorados e alertas, não apáticos e sonolentos.

Daniel C., 36, Kansas

"Eu amo as noites silenciosas. Amo esquecer prazos de entrega e exigências, já que o dia em geral já terminou e é praticamente o único momento em que não tenho nenhuma demanda. Também gosto porque estou sozinho e não preciso me conter de nenhum jeito. Mas perder o sono me torna mais impulsivo. Quando fico acordado (por uma decisão impulsiva) e continuo a tomar decisões impulsivas nos dias seguintes, eu me arrependo e tento ajustar meus hábitos."

> **Shizue T., 23, Oregon**
>
> "Eu treinei meu corpo a ir dormir cedo porque preciso de 11 horas de sono por noite para acordar totalmente descansada. Consigo adormecer por volta das 21h, mas vou acordar umas duas vezes até a 1h da manhã. Se for dormir depois da meia-noite, é praticamente garantido que caia no sono e não acorde."

2. PRATIQUE UMA "BOA" HIGIENE DO SONO

Praticar uma boa higiene do sono significa seguir as práticas e os rituais pessoais antes de ir deitar que nos ajudam a dormir melhor, e evitar os que nos fazem dormir pior.

Mas o que são essas coisas?

É complicado. Por mais que existam pesquisas suficientes para informar diretrizes gerais para uma boa higiene do sono, o que funciona para cada pessoa varia. Além disso, porque muitas das pesquisas sobre higiene do sono foram realizadas na população geral, ainda há muitas lacunas sobre esse conhecimento quando se trata de pessoas com TDAH.

Mesmo quando sabemos o que é uma boa higiene do sono, podemos ter dificuldade de segui-la, e de forma consistente. Ter TDAH significa gargalhar de dicas comuns de higiene de sono por elas serem tão irreais para nós. "Evite eletrônicos por duas horas antes de ir dormir?" Eles estão brincando?

Ainda assim, há algumas estratégias comprovadas de higiene do sono que valem a pena a tentativa para a maioria de nós.

- **Ajuste o horário dos seus estimulantes.** Muitos de nós usam medicações estimulantes, cafeína e até nicotina para lidar com nosso TDAH. Alguns estimulantes naturalmente duram mais do que outros, e alguns duram mais para certos indivíduos. Para alguns, cafeína na hora de dormir pode ajudá-los a "se concentrar" em ir dormir; para outros, qualquer estimulante depois de meio-dia pode dificultar. Tente acompanhar o horário em que você toma qualquer estimulante e como dorme naquela noite. Use essa informação para descobrir o melhor horário para tomá-los.

- **Evite conflitos logo antes de dormir.** Já que o sono vem mais fácil quando nos sentimos mais seguros, permita que você (e seus entes queridos) tenha tempo suficiente para retornar a um estado emocional equilibrado antes de ir dormir. Se houver alguma questão não urgente, aborde-a muito antes da hora de dormir ou deixe para outro dia para que você tenha maiores chances de conseguir cair no sono. Não só todo mundo estará menos exausto cognitivamente enquanto tentam discutir a questão, como isso evita uma cilada comum de hora de dormir para quem tem TDAH: "Estou entediado, e brigar é estimulante!"

- **Mantenha a hora de dormir e acordar o mais consistente possível.** Dormir depende de dois fatores: 1) seu ritmo circadiano; e 2) sua regulação homeostática, o processo que regula seus sistemas biológicos, inclusive sua necessidade de dormir.* O sono é mais efetivo quando seu ritmo circadiano e sua regulação homeostática estão trabalhando juntos. É por isso que sua melhor aposta para um bom sono é manter os horários de dormir e acordar o mais consistentes possíveis. Dessa forma, seu corpo tem a oportunidade de desenvolver sua necessidade por dormir enquanto seu *relógio* biológico começa a incentivá-lo em direção à cama. Se precisar ajustar a hora de dormir, o dr. Becker recomenda fazer isso gradualmente, no máximo quinze minutos por vez.

- **Associe sua cama ao sono.** Quanto mais tempo passamos na cama olhando para o teto ou completando uma tarefa como responder e-mails, mais associamos nossa cama a um estado de vigília. Isso pode enfraquecer a sinalização para o cérebro dormir quando você se acomoda na cama. Especialistas sugerem que, se estiver acordado na cama há mais de vinte minutos, se levante, faça algo entediante e volte quando estiver pronto para dormir. Se você *de fato* precisar usar a cama para outras tarefas, crie uma sinalização que só aconteça na hora de dormir para ajudá-lo a diferenciar entre a cama de trabalhar e a cama de dormir. Por

---

* Funciona igual à fome e sede: quanto mais tempo passamos sem comer, mais famintos ficamos. Quanto mais tempo passamos sem dormir, mais cansados ficamos.

exemplo, você pode deixar os travesseiros fora da cama até que seja hora de dormir.

Uma observação sobre eletrônicos

Há pesquisas conflitantes sobre eletrônicos na hora de dormir. O conselho-padrão diz para limitar o tempo de tela e deixar os dispositivos fora do quarto. No entanto, não há evidência suficiente de que evitar os eletrônicos nas horas *antes* de dormir seja necessário. (Graças aos deuses do tempo de tela!)

Se assistir a um reality show ou ler artigos aleatórios na Wikipédia no seu tablet te dá sono, vai fundo. Não importa o que escolha fazer, tenha em mente que há fortes indícios na literatura científica de que deixar os eletrônicos fora do quarto é uma forma de promover um sono saudável — e relacionamentos saudáveis (piscadela)!

Shawn P., 46, Michigan

"Durante a maior parte da minha vida, eu dormi mal, independentemente do horário. Ano passado, meu médico me perguntou se cafeína me ajudava a dormir. Tentar algo do tipo nunca me passara pela cabeça. Agora, uma xícara de chá cafeinado antes de deitar me ajuda a adormecer, e eu durmo melhor agora do que nunca antes na vida."

Rumena N., 34, Macedônia do Norte

"Eu durmo melhor quando faço tudo contrário ao recomendado: eu durmo das 2 às 10h, bebo cafeína antes de deitar e adormeço com a TV ligada."

Raven M., 27, Tennessee

"Um dos efeitos colaterais de tomar medicação para ansiedade e TEPT-C (transtorno de estresse pós-traumático complexo) tem sido a habilidade de regular meus horários de dormir. Mas mesmo assim eu sigo uma rotina noturna o melhor que consigo. Isso inclui relaxar por meio de hobbies, aromaterapia, uma máscara para olhos muito boa e ouvir *The Great British Baking Show* com um timer na TV."

3. MOTIVE-SE PARA DORMIR

Saber que *devemos* dormir e que o sono é importante muitas vezes não é suficiente para convencer um cérebro com TDAH a se desligar à noite. Nós somos atraídos para coisas empolgantes, urgentes e novas. Dormir é basicamente o oposto de tudo isso. As pressões sociais e societárias para ignorá-lo também não ajudam.

Eis algumas estratégias que você pode considerar para tornar sua hora de dormir uma experiência melhor:

- **Supra suas necessidades durante o dia.** Podemos presumir que priorizar a quantidade completa de sono de que nosso cérebro precisa significa abrir mão de ter tempo para nossos hobbies, para ficar sozinho ou para socializar. Mas essas atividades também são importantes. Se nos proporcionarmos tempo sem culpa para elas durante o dia, ficaremos menos propensos a fazê-las quando *deveríamos* estar dormindo, e mais motivados a de fato dormir.*

- **Crie rituais de relaxamento prazerosos.** Nosso cérebro e corpo precisam de tempo para relaxar antes de dormir. O segredo para quem tem TDAH é escolher rituais de relaxamento interessantes o bastante para que você queira fazê-los, mas não envolventes a ponto de você não conseguir parar de fazê-los. Pense em: montar quebra-cabeças, ler, fazer e receber massagens ou assistir a reprises de programas de TV antigos.

- **Leve suas necessidades sensoriais em consideração.** Muitas pessoas com TDAH são sensíveis a cobertores ásperos, pastas de dente com gosto estranho, o caimento das roupas ou etiquetas dos pijamas. Por outro lado, nós podemos ser atraídos para experiências "sensorialmente boas". Para deixar a hora de dormir mais atrativa, pode ser útil procurar mantas macias e aconchegantes, fronhas de seda, cobertores de compressão, difusores de óleos essenciais, sabores diferentes de pasta de dente, ou experimentar quantidades variadas de roupas. Se seu corpo estiver confortável, será muito mais fácil relaxar mental e fisicamente.

Marie S., 32, Nova Jersey

"Quanto mais eu consigo fazer para relaxar antes de dormir, melhor. Reduzir a iluminação do banheiro, usar sabonete líquido de lavanda, vestir um pijama limpo... Faço tudo isso pelo menos 45 minutos antes de ir dormir."

---

* E dormir pode nos fazer terminar nossas outras tarefas mais rápido, então é mais provável que tenhamos tempo para ambas!

> **Joe, 42, Ohio**
>
> "Já faz mais de uma década que escuto o mesmo audiolivro de O Senhor dos Anéis. Agora eu o associo ao sono. É um condicionamento pavloviano."

> **Anne Bettina P., 44, Dinamarca**
>
> "Há uns seis meses, fazer sudoku no meu celular me ajudava a dormir. Então passei para as palavras cruzadas, e agora são algumas séries de TV. O mais importante é distrair meu cérebro."

> **Andrew F., 37, Washington**
>
> "Desde a escola primária, eu sempre caí no sono ouvindo alguém falar. Eram programas de rádio, um jogo de beisebol ou reprises de rádio 'dos velhos tempos' quando eu era mais novo, e, desde a faculdade, tem sido podcasts. Há mais ou menos 15 anos eu tenho um ritual nas noites de domingo de *sempre* dormir escutando *Wait Wait... Don't Tell Me!*. É como eu me preparo mentalmente para as segundas-feiras."

4. AJUSTE-SE DE ACORDO COM SEU CRONOTIPO

Pessoas com TDAH tendem a ter cronotipos vespertinos, o que pode dificultar que durmamos o suficiente num mundo que espera que acordemos cedo.

Ainda assim, mesmo que ir-tarde-para-a-cama seja o cronotipo mais comum para cérebros com TDAH, não é o único cenário, especialmente considerando que cronotipos podem mudar com o tempo.*

Entender e colaborar com nosso cronotipo atual podem nos ajudar a planejar nosso dia levando em conta os horários em que estaremos mais alertas e quando vamos dormir melhor.

- **Descubra seu cronotipo.** Por algumas semanas (talvez durante o verão ou as férias), tente ir dormir quando sentir sono e acordar sem despertador. Isso pode te dar uma dica sobre qual é o seu cronotipo atual. Se você não tiver a possibilidade de fazer isso ou não quiser esperar, pode encontrar um link para o questionário de matutinidade-vespertinidade [em inglês] com perguntas sobre seus hábitos de dormir e acordar se escanear o QR Code na seção de "Organizações de apoio" (página 362).

- **Planeje fazer trabalhos que exijam muita concentração quando estiver mais alerta.** Tente se inscrever em aulas mais tarde se for uma pessoa vespertina ou pedir turnos de trabalho mais cedo se for matutina. Até mesmo um trabalho tradicional de nove às cinco pode oferecer um horário mais flexível como uma adaptação ao seu TDAH. Mesmo que você não possa mudar seus horários de trabalho, em geral é possível escolher quando você vai completar as tarefas que exijam mais concentração. Seu cronotipo não afeta só quando você vai sentir sono, mas também quando estará mais alerta. Planejar seu trabalho levando isso em consideração pode aumentar sua produtividade de forma geral.

- **Prepare-se para as manhãs.** Se você precisa acordar mais cedo do que o seu cronotipo natural preferiria, prepare o que puder na noite anterior. Separe suas roupas, deixe as coisas que você precisa levar para o trabalho numa "plataforma de lançamento" ao lado da porta, prepare um café da manhã de aveia adormecida… Você pegou a ideia. Esse trabalho preparatório permite que você passe o maior tempo possível em sua zona de sono cronotípica e faz bom uso do seu tempo enquanto ainda está bem desperto.

---

* Curiosidade: cronotipos mudam mais cedo — e de forma bem drástica — com a gravidez.

- **Crie sinalizações luminosas.** Ritmos circadianos são sensíveis a sinalizações do ambiente, especialmente de luz. Programe lâmpadas inteligentes para reduzir a intensidade aos poucos quando estiver na hora de ir dormir à noite. Isso vai sinalizar para seu cérebro que ele deve produzir melatonina naturalmente preparando-o para dormir. Você também pode usar lâmpadas inteligentes para simular o nascer do sol. E sair de casa logo que acordar e absorver o sol como uma maldita planta doméstica pode ajudar a calibrar o ritmo circadiano do seu corpo. A luz do sol comunica ao seu cérebro e corpo que está de dia — e que você deveria estar acordado!

Olivia L., 34, Texas

"Em geral, não me apronto para dormir durante a semana antes das 23h, porque sou mais produtiva durante a noite. Meu cérebro não funciona cem por cento até *pelo menos* uma da tarde. Minha mãe sempre disse que eu pareço um morcego de manhã (movimentos lentos, não gosto de luzes, prefiro não falar). Eu queria poder ser matutina. Já tentei de verdade! Ir dormir mais cedo e acordar mais cedo *não* funcionam [para mim], infelizmente."

Shanea, 49, Michigan

"Preciso começar minha noite relaxando com um banho quente; tenho um trabalho que me exige muito fisicamente, e preciso relaxar os músculos. O desafio é que eu sou vespertina, então meu limite é 23h. Como me levanto cedo de segunda a sexta, faço questão de tomar suplementos vitamínicos toda manhã. Eu me permito dormir até tarde nos fins de semana por causa das exigências do meu trabalho nos dias úteis."

Uma observação sobre melatonina

Se você tem um cronotipo mais tardio e não produz melatonina quando deveria ser hora de dormir, a de farmácia serve. Na verdade, muitas pessoas com TDAH adormecem com ajuda de suplementos de melatonina. Esse é o tratamento mais comumente usado para o sono prejudicado pelo TDAH, e pode melhorar significativamente nossa habilidade de adormecer mais cedo. Dito isso, melatonina sem receita não é regulada, e há controvérsia em relação a quem deveria usá-la, em que dose, e por quanto tempo, além de como ela pode impactar nossos outros desafios em relação ao sono, como a síndrome das pernas inquietas. Antes de experimentar, fale com seu médico. (Não sou médica.)

5. TENHA UM PLANO B

Às vezes você faz tudo "certo" e *ainda assim* tem dificuldade para dormir. Ansiedade em relação à hora de dormir pode tornar mais difícil adormecer, então tenha um plano B. Não só isso vai ajudar você a sobreviver às consequências de uma noite maldormida e a passar pelo dia seguinte, como também pode ajudar a dormir melhor porque você sabe que tem opções caso não consiga.*

---

* Dito isso, se perceber que está dependendo mais do que o habitual de planos B, faça uma autoanálise. (Você está bem??) Mais distúrbios de sono do que o habitual (para você) podem ser um sinal de outras questões com sua saúde mental ou física, relacionamentos ou vida profissional. Quando estiver em dúvida, pergunte a um profissional.

- **Durma em outro lugar.** Às vezes, mudar de ambiente pode ajudá-lo a adormecer porque você não associa um lugar diferente à frustração de tentar dormir. No mínimo, pode relaxar sabendo que não vai atrapalhar mais ninguém se não conseguir. Também pode trocar de posição na cama — muitas vezes eu viro ao contrário deixando os pés onde deveria estar meu travesseiro.

- **Descanse.** Se você não conseguir mesmo dormir, ainda pode obter alguns dos seus benefícios simplesmente descansando. As formas de descanso podem incluir meditar, praticar ioga restaurativa ou até mesmo só deitar na cama de olhos fechados.

- **Crie um plano para acordar.** Por mais que pessoas com TDAH tenham problemas para dormir, pela manhã a dificuldade em geral é acordar. Programe despertadores de reserva, peça para alguém ligar ou conferir se você acordou, ou tenha o que quer que ajude a acordar na hora (gatos são úteis). Horários flexíveis de entrada no trabalho também podem ajudar (assim como café!).

Jessica M., 36, Los Angeles

"Quando eu fazia aulas de meditação, o professor explicou como a meditação pode ser profundamente revigorante e restaurar a energia de uma forma parecida com o sono — só não a princípio. A princípio, ela derruba todos os apoios-de-estresse que estavam nos mantendo de pé, então na verdade podemos nos sentir mais cansados. Agora, quando não consigo dormir, eu passo mais tempo meditando para tentar recarregar as baterias do meu corpo e cérebro."

> **Raffael B., 41, Seattle**
>
> "Quando não consigo dormir, saio do quarto e leio algo que seja interessante o suficiente para reter minha concentração, mas não tanto a ponto de me estimular. Muitas vezes, são artigos curtos na Wikipédia."

> **Theresa W., 43, Michigan**
>
> "Algumas noites, meu adolescente com autismo e TDAH só consegue dormir no 'modo difícil'. Em vez de descansar no quarto quieto demais, eu o encontro no sofá totalmente vestido, às vezes com as luzes acesas."

VESPERTINOS E MATUTINOS

Durante a maior parte da minha vida, eu considerei ir dormir "na hora" como "cedo o suficiente para acordar por volta das 5h ou 6h e poder fazer minhas saudações ao sol ao amanhecer". Qualquer coisa depois desse horário era claramente *tarde*.[*]

Quando eu de fato conseguia ir deitar "na hora", em geral sentia orgulho de mim mesma, como se fazer isso de alguma forma me transformasse num ser humano moralmente superior, mesmo que só por aquele dia. Há muitos ditados que reforçam essa mensagem: "Deus ajuda quem cedo madruga", "Passarinho que acorda cedo bebe água limpa", "O sucesso chega para quem tem a força de vontade de vencer o botão de 'soneca.'"

Enquanto fazia pesquisas para este capítulo, me deparei com um artigo da *The New Yorker* com um título que chamou imediatamente minha atenção: "Não, acordar cedo não te torna virtuoso."

---

[*] Nem preciso dizer que eu ia dormir "tarde" com muita frequência.

A jornalista Maria Konnikova explica que algumas pesquisas sugerem que as pessoas se comportam com mais ética durante o dia do que à noite — o que os pesquisadores chamaram de efeito de moralidade matinal. Mas eis a ressalva: esse efeito só é observado se ele se alinhar com seu cronotipo.

"Algumas pessoas de fato trapaceavam menos de manhã", descobriu Konnikova, "mas só se elas fossem matutinas para começo de conversa. O oposto também era verdadeiro: vespertinos trapaceavam menos à noite. A hora do dia tinha menos efeito na honestidade, concluiu o grupo, do que a *sincronicidade entre pessoa e ambiente* [a ênfase é minha]."

> Isso me fez pensar se eu seria uma chefe, parceira ou amiga melhor se aceitasse o horário de sono apropriado para mim com base no *meu* cronotipo, não no de outra pessoa.

Mesmo que ser moralmente superior não seja uma prioridade, eu ainda sinto a pressão para acordar cedo porque me ajuda a ser produtiva. Se eu acordar cedo, consigo produzir mais durante o dia porque é quando os comércios estão *abertos*.

Então nós podemos *mudar* nosso cronotipo e nos tornar o tipo de pessoa que faz ioga todo dia às seis da manhã?

"Boa pergunta", disse o dr. Becker quando lhe fiz essa pergunta. Ele explicou que, por mais que cronotipos mudem naturalmente ao longo da vida, mudá-los de propósito é outra história.

Outros pesquisadores concordam. Para seu artigo, Konnikova conversou com a cientista comportamental Sunita Sah, que descobriu que "é incrivelmente difícil, quiçá impossível, superar nossa predisposição e nos treinar a funcionar melhor em horários que não são compatíveis com o nosso relógio biológico".

Isso me fez pensar se eu seria uma chefe, parceira ou amiga melhor se aceitasse o horário de sono apropriado para mim com base no *meu* cronotipo, não no de outra pessoa. Como o questionário de matutinidade-vespertinidade e um monte de experiências passadas sugerem, o meu é 0h30. O que aconteceria se e quando eu tornasse essa hora de dormir possível — e dormisse o suficiente — e sentisse orgulho de mim mesma por isso?

O artigo também me fez pensar sobre como julgamos as pessoas com base nos padrões de sono delas. É comum presumir que uma pessoa é "preguiçosa" porque dorme mais do que as outras, mais dedicada se está acordada às seis da manhã, ou tediosas porque dispensam uma balada até tarde.

Agora que entendemos que as pessoas precisam de quantidades diferentes de sono e têm variações naturais significativas de *quando* precisam dormir, talvez possamos abrir mão desses julgamentos morais. A verdade é: existem pessoas incrivelmente produtivas que dormem até meio-dia, e extrovertidas que se cansam às 20h.

> A verdade é: existem pessoas incrivelmente produtivas que dormem até meio-dia, e extrovertidas que se cansam às 20h.

Também podemos tentar construir um mundo que leva em conta a diversidade de cronotipos. A tecnologia tornou opções como horários flexíveis e trabalho remoto mais comuns. A internet nos permitiu nos conectar uns com os outros fora do nosso próprio fuso horário. Opções on-line para tarefas do cotidiano, como se corresponder com entes queridos e depositar cheques, tornam os horários de correios e bancos praticamente obsoletos. Você consegue até mesmo encontrar um cartório on-line disponível em tempo integral. Talvez livrarias abertas tarde da noite e baladas no horário do brunch sejam os próximos!

E, ei, se você por acaso ouvir falar (e/ou começar) algum negócio que funcione fora dos horários comerciais-padrão, me avise. Eu conheço alguns vespertinos e matutinos que adorariam dar uma olhada.

CAPÍTULO 6

Como ver o tempo

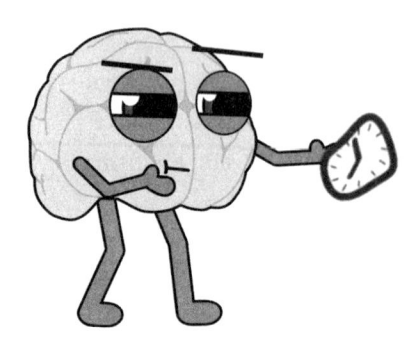

As pessoas presumem que o tempo é uma progressão rígida de causa e efeito, mas, na verdade, de um ponto de vista não linear, não subjetivo, ele é mais uma grande bola capenga e temporal de... coisas.
— DOCTOR WHO (O DÉCIMO DOUTOR)

AS MAQUINAÇÕES DO TEMPO

O tempo se dobra e desdobra o tempo todo no meu mundo.

Às vezes, ele parece estar se dobrando em cima de mim, me esmagando com o peso de todas as coisas que precisam ser feitas agora, amanhã, ano passado, e há cinco minutos.

Inevitavelmente, seja qual for o tempo que eu me dou para realizar uma tarefa, me deslocar para algum lugar, ou me arrumar para encontrar um amigo, não é o tempo *certo*. As tarefas levam mais tempo do que o previsto, ou eu me esqueço de levar o trânsito em conta, ou saio do meu banho de cinco minutos e percebo que meia hora se passou. (*Como?*)

Enquanto a concentração parece algo sólido, algo que ou está ali ou não está (e fica muito claro quando não está!), o tempo não muda exatamente de forma, mas de *estado*. Logo antes de prazos de entrega (ou quando estou ocupada até a raiz dos cabelos), sinto a pressão fria e esmagadora do tempo implacável. Quando estou imersa num hobby ou sonhando acordada, ele passa direto como uma nuvem despercebida. Quando estou entediada ou esperando ansiosamente por algo (ou alguém), ele se arrasta de forma maçante e enlouquecedora.

Quando criança, os deveres de casa nos quais deveríamos levar quinze minutos muitas vezes levavam uma hora, que muitas vezes *pareciam* cinco.

Eu do ensino fundamental: Isso é tão longo e interminável!
O relógio: Tique-(silêncio *infinito*)-taque.

O hiperfoco, por outro lado, era como um tobogã do tempo. Eu reservava meia hora para gastar num projeto da escola, então erguia o olhar e via que já estava escuro do lado de fora.

Eu do ensino fundamental: (*entretida*) Vejamos, se eu colar os palitos de picolé assim, aposto que eles conseguiriam aguentar a estrutura *aqui*...
O relógio: (*mãos girando loucamente atrás de mim*) Tique-taque-tique-taque-tique-taque-tique.

Quando cheguei à adolescência, ficou nítido que eu era péssima em gerenciar meu tempo. Isso não impedia as pessoas de esperar que eu fizesse isso.
"Não se esqueça de fazer isso na semana que vem!"
"Lembre-se, isso é para o próximo mês. Planeje-se de acordo."
"Você pode começar o jantar em quinze minutos?"
Eu fazia que sim e fingia que conseguiria.

Conforme fiquei mais velha e mais responsável por gerenciar meu tempo, minutos de atraso se transformaram em semanas, meses ou até *anos* de atraso. E os efeitos na minha vida eram profundos.

Eu perdia prazos de inscrições para faculdades, multas de estacionamento, contas de cartão de crédito e impostos. Eu era demitida por estar sempre atrasada. Estava sempre correndo atrás. Estava sempre ficando para trás.

Eu tentava planejar melhor meu tempo, mas, durante boa parte da vida, minha relação com cronogramas era assim:

1. Estabelecer um cronograma.
2. Não conseguir seguir o cronograma.
3. Repetir passos 1 e 2.

Por anos, consegui me esquivar habilmente dos meus problemas com gerenciamento de tempo por ter um trabalho que não exigia isso: servir mesas. Sim, o tempo era crucial, mas tudo o que precisava fazer tinha que acontecer *na mesma hora*. Além de chegar no trabalho, não precisava estar em lugar algum numa hora específica. Não precisava planejar quanto tempo qualquer coisa levaria. Só tinha que completar minhas tarefas o mais rápido possível e na ordem certa: oferecer bebidas, pegar o pedido, registrá-lo no computador...

Para qualquer coisa que precisasse ser feita fora do trabalho, eu fazia quando lembrava. Ou quando estava a fim. Ou quando estava tão perto do prazo que meu cérebro pegava no tranco. Planejar e replanejar levavam tanto tempo que eu sentia como se fosse um desperdício.

Esqueça isso de fazer as coisas num momento certo, eu decidira. *Só preciso fazer as coisas acontecerem.*

Então, quando eu tinha muito para fazer, realizava tudo o que lembrava à medida que lembrava, o que às vezes significava tudo ao mesmo tempo, até que perdesse a consciência. Então eu acordava e fazia tudo de novo.

Essa era a minha vida na faculdade, e voltou a ser minha vida enquanto eu trabalhava no canal e como garçonete. À medida que o canal crescia, ele apresentava toda uma nova miscelânea de responsabilidades, prazos e expectativas. Eu já estava pesquisando, escrevendo, gravando, editando e respondendo a comentários sete dias por semana (além do meu emprego de fato) porque, novamente, o que é o tempo? E agora havia cada vez mais comentários, eu estava lendo artigos de pesquisa complexos, e tinha conteúdos exclusivos para entregar no Patreon, entrevistas em podcasts para as quais me preparar e conferências às quais comparecer. Antes, eu fazia cada vez mais para compensar pelos meus fracassos anteriores; agora, eu estava fazendo cada vez mais por causa do meu sucesso. Estava ficando cada vez mais difícil acompanhar.

Era exaustivo. Algumas vezes ficava nítido, em geral quando eu estava gravando um episódio às duas da manhã, que essa agenda (ou falta dela) não estava funcionando para mim. Mas realmente não sabia o que mais fazer. Eu me sentia envergonhada. Gerenciamento de tempo era uma exigência tão básica para todas as realizações da vida, e todo mundo parecia tirar de letra. Eu me sentia ridícula por ser uma marmanja que ainda não tinha dominado essa habilidade.

O QUE EU APRENDI

Eu achava que vivenciava o tempo da mesma forma que todo mundo, só que as outras pessoas eram melhores em subjugá-lo na marra.

Não.

Acontece que pessoas com TDAH estão em séria desvantagem quando se trata de gerenciamento de tempo por motivos que variam desde a maneira como o sentimos até o fato de que esquecemos coisas com tanta frequência (veja "Como se lembrar de coisas", página 164).

De acordo com o dr. Barkley, 8% da população geral tem dificuldade com gerenciamento de tempo.

E nas pessoas com TDAH? A taxa chega a *98%*.

Vou repetir para você saber que não foi um erro de digitação. *Noventa e oito por cento* das pessoas com TDAH declararam ter dificuldade com gerenciamento de tempo — e seus companheiros concordaram.

Não é possível encontrar uma estatística tão alta nem entre pessoas que declaram gostar de sorvete.*

Apenas saiba, se você se identificou com o que eu compartilhei aqui, já pode parar de se repreender (apesar de que você provavelmente deveria olhar a hora, caso esteja atrasado).

NÓS SENTIMOS O TEMPO DE FORMA DIFERENTE

O dr. Barkley explica em palestras, livros e artigos de pesquisas que pessoas com TDAH têm, na verdade, "cegueira temporal" — ou, mais precisamente, *miopia temporal*. Uma grande quantidade de pesquisas (e vivências da comunidade com TDAH) reforça isso.

---

* Eu pesquisei algumas estatísticas sobre sorvete e encontrei isso: "De acordo com os novos dados do YouGov Omnibus, 96% dos americanos comem sorvete. O sabor mais popular é chocolate (14%), seguido por baunilha (13%) e manteiga de pecã (11%).

> **cegueira/miopia temporal (s.)**
> Inabilidade (ou dificuldade excepcional) de reconhecer quanto tempo se passou e/ou estimar quanto tempo algo vai levar.

Nós temos diferenças no processamento do tempo

Algumas pessoas têm um senso de tempo "aguçado". Elas sabem exatamente há quanto tempo estão conversando com um amigo ou quando está na hora de fechar a torneira da banheira.* Elas conseguem sentir de maneira relativamente precisa quanto tempo se passou. Isso se deve provavelmente ao seu ritmo circadiano (ou "relógio biológico") combinado com sinalizações do ambiente como luz, som e mudanças de temperatura.

Pessoas com TDAH têm um senso de tempo "maleável". A não ser que estejamos acompanhando-o de forma intencional, não conseguimos dizer quanto tempo se passou ou *sentir* o tempo passando da forma que os outros conseguem. Mesmo que não estejamos no hiperfoco, nós podemos não nos dar conta de que está na hora de passar para a próxima coisa sem a ajuda de despertadores e lembretes. E, no hiperfoco, eles podem passar completamente despercebidos.

Meu colega de YouTube e amigo Jesse J. Anderson descreve assim: "É como um sentido que não tenho. Se não conseguisse sentir dor, usaria pistas para supor quanta dor eu deveria estar sentindo — 'minha pele está vermelha pelo impacto', 'a panela está fervendo', 'ih, estou sangrando'—, mas ainda seria uma suposição. É o mesmo comigo. Eu posso usar pistas, mas nunca vou sentir por conta própria."

---

* Não sabia que nem todo mundo carece desse senso porque minha família não o tem. Eu estaria editando isso da casa da minha tia agora, mas, hã, a casa dela não está em condições de receber hóspedes no momento. Ela inundou seu banheiro... junto com o quarto principal.

Nós temos horizontes temporais mais curtos

Horizontes temporais — o ponto em que os eventos estão próximos o suficiente para começarem a parecer reais — tendem a ser *muito* mais curtos para quem tem TDAH. Para muitos de nós, projetos, tarefas e eventos existem no "agora" ou no "não agora" — e tudo no "não agora" pode parecer nem existir. Nós com frequência vivemos no momento respondendo apenas ao que está diante de nosso nariz e precisa ser feito agora*; e temos dificuldade de nos planejar para eventos depois do dia seguinte, a não ser que sejam particularmente empolgantes. Isso torna mais difícil para nós aprendermos com os erros (já nos esquecemos deles!) ou planejar para o futuro (ele não parece real!).

Nosso horizonte temporal mais curto é um dos motivos pelos quais podemos começar a estudar para uma prova na noite anterior. O momento em que as coisas aparecem no nosso "radar" mental é tipicamente muito mais perto do prazo para nós. Podemos saber racionalmente que temos um compromisso se aproximando, mas, diferentemente dos nossos colegas neurotípicos, ele ainda não entrou no nosso radar de "eu deveria começar isso". E a chave não mudará de "não agora" para "agora" até que mude.

O tempo voa – ou se arrasta – mais para nós

"O tempo voa quando estamos nos divertindo." Por mais que isso seja verdadeiro para todo mundo até certo ponto, pessoas com TDAH experimentam uma versão mais extrema disso. Tarefas entediantes podem parecer se arrastar para sempre, enquanto atividades que engajem nosso cérebro podem facilmente nos fazer perder a noção das horas ou até dos dias. Quando estimamos quanto tempo algo leva, nós muitas vezes subestimamos o tempo necessário para as tarefas que estamos ansiando† e superestimamos o tempo necessário para as tarefas que estamos temendo.

---

* O que, nas palavras de Eddie, um dos nossos produtores, se baseia em "qualquer que seja o cliente que está gritando mais alto".

† Eu ainda esqueço às vezes que, só porque algo me parece divertido, não significa que não vá levar tempo para ser feito.

NÓS ESQUECEMOS DE LEVAR (MAIS) COISAS EM CONSIDERAÇÃO

Um coach de TDAH uma vez observou que o ato de brincar tem três partes: a preparação, a brincadeira em si e a arrumação. O mesmo vale para praticamente qualquer coisa que fazemos, desde preparar o jantar a comparecer a uma reunião.* Mas nós com TDAH com frequência nos esquecemos da parte de "preparação" e "arrumação", e só levamos em conta o tempo que pensamos que levará para fazer a tarefa.

Quando se trata de dirigir para algum lugar, por exemplo, nós podemos reservar quinze minutos (porque o meu aplicativo de mapa diz que eu levarei quinze minutos para chegar!) e não levar em consideração o tempo que leva para chegar ao carro, abastecer se necessário e encontrar um lugar para estacionar. Por termos a tendência a esquecer que precisamos nos planejar, preparar, devolver as coisas ao lugar e lidar com os resultados, muitas vezes já estamos atrasados antes mesmo de começar.

Outros fatores que muitas vezes nos esquecemos de levar em consideração:

- **Coisas dando errado:** Nós nos planejamos para a versão de acontecimentos em que tudo sai perfeitamente bem. Infelizmente, as coisas nem sempre são perfeitas.

- **Necessidades biológicas:** Somos seres humanos, então precisamos comer, beber água, nos movimentar, usar o banheiro e dormir. Quando antecipamos quanto tempo algo vai levar, muitas vezes não reservamos tempo para pausas para ir ao banheiro ou descansar.

- **Tempo de transição:** Se uma atividade termina às 13h e a seguinte começa na mesma hora, você provavelmente vai se atrasar, mesmo que seja só uma reunião por vídeo. Transições levam tempo — e nosso cérebro também precisa de tempo para alternar entre duas atividades.

---

* Não é? *Eu também não sabia disso!* Mas, sim, nós precisamos chegar lá, preparar nossos materiais ou anotações, participar da reunião, então anotar as tarefas de follow-up, atualizar as pessoas sobre as informações que descobrimos e processar o que aprendemos.

- **Contingências:** Às vezes, nós não podemos fazer uma coisa antes que façamos outra primeiro. Por exemplo, é difícil embrulhar presentes se eles ainda não chegaram — ou se não temos papel de presente.
- **Nossos níveis de energia:** Muito do tempo de gerenciamento é, na verdade, gerenciamento de energia. Nós podemos tecnicamente ter o tempo para algo, mas não a energia para fazê-lo.
- **Tempo de concepção:** Se o trabalho que estamos fazendo é criativo, não podemos simplesmente criar; também precisamos de tempo para consumir conteúdos que possam despertar novas ideias, fazer brainstorming e deixar ideias se desenvolverem.
- **Erros:** É duplamente problemático se esquecer de levar erros em conta. Nós não só somos mais propensos a cometê-los e possivelmente ter que consertá-los. Nós também somos mais passíveis a precisar de tempo extra para revisar nosso trabalho duas (ou três) vezes.

NÓS NOS PLANEJAMOS PARA UMA VERSÃO DE NÓS MESMOS QUE NÃO TEM TDAH

Por mais que a miopia temporal não dependa dos desafios da função executiva, esses desafios podem ter um papel enorme nas nossas dificuldades de gerenciar o tempo.

- **Impedimentos na memória de trabalho** aumentam as chances de esquecermos o que estamos fazendo ou ter que voltar correndo para buscar algo que deixamos para trás. Nossa necessidade de autoacomodar esses impedimentos faz com que certas tarefas, especialmente as administrativas, levem mais tempo do que levariam em outro caso.
- **Desafios organizacionais** nos tornam mais propensos a deixar o que precisamos no lugar errado, ter dificuldade de encontrá-lo ou de devolvê-lo ao lugar certo (se é que sabemos onde está). Nós muitas vezes temos dificuldade em organizar nossos pensamentos e nossa fala também; como pensadores divergentes, podemos ser escritores maravilhosamente imaginativos, mas filtrar o que queremos dizer (o que depende do pensa-

mento convergente) e domar o caos do nosso cérebro em algum tipo de estrutura é difícil.*

- **Dificuldade de regular nossa atenção** significa que há vastas diferenças nos nossos níveis de produtividade. Em alguns dias, podemos acabar tendo hiperfoco e fazer um monte de tarefas; em outros dias, nos distrairemos com qualquer coisa e não realizaremos quase nada.

- **Déficits no controle inibitório** nos deixam mais suscetíveis a começar impulsivamente — ou ter dificuldade de parar — uma tarefa que nem pretendíamos fazer. Pessoas com TDAH conseguem executar muitas coisas; só que nenhuma delas é o que planejamos fazer.

Infelizmente, nós muitas vezes organizamos o tempo (ou é esperado que façamos isso) como se essas diferenças não existissem. Temos expectativa de conseguir executar tarefas no mesmo tempo (e com a mesma consistência) de alguém sem TDAH, apesar de toda a evidência contrária. Nós temos expectativa de conseguir fazer coisas quando planejamos fazê-las, então, em vez de nos dar a flexibilidade de saltitar por aí, nós enrolamos para começar (ou evitamos) a tarefa que "deveríamos" fazer.

O resultado? O trabalho com frequência sobra para as noites e os fins de semana, ou nos atrasamos. Cancelamos planos com amigos, pulamos horas de sono e não temos tempo para nos exercitar, relaxar ou nos divertir. Gastamos quantidades excessivas de tempo em coisas que outros nos pedem à custa de coisas que precisamos para nos sentirmos realizados, ou até para estar bem. Sofremos burnout. Ou desistimos de vez de tentar gerenciar nosso tempo.

> **Nathan F., 44, Austrália**
>
> "Eu tenho ao mesmo tempo 15 e 44 anos. Tudo nos últimos 30 anos aconteceu no último mês. O futuro todo está acontecendo tanto amanhã quanto em algum momento no qual

---

* Eu pessoalmente já reescrevi discursos inteiros porque era mais rápido do que procurar e adaptar o que já tinha escrito.

ainda não preciso pensar. Não tenho nenhuma forma construtiva de lidar com isso."

Dan M., 40, Irlanda

"Eu experimento o tempo apenas das seguintes formas:
1. Agora vs. não agora
2. Por que tudo está demorando tanto?
3. O quê? Como assim já são X horas?"

Justin D., 29, Kentucky

"[O tempo] se estica e comprime, muda a cada dia, e é assim desde que sou criança. Eu sempre olhava muito a hora e tinha vários relógios pelo quarto e um relógio de pulso. Olhar regularmente a hora era a maneira como eu lidava com isso. Saber a hora era um hábito tão forte que a primeira coisa que perguntei ao acordar da minha cirurgia de remoção dos sisos foi que horas eram. Não conseguia abrir os olhos nem falar, então precisei gesticular que queria algo no qual escrever e escrevi a pergunta!"

Angie T., 42, Missouri

"Minha experiência única com o TDAH é ter miopia temporal ao mesmo tempo que tenho uma percepção temporal precisa. Por exemplo, sou muito boa em saber quanto tempo se passou, mas minha noção para estimar o tempo razoável para completar uma tarefa é falha; então basicamente

> continuo sempre atrasada. Corrigindo, eu preciso fazer uma estimativa exagerada e correr o risco de ficar entediada quando me adianto."

A CAIXA DE FERRAMENTAS

Muitas das estratégias genéricas de "gerenciamento de tempo" não funcionam para quem tem TDAH porque elas não levam em conta nossos desafios específicos. Aqui, eu compilei estratégias específicas que levam. Isso significa que elas vão nos tornar bons em gerenciar o tempo? Não necessariamente — e definitivamente não logo de cara. Os desafios relacionados ao tempo que pessoas com TDAH enfrentam não são magicamente resolvidos se elas "usarem um planner".[*] Mas, ao longo do tempo, nós podemos começar a ganhar mais controle sobre nossos dias, semanas, meses e anos de forma que possamos escolher como queremos gastar nosso tempo, em vez de o tempo escolher como nos gastar.

1. DESENVOLVA SUA "SABEDORIA TEMPORAL"

Sabedoria temporal é entender quanto tempo as coisas levam (leia-se: quanto tempo elas exigem de *você* sob circunstâncias específicas) e saber o que fazer com essa informação. Desenvolver sua sabedoria temporal pode ajudar a compensar por um senso inato mais maleável de quanto tempo já se passou.

- **Quando planejar, pense de trás para a frente.** Comece com o que quer realizar (e até quando), e volte a partir daí. Qual passo precisa acontecer logo antes de você fazer A Coisa, e quanto tempo você acha que vai levar? Qual é o passo anterior a esse?[†] Quando os prazos estão num futu-

---

[*] Tentar seguir um cronograma feito com o mesmo cérebro que não tem noção de quanto tempo as coisas levam é um fracasso imediato, como muitos de nós já descobrimos. O interessante é que em geral somos melhores em fazer um cronograma para *outra* pessoa, talvez por usar a função executiva fria; não somos influenciados por quanto aquela tarefa parece divertida ou horrível porque não seremos nós a fazê-la.

[†] Isso funcionou (relativamente) bem para mim até mesmo antes de eu aprender a gerenciar melhor meu tempo. Se sabia que precisava postar um vídeo na terça, isso significava que precisava editar o vídeo na segunda, o que significava que tinha que filmá-lo até o domingo, o que me dizia que o roteiro precisava estar pronto até lá.

ro tão distante que não parecem "reais", essa estratégia pode nos ajudar a ver como nossos esforços de agora afetam um resultado posterior. Também facilita ver *todos* os passos envolvidos em executar uma tarefa, o que também nos dá uma estimativa melhor de quanto tempo tudo vai levar.

- **Acompanhe seu tempo.** Estime quanto tempo uma tarefa vai levar e então acompanhe quanto tempo você *de fato* leva para fazê-la. Pessoas com TDAH tendem a ser otimistas em relação ao tempo, e com frequência descobrem que certas tarefas levam duas ou até três vezes mais do que o esperado. Saber quanto tempo você tipicamente precisa para essas atividades o ajudará a programar a quantidade de tempo certa para elas no futuro, tornando muito menos frustrante o ato de tentar seguir um cronograma.

- **Note quando você está "roubando" tempo.** "Compensar pelo tempo perdido" não existe — ele está perdido para sempre. Da próxima vez que estiver tentando correr atrás, note se está "roubando" tempo de outra área da sua vida para isso. Então considere se vale a pena tirar tempo dessa área — ou se você quer fazer um novo plano. Dessa forma, você não acaba negligenciando algo que é importante para você — e acaba tendo que brincar de correr atrás de novo.

> **Taryn G., 29, Illinois**
>
> "Eu uso meu smartwatch para me lembrar de me levantar a cada hora. Isso me ajuda a perceber quando fiz algo (ou nada) por uma hora."

> **Laura P., 41, Nova York**
>
> "Uma das minhas soluções mais caras para perceber o tempo é minha esteira embaixo da mesa. É mais fácil para mim 'sentir' o tempo passando quando combino meu trabalho de escritório com movimento físico."

2. TORNE O TEMPO REAL

Se você não tem um senso de tempo aguçado, é importante estabelecer sistemas que o ajudem a entender quando ele está passando. Isso pode fazer o tempo parecer menos difuso e abstrato, e mais visível e concreto. Relógios são um exemplo óbvio (e com frequência recomendados), mas você também pode tentar os seguintes:

- **Seja específico.** Se decidir fazer algo mais tarde, decida quando é "mais tarde" e adicione a tarefa à sua agenda. Você pode agendar "mais tarde" para acontecer num horário específico ou acoplá-lo a outra atividade que realiza tipicamente. Por exemplo, sábado às 10h, ou amanhã à noite depois do jantar, antes de você se sentar para ver TV. O objetivo é fazer o "mais tarde" existir.

- **Use "pilares de tempo" para escorar seu dia.** O tempo pode rapidamente se tornar sem sentido se você não tiver nada para fazer ou nenhum lugar para estar em certo horário. Pilares de tempo são eventos e rituais regulares com base no tempo que adicionam estrutura ao seu dia e facilitam que você use seu tempo de forma eficaz.* Mesmo que você não goste de planejar seu dia, algumas atividades recorrentes, como hora do almoço, relaxar antes de dormir, ou até mesmo alguns despertadores podem oferecer estrutura ao seu dia. No aluguel de temporada onde eu estava escrevendo este livro, havia um letreiro de "HORA DE SE MIMAR" que acendia automaticamente às 17h. Nós decidimos que esse seria o pilar que nos diria quando parar de trabalhar e começar a relaxar.

- **Crie alguns "intervalos de tempo".** "Intervalos de tempo" são áreas do seu dia, semana ou mês dedicados a certos tipos de atividades, como hobbies, coisas administrativas ou trabalhos de concentração intensa. Intervalos de tempo podem nos ajudar a reservar espaço e tempo para as coisas importantes para nós, ao mesmo tempo que nos dão flexibilidade dentro desse intervalo para fazer o que estamos a fim de fazer. Se a noite

---

* Muitas pessoas pensam que serão bem mais produtivas quando se demitirem de seu emprego; o oposto é muitas vezes verdadeiro. Sem eventos regulares com base no tempo ao redor dos quais se planejar, há menos pressão para concluir qualquer coisa em determinado horário.

de hobby acontece às terças-feiras, você não precisa saber qual hobby estará a fim de fazer de antemão, mas, por ter reservado esse tempo, ele parecerá "real" e tornará menos provável que você planeje outra coisa.

Ryan S., 47, Estados Unidos

"Eu preciso usar um relógio analógico com mostrador. Num relógio digital, 12h a 12h15 não significa nada para mim. Mas a mão do minuto se mexendo por um quarto do mostrador do relógio? Isso eu entendo."

Matt G., 45, Ohio

"Minha agenda tem blocos de tempo programados para trabalhar em tarefas específicas, assim como tempo programado para fazer pausas, almoçar e dar uma caminhada. Ter estrutura me proporciona muito conforto, então crio estruturas simples na minha vida que consigo manter em ordem para reduzir minha ansiedade."

3. COMUNIQUE-SE SOBRE O TEMPO

Por mais que não seja ótimo se atrasar, o que em geral chateia mais as pessoas em relação ao atraso é que o tempo delas foi desperdiçado e *você não se importa*. Por mais apavorante que possa ser admitir que vai se atrasar ou está tendo dificuldade para gerenciar seu tempo, comunicar suas dificuldades aos outros pode ajudá-los a entender que eles não são realmente a questão. Isso pode até dar às pessoas à sua volta oportunidades de oferecer apoio, reduzindo as chances de o tempo de *qualquer um* ser desperdiçado — seu ou delas. Um lugar natural para começar a praticar esse tipo de comunicação é avisar às pessoas que você está atrasado, mas há alguns outros cenários em que isso pode ajudar muito.

- **Peça ajuda para priorizar.** Se perceber que não há tempo para fazer tudo, não precisa entender o que é importante e o que não é por conta própria. Pedir a opinião de outra pessoa é bom para todo mundo, especialmente no trabalho ou em relacionamentos; você não precisa se estressar tentando fazer tudo, e as outras pessoas podem pedir para você priorizar as tarefas mais importantes para elas.

- **Compartilhe seu plano com outros e peça uma verificação realista.** Se você compartilhar seu plano com uma pessoa que não tem dificuldade com gerenciamento de tempo, talvez ela possa reconhecer de imediato — é, não é assim que o tempo funciona. Até mesmo compartilhar com alguém com dificuldades parecidas pode ajudar porque a pessoa pode oferecer uma perspectiva mais objetiva e lógica. (Lembra-se do sistema de função executiva fria, página 79?)

- **Antes de se comprometer com alguma coisa, pergunte o que ela requer.** Isso pode ajudá-lo a entender todos os passos envolvidos numa tarefa e o que exatamente é esperado de você. Talvez perceba que um favor "rápido" na verdade vai tomar 14 ou 15 horas.

- **Peça adaptações relacionadas ao tempo, se necessário.** Muitas adaptações para TDAH, como verificações mais frequentes, um horário de início mais tarde (ou mais flexível), ou tempo extra (ou tempo de intervalo) durante uma prova ou um projeto têm o objetivo de acomodar, em parte, nossa miopia temporal. Use-as.

Henriikka H., 42, Finlândia

"Enquanto trabalhava na minha tese, pedi ao orientador para me dar prazos 'rígidos'. Então, em vez de só encontrá-lo de tempos em tempos para mostrar o que eu já fizera, ele me deu metas específicas (tais como: você precisa me mostrar um esboço completo até tal data, terminar esse capítulo até tal data etc.). Eu nem tinha recebido meu diagnóstico na época, só sabia muito bem que prazos estabelecidos por outra pessoa são essenciais."

> **Lisa G., 48, Austrália**
>
> "Meu chefe sabe das minhas questões com hiperfoco e minha falta de percepção temporal, e eu pedi (e recebi) permissão para usar timers e despertadores num espaço pequeno de escritório. Uso despertadores para me lembrar de almoçar, tomar medicamentos, ligar para casa a fim de lembrar meus filhos de coisas que eles precisam fazer e quando está na hora de arrumar as coisas para ir embora. Timers visuais que fazem contagem regressiva com fatias de cor que desaparecem são mais úteis para prazos mais curtos."

> **Tony S., 53, Austrália**
>
> "Minha esposa sabe que precisa pôr tudo na agenda compartilhada. Se não estiver lá, não vou guardar, não importa quantas vezes ela mencione."

Uma observação sobre tempo extra

Quando planejam fluxos de trabalhos, pessoas com TDAH muitas vezes são aconselhadas a estimar quanto tempo achamos que uma tarefa vai levar e então dobrar — ou triplicar — esse tempo para garantir que nos demos tempo o suficiente para completá-la. Isso pode sair pela culatra às vezes. Ter mais tempo para fazer algo pode significar que faremos *menos* progresso do que faríamos caso contrário porque *agora nós temos tempo*!

Ter tempo extra não nos torna nem um pouco melhor em gerenciá-lo. E, às vezes, pode tirar o senso de urgência que precisamos para começar e manter a concentração.

Para encontrar o equilíbrio certo, o que ajuda é experimentar qual a quantidade de tempo que você dedica a uma tarefa. Você também pode tentar essas alternativas no lugar de simplesmente se dar tempo extra:

Crie reservas de tempo. Se dê apenas a quantidade de tempo que acha que precisa, mas certifique-se de que a atividade seguinte possa ser invadida caso necessário. (Pontos extras se for algo que você não quer prejudicar, como o tempo de videogame!)

Programe a tarefa duas vezes. Se dê apenas a quantidade de tempo que acha que precisa, mas programe um bloco "de segurança" com a mesma quantidade de tempo em outro dia para o caso de problemas.

Tire tempo para se afastar. Se dê apenas a quantidade de tempo que acha que precisa para trabalhar, mas configure um timer; permita-se dar pause no timer e se afastar para se alongar, fazer algumas flexões ou pensar; retome o timer quando estiver pronto para vol-

> tar à tarefa. Isso te dá a urgência de ter uma quantidade limitada de tempo, enquanto também promove uma oportunidade de restaurar sua concentração, se descolar de um problema ou receber uma carga rápida de dopamina para ajudá-lo a continuar sem gastar o tempo que você reservou.*

4. TENHA MOMENTOS EM QUE O TEMPO NÃO IMPORTA

Preocupar-se com o tempo e fazer as coisas segundo um cronograma são artificiais e estressantes para muitos cérebros com TDAH. Por mais que o gerenciamento de tempo possa ser necessário (especialmente quando você, sabe, vive em sociedade), ele não é *sempre* essencial.

Ter tempo para divagar pode ser maravilhoso (e altamente restaurativo) para nossos cérebros. Dá oportunidade de nos concentrarmos no que estamos fazendo, não no tempo. Isso pode nos ajudar a trabalhar (ou brincar!) num nível mais profundo. Na verdade, perder a noção do tempo nos ajuda a entrar em estados de fluxo — a experiência de estar tão imerso e absorto por uma atividade envolvente na qual conseguimos nos concentrar sem esforço (também conhecida como estar "na zona"). Se souber que precisa ir a algum lugar, não pode se deixar se aprofundar. Para aqueles que não conseguem controlar o quanto se aprofundam, isso muitas vezes significa não fazer *absolutamente* nada. Ouço muitas histórias de Cérebros que têm medo de começar qualquer tarefa porque precisam ir ao dentista em cinco horas.

Há algumas estratégias que você pode usar para deixar seu cérebro solto da coleira sem que ele saia correndo em direção ao tráfego:

---

* O dr. Barkley argumenta que tirar "tempo de intervalo" de uma tarefa para quem tem TDAH é uma forma melhor de lidar com problemas de gerenciamento de tempo em atribuições – porque tempo extra por si só é insignificante para quem não tem senso de tempo.

- ***Sequência em vez de cronograma.*** Fazer as coisas numa ordem particular é bem mais fácil para nossos cérebros do que fazê-las num horário específico. É por isso que checklists são populares na nossa comunidade. Nós conseguimos chegar de A a Z de uma forma bem menos estressante do que fazer C, E e F num horário específico.

- **Deixe alguns dias sem reuniões.** Muitos cérebros com TDAH se beneficiam de deixar pelo menos um dia de trabalho sem reuniões ou compromissos marcados de forma que consigam entrar no fluxo sem interrupções. No mínimo, reserve alguns blocos de tempo mais longos para trabalhos de concentração profunda.

- **Reserve dias "flexíveis".** Se puder, escolha uns dois dias nos quais você pode começar a trabalhar ou voltar para casa tarde. Isso te dá reservas de tempo para correr atrás de coisas que você perdeu, o que pode tornar mais fácil seguir seu cronograma durante o resto da semana.

- **Tire férias do tempo.** Às vezes é bom se comprometer com um dia em que nada precisa ser feito num horário específico ou nem mesmo numa ordem específica. Cérebros precisam descansar!

Lyndall C., 30, Canadá

"Eu aprendi que o grego antigo tem duas palavras diferentes para tempo: kairos e cronos. Cronos é de onde vem a palavra 'cronológico', e se refere à quantidade específica de tempo, como horas, dias, meses. Kairos se refere a um tempo 'oportuno', como estações, *timing* e momentos.

"Um exemplo de tempo cronos é: 'Eu faço compras às segundas-feiras à tarde.' Um exemplo de tempo kairos é: 'Eu faço compras quando minhas bananas acabam.'

"Ambos acontecem regularmente, mas um se refere a uma data e um horário arbitrários, e o outro se refere às condições estarem adequadas.

"Como pessoas com TDAH, nós temos dificuldade com o tempo cronos. No entanto, nem todas as culturas usam ou se importam com o tempo cronos preciso, e muitas funcionam mais a partir do tempo estilo kairos. Saber disso me ajudou a reduzir a culpa e a ansiedade em torno do gerenciamento de tempo. Se estou sozinha, não me preocupo com o tempo cronos. Vivo basicamente no tempo kairos. Isso me dá mais energia para gerenciar o tempo quando preciso estar alinhada com a cultura norte-americana geral de tempo cronos."

Kirsten C., 49, Michigan

"Como professora, reservo um dia por semana no qual digo à minha família para não me esperar em casa. Em vez disso, fico na escola até que todo o planejamento, papelada e outras tarefas irritantes estejam *concluídos*. Quer eu termine às 17h, quer trabalhe até a equipe de segurança me expulsar, sempre sei que tenho esse tempo disponível."

Kurt W., 47, Canadá

"Durante os últimos três anos, eu meio que comecei a aceitar mais a imprecisão do tempo. As 'coisas' são mais fáceis se não souber quanto tempo se passou ou se não sentir a passagem do tempo."

JENGA DE CRONOGRAMA

Depois de mais ou menos um ano de canal, meu cronograma de acordar-a-capotar estava me deixando estressada. Eu me sentia um gato feral de olhos arregalados e pendurado ao teto pelas garras. O que deveria ser uma entrevista com o coach de TDAH Eric Tivers se tornou mais uma intervenção, na qual ele me persuadiu a sossegar com deliciosas pílulas de sabedoria e bichos de estimação reconfortantes.

"O que vem à sua mente quando você pensa num cronograma?", perguntou ele.

"Não sei. Uma prisão?"

As únicas vezes em que eu já consegui seguir um cronograma foi quando eu era *rígida* sobre segui-lo. Não importa o que mais estivesse acontecendo na minha vida, eu trincava os dentes e obedecia ao Cronograma. *Vida? Nada de Vida. Só Cronograma!* Isso não me tornava uma companhia superdivertida porque eu estava constantemente ansiosa sobre o horário do compromisso seguinte. Não era legal para mim também.

Ele explicou que cronogramas não *deveriam* ser rígidos. O cronograma deveria trabalhar para você, e não você trabalhar para o Cronograma. Quanto aos meus "fracassos"? Acaba que é muito difícil se ater a um cronograma quando ele se baseia em estimativas de tempo completamente irreais. Não era de se espantar que eu estivesse ansiosa.

Por causa dessa conversa, enfrentei o Google Agenda de novo. Aprendi a mexer com "blocos de tempo" — adicionar blocos no meu cronograma para minhas tarefas e meus projetos — e não me preocupar em segui-los à perfeição. Blocos de tempo não eram ordens absolutas; eles só existiam para reservar tempo para aquela atividade. Eles podiam ser movidos! Eu cronometrei minhas tarefas regulares e fiquei chocada ao descobrir que o tempo que eu levava para fazer as coisas não tinha muito a ver com o tempo que parecia que eu deveria levar.

As estratégias que aprendi com ele, com outros e por conta própria — todas compartilhadas na caixa de ferramentas acima — funcionaram! Não estava mais gravando episódios às duas da manhã (na maior parte do tempo), conseguia tirar os domingos de folga e ainda assim fazer tudo!

Eu "otimizei" meu tempo a ponto de minha semana inteira estar programada hora a hora. Sabendo que o equilíbrio entre trabalho e vida é importante, eu encerrava os dias de trabalho às 18h para poder passear com meu cachorro e ficar com meu namorado, mas sempre havia *mais a fazer*.

Se uma tarefa extra surgisse, ela sobrava para o fim de semana. Onde mais eu a colocaria? Como tarefas surgiam o tempo todo, eu delegava tudo que levava tempo, mas não era "produtivo", como interagir com a minha comunidade, fazer brainstorming de novas ideias e bater papo com a minha equipe.

Continuei otimizando, e logo minha agenda se transformou na prisão que eu tanto temera que fosse. Não sentia que havia espaço para *mim* em todos esses blocos e intervalos. Se deixasse um bloco de tempo passar, isso arruinava meu cronograma inteiro pelos três meses seguintes, o que significava que precisava separar algum tempo para refazer meu cronograma, o que tiraria mais blocos do lugar.

Comecei a me rebelar. Trabalhava no Projeto C quando deveria estar trabalhando na Tarefa A, então acordava às quatro da manhã para trabalhar na Coisa Q e apagava totalmente durante o Empreendimento X. Eu ignorava alguns blocos, deslocava outros, arrancava alguns. Estava brincando de Jenga de Cronograma, e a torre estava ficando *muito* bamba. O caos voltou a espreitar, seguido de uma amiga conhecida: depressão alimentada-por-ansiedade. E daí se eu deixasse um dia passar agora? Tudo desmoronaria de qualquer forma. Eu comecei a me esconder da minha agenda.

Nessa névoa, eu percebi que o gerenciamento de tempo não é uma solução mágica que nos permite fazer *tudo*. Na verdade, me sobrecarregar tinha me custado as coisas de que eu mais gostava, como ir ao parque para cachorros, deixar que meu cérebro e corpo divagassem, me perder em videogames, ou mergulhar em pesquisas infinitas na Wikipédia. Tem um limite do quanto podemos otimizar cada minuto, cada hora, cada dia e ainda estar bem. Somos seres humanos, não computadores. Não somos feitos para viver assim.

Desde então, eu reconheci que o gerenciamento do tempo, como muitas coisas da vida, é um exercício de equilibrismo: você quer gerenciar seu tempo bem o bastante para ser produtivo sem sentir que seu tempo se baseia em produzir em vez de viver.

> Um dia livre não deveria arruinar sua semana, muito menos bagunçar os três meses seguintes.

Um dia livre não deveria arruinar sua semana, muito menos bagunçar os três meses seguintes. O gerenciamento de tempo não deveria tirar a espontaneidade da vida ou a alegria do trabalho. A verdade é: se você precisa otimizar a esse ponto, tem coisas demais nas suas mãos. Você vai ter um burnout. Ou, como eu, se rebelar.

Mesmo pessoas neurotípicas deixam espaços abertos no dia e se dão reservas de tempo para respirar ou fazer xixi ou trabalhar em tarefas que levaram mais tempo do que esperado. E, por ter TDAH, eu preciso de um pouco mais desse espaço.

Preciso de *tempo para divagar*. Tempo no qual o tempo não importa. Se não me der isso, aprendi que meu cérebro vai tomar para si mesmo assim.

CAPÍTULO 7

Como motivar seu cérebro

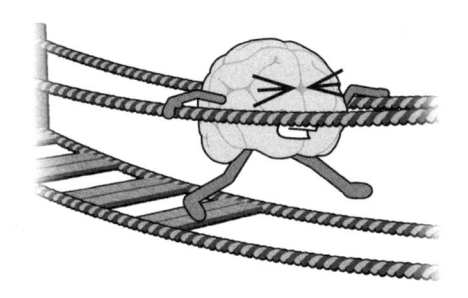

Se tivermos o nosso próprio "porquê" na vida,
nos entenderemos com quase qualquer "como".
— FRIEDRICH NIETZSCHE

Eu faço o que estou a fim.
— BART SIMPSON

EU *VS.* CÉREBRO

A maior parte da minha vida tem sido uma batalha entre mim, que sabe que algo é importante, e meu cérebro, que não quer fazê-lo.

> **Eu:** Eu vou fazer isso!
> **Meu cérebro:** ... Não.
> **Eu:** Mas eu realmente preciso terminar isso para conseguir alcançar essa meta de vida importante.
> **Meu cérebro:** Que meta de vida? *apaga metas de vida do disco rígido, substitui por vídeos de gatinhos*

Por outro lado, eu me flagrei muitas vezes aleatoriamente motivada a fazer coisas com as quais nem me importo.

Eu: *assiste a um vídeo que mostra como fazer bolo com sorvete derretido*
Meu cérebro: SIM, ISSO É INCRÍVEL. VAMOS FAZER AGORA MESMO.
Eu: Certo. Então acho que não vamos responder a e-mails hoje. *pega pote de sorvete, deixa o laptop no congelador*

Eu em geral entendo *por que* deveria fazer (ou evitar fazer) uma coisa, mas esse entendimento por si só não se traduz em combustível motivacional utilizável. Não importa se a tarefa é essencial para algo com o qual eu me importo profundamente, ou totalmente irrelevante e uma perda de tempo gigantesca. O que importa é se o meu cérebro está ou não *a fim de fazê-la*.

Às vezes eu realmente não consigo fazer algo a não ser que meu cérebro colabore. Parece uma negociação com refém.

Às vezes eu consigo seguir com uma tarefa enquanto meu cérebro está chutando e gritando "Não quero!" e de fato consigo concluí-la. Mas há uma troca: eu levo três vezes mais tempo, sou menos eficiente, e há uma boa chance de ser mais difícil completar a tarefa na vez seguinte.

> Às vezes eu realmente não consigo fazer algo a não ser que meu cérebro colabore.

Algumas vezes consigo empolgar e motivar meu cérebro, até que ele perde completamente o interesse, esquece o que eu estava fazendo ou trava diante do primeiro obstáculo confuso. (Eu tenho um monte de mantas tricotadas pela metade e graduações largadas no meio.)

Não importava o quanto eu me importasse em conseguir um papel, me formar na faculdade, ter uma casa limpa, ou arrumar um "trabalho de verdade", eu me flagrava evitando ou procrastinando as tarefas necessárias para perseverar e concretizar esses objetivos.*

---

* Curiosidade: enquanto eu revisava as edições neste capítulo, eu mergulhei numa pesquisa sobre por que meu editor mudou "procrastinando em" para simplesmente "procrastinando", e, UAU, ele estava certo! É correto usar "procrastinar" de maneira intransitiva quando estamos falando sobre agir numa tarefa, e… é, é assim que isso acontece. Não só somos mais motivados pelas coisas novinhas e brilhantes como também somos mais distraídos por elas. (Ver "Como ter (hiper)foco", página 52.)

Eu com frequência gastava tanta energia tentando me convencer a fazer algo (ou descobrir *como* fazer algo) que não me sobrava o suficiente para de fato concluí-lo.

Se alguma coisa se tornasse urgente o suficiente, eu pegava no tranco. Todo o resto desmoronava enquanto eu terminava uma dissertação ou me dividia em mil para chegar na aula a tempo, ou entrava pedindo desculpas na oficina com seis meses de atraso para trocar o óleo porque estava prestes a fazer uma viagem de carro.

As coisas que eram importantes para mim, mas que nunca se tornavam urgentes? Como terminar meu romance, aprender a planejar refeições, ou organizar um jantar com jogo de detetive? Eu simplesmente nunca conseguia fazê-las.

Não fazia sentido para mim nem para as pessoas ao meu redor. Havia "explicações", é claro. Eu devia ser preguiçosa. Não tinha nenhuma força de vontade. Talvez não me importasse de verdade.

> Eu com frequência gastava tanta energia tentando me convencer a fazer algo (ou descobrir como fazer algo) que não me sobrava o suficiente para de fato concluí-lo.

Às vezes eu me convencia de que estava me sabotando. Por que mais gastaria um verão inteiro para tirar 10 em estatística, mas não me daria ao trabalho de me matricular na aula? Em algum nível, eu devia querer fracassar.

Era frustrante e exaustivo. A maioria das coisas da vida exige não só que você faça coisas, mas também que as faça *consistentemente* — e motivação, para mim, era qualquer coisa menos consistente, então meus esforços raramente compensavam. Eu queria saber por quê.

O QUE EU APRENDI

Cérebros com TDAH não são motivados pelo que é importante. Na verdade, muitas das nossas tarefas mais importantes são aquelas que cérebros com TDAH acham visceralmente sofridas de se fazer: são aquelas que são longas, repetitivas ou chatas. Mesmo que tenhamos motivação para cumprir uma meta, ainda podemos ter dificuldade de trabalhar para tal. Metas com frequência vêm acompanhadas de múltiplas tarefas, e muitas delas envolvem essas características, que nosso cérebro *não consegue tolerar de forma sustentável*.

Na verdade, existe até um termo para nossa tendência a fugir e evitar a aflição que uma demora nos causa: *aversão à espera*.

Cérebros com TDAH muitas vezes se voltam para a recompensa imediata de fazer algo divertido agora — ou fugir da aflição de enfrentar algo entediante —, mesmo quando nos importamos profundamente com o objetivo.

Então, *o que* motiva o cérebro com TDAH? Coisas que são:

- urgentes;
- novas ou inéditas;
- (o nível certo de) desafio;
- de interesse pessoal.

Em outras palavras, *estimulantes*. Isso acontece devido a diferenças fundamentais no sistema de recompensa dos cérebros com TDAH.

SOMOS DOPA-DIFERENTES

Dopamina é um neurotransmissor que motiva e reforça comportamentos. Quando algo é prazeroso, a dopamina, junto a outros neurotransmissores de bem-estar, é liberada e segue seu caminho até os respectivos receptores no cérebro. Isso manda um sinal ao nosso cérebro para se lembrar do que levou à sensação boa: *Isso foi bom; faz de novo!* O cérebro pode até começar a liberar dopamina "antecipatória" para reforçar comportamentos que vão acabar levando a algo prazeroso, como preencher formulários de impostos que resultarão numa restituição.

Evidências sugerem que cérebros com TDAH não liberam dopamina antecipatória da mesma forma que cérebros neurotípicos. Uma recaptação — reabsorção da dopamina — também pode acontecer antes que ela chegue a um receptor.

Quando isso acontece, nosso cérebro não "aprende" que um comportamento como preencher formulários de impostos levará a qualquer coisa boa. E, se nada vem de um comportamento, qual é o sentido em fazê-lo? É por isso que parece que atividades mais imediatamente recompensadoras sequestram nosso cérebro. Quando abandonamos formulários de impostos e começamos a jogar videogame, nós nos sentimos bem, e a dopamina então é liberada. Se houver dopamina suficiente para atingir ao menos alguns receptores, nosso cérebro aprende a priorizar videogames, tornando mais provável que acabemos ligando o videogame da próxima vez que precisarmos fazer algo similarmente entediante.

Os níveis de dopamina também moldam nossa percepção da vida, nossas emoções, e o quanto nos percebemos como capazes. Quando os níveis de dopamina estão baixos, nós nos sentimos desmotivados, obtemos menos prazer com as tarefas cotidianas e nos sentimos fisicamente cansados. Nosso cérebro fica subestimulado. É por isso que esperamos até logo antes do prazo para começar um projeto. É por isso que talvez tornemos tarefas "simples" excessivamente complicadas. É por isso que mudamos nosso estilo de caligrafia ou a cor das canetas que estamos usando, ou desenhamos enquanto fazemos anotações. É por isso que fazemos coisas sérias de formas bobas. Estamos instintivamente estimulando e motivando nosso cérebro ao adicionar um senso de urgência, desafio, novidade e interesse.

AS RECOMPENSAS ESTÃO COM FREQUÊNCIA LONGE DEMAIS

Existem dois tipos de motivação: intrínseca e extrínseca.

A motivação intrínseca acontece quando você faz algo porque a coisa é agradável e satisfatória em si. Atividades intrinsecamente recompensantes não exigem nenhum incentivo externo para que você queira fazê-las. Por exemplo, comer biscoito é intrinsecamente motivador. Ninguém precisa te pagar para fazer isso; eles são simplesmente gostosos. Você quer comer biscoitos porque gosta de comer biscoitos. E a recompensa de fazer isso é imediata. Para mim, as tarefas que ativam a motivação intrínseca incluem aprender algo novo, passar tempo com animais, estabelecer novos sistemas organizacionais e me aconchegar com um cobertor e meu Nintendo Switch. Eu gosto de fazer todas essas coisas pelo prazer de fazê-las.

A motivação extrínseca acontece quando você faz alguma coisa pelas consequências externas de fazê-la (ou não). Por exemplo, você pode se preparar muito para sua palestra porque alguém (ou muitas pessoas) saberá se você não o fizer. Você pode aceitar lidar com o grude nojento de fazer pão porque terá pão fresco quando terminar, ou declarar seus impostos (uma experiência que ninguém que eu conheço considera agradável) porque receberá uma multa se não o fizer.

Muitas metas de vida importantes, como tirar boas notas ou receber um aumento, são motivadoras devido à recompensa extrínseca envolvida. É claro que gostaríamos de entrar numa faculdade boa e nos formar; é claro que gostaríamos de ganhar mais dinheiro. E estamos dispostos a fazer o necessário para que isso aconteça — em teoria.

Na prática, essas consequências extrínsecas — tanto positivas quanto negativas —parecem estar longe demais para serem motivadoras, especialmente quando estão competindo com as recompensas mais imediatas de jogar videogame ou se divertir no momento.

Isso acontece devido ao *desconto temporal*, no qual percebemos um resultado desejável no futuro como menos valioso do que o que poderíamos ter *agora*. O desconto temporal acontece com todo mundo, e é por isso que talvez você ouça frequentes sugestões para se recompensar por uma semana bem-sucedida em vez de um semestre bem-sucedido. Mas além do desconto temporal, pessoas com TDAH também têm horizontes temporais mais curtos. Uma recompensa que vai chegar na semana que vem não será motivadora da mesma forma porque, para nós, a semana que vem nem existe (mais sobre como vivenciamos o tempo em "Como ver o tempo", página 116). Cérebros com TDAH são altamente sensíveis a recompensas, mas se não forem salientes (lê-se: atraentes) o suficiente, elas precisam acontecer de forma mais imediata para ter qualquer relevância na nossa tomada de decisão.

Se uma tarefa for intrinsecamente recompensante — prazerosa o suficiente para não precisarmos de recompensas extrínsecas para fazê-la —, o desconto temporal tem menos impacto. Não importa tanto que uma recompensa esteja bem distante. Na verdade, há um benefício plausível em *não* depender de motivação extrínseca; pesquisas já mostraram que adicionar recompensas extrínsecas pode, na verdade, *diminuir* a motivação intrínseca.

Para situações em que *não* estamos intrinsecamente motivados o suficiente para agir, nós dependemos do senso de urgência que bate quando uma consequência extrínseca de fato aparece no horizonte, o que acontece mais tarde para nós do que para outros. Como resultado, acabamos tendo uma crise depois da outra tentando fazer as coisas de última hora. E esse comportamento é reforçado: quando conseguimos fazer alguma coisa de última hora, nosso cérebro libera um monte de dopamina, o que diz a ele: "Isso foi bom. Faça de novo."

Para quebrar esse ciclo, é crucial adicionar recompensas extrínsecas imediatas (ou empolgantes!) o suficiente para serem, sabe como é, motivantes. Tipo comer biscoito *enquanto* trabalha.

> O que muitas vezes esquecemos de levar em conta quando falamos sobre motivação é que sempre existe motivação para *não* fazer A Coisa também — e essa motivação pode ser mais forte do que a motivação que nos encoraja a fazê-la. Preencher uma folha de exercício de equilíbrio de decisão (ver página 349) pode te ajudar a entender o que está te motivando a seguir numa direção ou em outra.

AS EMOÇÕES QUE ASSOCIAMOS A UMA TAREFA IMPORTAM

Quando realizamos uma tarefa "simples" — digamos, fazer uma ligação —, não estamos lidando apenas com aquela tarefa. Também estamos lidando com uma barreira emocional que foi construída a partir de fracassos anteriores com a mesma tarefa. Brendan Mahan, coach de TDAH e fundador do podcast *ADHD Essentials*, chama essa barreira de "Muro de Desgraças". Quanto mais dificuldade tivemos com uma tarefa no passado, mais sentimos fracasso, decepção, rejeição e preocupação como resultado. Quanto mais dessas experiências negativas tivermos sofrido, mais alto é o muro.

Nós não precisamos de motivação suficiente apenas para completar a tarefa. Também precisamos de motivação suficiente — e muitas vezes tempo — para escalar o muro emocional à frente dela.

Todo mundo tem Muros de Desgraças ao redor de tarefas nas quais fracassaram. Mas, de acordo com Brendan, pessoas com TDAH têm muitos, e eles tendem a ser mais altos do que os da maioria. Nós experimentamos muito mais fracassos, críticas e rejeição do que nossos colegas neurotípicos. Algumas das emoções mais comuns em pessoas com TDAH incluem sobrecarga, desencorajamento, desesperança, medo e confusão.

Para complicar ainda mais as coisas, pessoas com TDAH tendem a ter uma memória de trabalho relativamente fraca (veja página 169 para saber mais). Isso significa que podemos não ter espaço mental o suficiente para lembrar *por que* estamos fazendo alguma coisa, ou como pode ser a sensação de terminar de fazer aquilo. Em vez disso, todos os nossos "compartimentos" podem estar ocupados tentando entender (ou lembrar) o que precisamos fazer e como nos sentimos sobre aquilo no momento. Como resultado, só o que vemos é aquele Muro de

Desgraças. Não conseguimos espiar por cima dele. Não temos nenhuma janela para nos mostrar o que pode estar do outro lado.

De acordo com Brendan, há formas diferentes de lidar com esse muro. Podemos ficar irritados o suficiente para derrubá-lo que nem o Hulk a fim de completar uma tarefa. Infelizmente, isso muitas vezes prejudica nossas relações porque nem sempre somos gentis com o que dizemos a nós mesmos (ou aos outros) quando derrubamos o muro.

Às vezes, conseguimos pôr uma porta no muro. Podemos alterar nosso humor com música, ligar um programa de TV favorito no plano de fundo, ou trabalhar num lugar novo para nos distrair por tempo suficiente até concluir a tarefa.

Mas muitas vezes nós temos que escalar o muro. Antes de conseguirmos encarar a tarefa e nos envolver com ela de forma efetiva, tanto agora quanto no futuro, precisamos fazer o trabalho emocional de nos planejar, enfrentar nossa ansiedade e nos preparar para *fazer A Coisa*.

Minha amiga e colega Dani Donovan, criadora do *The Anti-Planner*, um livro que inclui atividades, jogos e estratégias que ela desenvolveu especificamente para lidar com os sentimentos que obstaculizam nossas tarefas, explica bem: "Aprender a identificar o que está *causando* sua resistência mental torna mais fácil encontrar ou criar uma solução adequada que atenda aqueles sentimentos específicos."

COMPORTAMENTOS PRECEDEM MOTIVAÇÃO

Na minha época de atriz, eu tinha o hábito de esperar até que eu tivesse motivação suficiente para passar duas horas decorando falas. Isso quase nunca acontecia, então eu me via inevitavelmente tentando estudar correndo tudo no dia do teste.

O que não sabia na época, mas entendo agora, é que nós não precisamos de motivação para agir. Na verdade, em geral acontece ao contrário: a ação pode *gerar* motivação. Eis alguns exemplos:

- Pegar o celular em geral nos motiva a olhar os e-mails, mensagens ou redes sociais.
- Sentar no sofá nos motiva a pegar o controle remoto.

- Planejar uma viagem de carro nos motiva a criar playlists.

É essa a ideia por trás do que psicólogos chamam de ativação comportamental. Você não precisa estar a fim de dar um passeio de bicicleta (ou de scooter!) para dar um passeio. Você só veste seu equipamento. Você confere se os pneus estão cheios. Você sobe no maldito troço. E *aí* você vê como se sente.*

É possível que você ainda não queira ir a essa altura? É claro.

Também é mais provável que você se sinta motivado a ir mesmo assim depois que já estiver pronto. Como bônus, essa ativação também pode interromper espirais de pensamentos negativos mudando seu pensamento de "Dá trabalho demais sair para pedalar, eu nem sei se os pneus estão cheios, eu nunca tenho *tempo* para pedalar" para "Calma aí, eu estou de fato pedalando".

Seja o que for que queiramos estar motivados o suficiente para fazer, ajuda saber que nosso comportamento — as atitudes que tomamos — pode aumentar (ou diminuir) essa motivação. O comportamento *precede* a motivação.

NÃO É TOTALMENTE UMA QUESTÃO DE MOTIVAÇÃO

De acordo com o psicólogo dr. Ari Tuckman, motivação é muitas vezes a primeira alavanca que puxamos quando queremos convencer a nós mesmos ou alguém que amamos a fazer algo, mas essa não é sempre a alavanca *certa* a puxar.

Motivação é apenas uma parte do sistema maior de "fazer as coisas acontecerem" — e pode não ser onde está o problema. Considere essas possibilidades:

- **Um déficit de habilidade:** Você não sabe exatamente (ou não lembra) como fazer A Coisa nem dos passos envolvidos.

- **Uma falta de recursos:** Você não tem o que precisa para fazer A Coisa. Por exemplo, você talvez não tenha tempo, suprimentos ou energia suficientes.

---

* Esse exemplo é uma referência aos passeios de bicicleta que eu e minha família fazíamos quando eu era criança. Minha mãe, que não podia pedalar devido à sua deficiência motora, nos acompanhava numa scooter. Esses passeios são algumas das minhas lembranças favoritas, e... acho que acabei de me convencer a dar um passeio de bicicleta. Já volto. (Você pode continuar lendo!)

- **Perfeccionismo:** O perfeccionismo — e a ansiedade que anda de mãos dadas com ele — pode impedi-lo de começar ou deixá-lo empacado em espirais de pensamentos.

- **Pensamentos excessivamente otimistas:** Você pode presumir que consegue terminar alguma coisa no dia seguinte sem verificar se está se dando tempo suficiente para fazê-la. (Isso é conhecido como viés positivo ilusório.)

- **Esquecimento:** Graças às dificuldades de memória relacionadas ao TDAH (veja "Como se lembrar de coisas", página 164), você pode nem sequer lembrar quais são seus objetivos.

- **Um objetivo irrealista:** O objetivo que você escolheu não é alcançável — nem sustentável.

Melissa H., 38, Estados Unidos

"Eu descobri que, se fizer algo mais rápido do que meu cérebro consegue perceber que estou fazendo, é como se fosse um desenho animado. Podem estar faltando ripas de motivação na minha ponte, mas eu só estou andando no ar sem olhar para baixo. #gravidadedesenhoanimado."

Kyle T., 27, Malta

"A principal maneira de eu fazer as coisas acontecerem é forçando uma estrutura de fonte externa sobre mim, como um trabalho, por exemplo, no qual a potencial vergonha de fracassar é apelativa o suficiente para me empurrar para o outro lado do muro. Com todo o resto, no entanto, eu simplesmente não faço até não ter opção (todas as minhas louças estão empilhadas na pia, então não consigo comer) ou o prazo está tão perto que eu consigo surfar na onda de adrenalina induzida pelo pânico de, por exemplo, ter que escrever uma dissertação inteira numa noite."

Daniel C., 36, Kansas

"Minha maior dificuldade é começar projetos grandes e chatos. Como professor, isso significa corrigir provas. Não tenho nenhuma estratégia particularmente útil para realizar essa tarefa. Não é regular o suficiente para um timer ou outro despertador programado. E não faz parte da minha rotina diária. Então todos meus sistemas típicos fracassam."

A CAIXA DE FERRAMENTAS

Pessoas com TDAH instintivamente fazem muitas coisas para motivar o cérebro; algumas são mais saudáveis para nós do que outras. É uma verdade muito infeliz que muitos de nós internalizam as "técnicas motivacionais" que outros já tentaram usar conosco devido a uma má compreensão de como nosso cérebro funciona — incluindo nos repreender e punir. Isso pode nos fazer atravessar nosso Muro de Desgraças. Mas também o torna *mais alto*. Por mais que possa levar tempo para desfazer o dano e aprender a nos motivar de forma mais eficiente, eu prometo que existem formas melhores.

1. PREENCHA AS TÁBUAS MOTIVACIONAIS

Pense na motivação como uma ponte que nos ajuda a passar de querer fazer uma coisa para de fato fazê-la. Pessoas com TDAH com frequência não têm tantas "tábuas motivacionais" para atravessar. Você pode pular por cima de espacinhos com força de vontade, mas, se metade da ponte está faltando, você vai precisar adicionar algumas tábuas. Medicação pode ajudar; também há outras estratégias para as quais você pode se voltar:

- **Adicione urgência.** Chame uma visita para sua casa se quer se motivar a fazer uma faxina. Inscreva-se numa aula de ginástica com um amigo se quiser começar a se exercitar. Organize uma reunião para "fazer as coisas" com um colega de trabalho. Transforme um projeto estilo maratona numa série de pequenas metas para poder começar *antes* que esteja quase no prazo final. Adicionar um senso de urgência a tarefas agora pode impedi-las de se tornarem uma crise mais tarde.

- **Encontre o nível certo de desafio.** Se uma coisa for fácil demais, ela pode ser entediante demais; se for difícil demais, pode ser frustrante e desencorajadora demais para continuar. Se for algo que você já domina e está tendo dificuldade de fazer, adicione alguns elementos desafiadores. Se for intimidador, abaixe o nível; se estiver tendo um dia de cérebro ruim, abaixe mais alguns níveis. Ajustar os parâmetros pode ajudar com o perfeccionismo também!*

- **Acople uma tarefa a um interesse pessoal.** Quando estiver fazendo algo que não quer fazer, mas precisa, pergunte-se: Tem *alguma coisa* interessante nisso? Você pode incorporar seus interesses pessoais a uma tarefa. Você pode precisar fazer a versão final da sua dissertação parecer profissional, mas quem disse que não pode usar exclusivamente metáforas de *Dungeons & Dragons* para conseguir terminar o primeiro rascunho? Se você se interessa por tartarugas, talvez possa marcar itens feitos de sua lista de tarefas com adesivos de tartarugas em vez de ticar com uma caneta. Você nem sempre pode escolher *o que* precisa fazer, mas tem algum controle sobre *como* faz.

- **Adicione novidade.** Fazer tarefas chatas ou repetitivas num lugar novo, com pessoas diferentes, ou com uma ferramenta nova pode torná-las interessantes o suficiente para que as completemos. Isso também funciona para sistemas dos quais já nos cansamos. Existe um termo cunhado por Barbara Luther que coaches de TDAH usam muito: recintile. Quando o sistema que vem funcionando há três semanas para de funcionar subitamente "sem motivo" — e é algo que você gostaria de continuar —, recintile! Encontre uma forma de torná-lo brilhante (isto é: interessante) de novo.

---

* Meu exemplo favorito desse tipo de objetivo (e um que usei enquanto trabalhava neste livro) vem de *Palavra por palavra*, de Anne Lamott: escreva primeiros rascunhos de merda.

> **Natasha L., 25, Flórida**
>
> "Você sempre precisa começar pequeno. Não guarde a pilha de roupas inteira. Dobre uma camisa."

> **Caitlin D., 37, Ohio**
>
> "Eu tenho trilhas sonoras para cada tipo de tarefa. Tenho uma música de 'vestindo a roupa', então eu me faço ouvir a música mentalmente (e vestir a roupa). Tenho uma música de 'lavando a louça' para lembrar que a tarefa não leva tanto tempo quanto eu acho. Sempre imaginei que teria uma trilha sonora para a minha vida, mas nunca pensei que de fato a usaria como uma estratégia adaptativa de autoajuda."

> **Sarah G., 39, Carolina do Sul**
>
> "É útil encontrar algo de que gosto no que preciso fazer. Quando eu preparo refeições, eu me concentro em fazer almoços bonitos estilo bentô ou em usar novos ingredientes. Escolho um programa de TV de que gosto para andar na esteira. Uso um spray de limpeza novo. (Não, sério... às vezes a novidade ajuda!)"

2. REDUZA O ATRITO E LUBRIFIQUE AS RODAS

Quanto mais barreiras entre você e sua tarefa você puder remover, de menos motivação precisará para começar e continuar. Eliminar obstáculos reduz o atrito e torna uma tarefa mais acessível. Lubrificar as rodas significa fazer qualquer coisa que aumenta as chances de querermos fazê-la (inclusive adicionar recompensas; mais na página 157).

- **Faça o que puder de antemão.** Durma com as roupas da academia, agende aulas com antecedência, ou faça uma checklist para si mesmo. Fazer o que pode de antemão significa que há menos para fazer — ou no que empacar — na hora do vamos ver.

- **Remova obstáculos físicos e outras barreiras.** Se tem algo no caminho do piano, vai ser mais difícil para você tocar piano. Se uma tarefa te sobrecarrega por motivos sensoriais — por exemplo, tem algo sobre ela que é claro demais, barulhento demais, ou nojento demais —, encontre uma ferramenta que te ajude a evitar a experiência desagradável. Use luvas enquanto lava a louça, tampões de ouvido para viagens barulhentas, ou óculos escuros para resolver pendências na rua.*

- **Invista em ferramentas que gosta de usar.** Muitos de nós temos associações negativas a tarefas em parte por causa das ferramentas que associamos à tarefa. Escolher as que passem uma boa sensação e aparência é uma ótima maneira de "lubrificar as rodas" antes de fazer A Coisa. Além disso, pode nos gerar ou economizar dinheiro em longo prazo. Por exemplo, quanto já gastamos com delivery porque as "panelas boas" ou ferramentas que podem facilitar o processo de cozinhar são "caras demais"?

- **Olhe com cuidado para o seu "porquê".** Tem um motivo para você estar fazendo A Coisa. Qual é o motivo? Pode não ter a ver com a tarefa em si. Tem um exemplo fofo disso num episódio de *Os Simpsons*. Quando Homer volta ao trabalho depois do nascimento de Maggie, ele prende fotos dela por cima de um cartaz agourento pendurado pelo chefe, que dizia: "Don't forget. You're here forever." [Não se esqueça. Você ficará aqui para sempre.] As fotos de bebê cobriam letras suficientes para que o cartaz agora dissesse: "Do it for her." [Faça isso por ela.]

- **Surfe a onda.** Se você estiver a fim de enfrentar uma tarefa importante que em geral não gosta de fazer, lide com ela na hora. Ataque enquanto o ferro está quente; ou, mais precisamente, enquanto o atrito está baixo.

---

* Nós nem sempre notamos as barreiras se não estivermos procurando por elas. Fazer um "registro de barreiras" para tarefas nas quais está tendo dificuldade rotineiramente pode ajudá-lo a entender onde exatamente você está empacando, de modo que possa remover as barreiras removíveis para o seu eu futuro também! Essa é uma das coisas mais poderosas que eu já fiz, e é por isso que consigo (em geral) postar os vídeos a tempo: eu consegui reconhecer padrões nas barreiras que estava enfrentando.

- **Coma o sorvete primeiro.** Essa veio de Jesse J. Anderson, um amigo e autor de *Extra Focus*: em vez de tentar comer o sapo primeiro, pode ser útil comer o sorvete primeiro. Fazer algo de que gostamos em vez de tentar enfrentar o item mais difícil de nossa lista aumenta muito as chances de entrarmos num modo produtivo.

Jolie J., 32, Flórida

"Eu desenvolvi um sistema para tornar uma tarefa mais fácil e divertida. Customizo tudo, uso adesivos e tinta para tornar as coisas mais atraentes para mim. Assim que uma coisa fica bonita, divertida e superfácil de acessar, eu consigo fazê-la. Remova todos os obstáculos!"

Skye N., 22, Singapura

"Estou tentando mudar minha forma de pensar sobre tarefas; em vez de me forçar a estudar, eu 'me convido a aprender'. As conotações positivas deixam mais fácil superar o Muro de Desgraças."

Spider, 39, Flórida

"Depois de tomar meu remédio de manhã, eu reservo em torno de uma hora para fazer nada e assim deliberadamente 'turbiná-lo'. Jogo videogames calmos, assisto a vídeos de passeios por jardins ou parques até minha medicação já ter batido há um tempo e eu estar literalmente explodindo para ir trabalhar."

3. ADICIONE (OU AUMENTE) A PRESTAÇÃO DE CONTAS

Prestar contas ajuda a reduzir a distância entre a atitude que precisamos tomar e as consequências de tomá-la (ou não a tomar). Prestar contas por si só nem sempre basta porque, novamente, motivação não é sempre a questão; nesses casos, uma prestação de contas pode *piorar* as coisas.* Mas, se de fato tivermos os recursos e habilidades para fazer o que precisamos, adicionar uma prestação de contas pode nos incentivar a agir porque, se não fizermos a coisa, as pessoas vão *saber*. E, se *fizermos* a coisa, as pessoas vão saber!

- **Decida o que vai fazer e não fazer.** Às vezes, só o que precisamos em termos de prestação de contas é esclarecer o que vamos fazer e o que pode esperar. Se você precisar de ajuda para entender isso, coaches, terapeutas e até um amigo ou colega de trabalho podem ajudá-lo a fazer (e ajustar) um plano para garantir progresso em coisas importantes para você.

- **Encontre parceiros de produtividade.** Há muitos grupos criados para ajudar pessoas a se conectar e apoiar uma à outra na direção de objetivos específicos; você também pode pedir a alguém para agir como "dublê" com você — ficar em silêncio num cômodo enquanto você trabalha. Isso pode incluir ir a lugares públicos onde há outras pessoas trabalhando ou estudando porque há uma discreta pressão social para que você faça o mesmo.

- **Encurte o ciclo de feedback.** Às vezes temos dificuldade de terminar um projeto porque travamos numa parte dele; às vezes é porque o prazo está distante demais para fazer nossos cérebros pegarem no tranco. De qualquer forma, pedir prazos mais curtos e/ou verificações mais frequentes pode ajudar. Essas verificações podem ser com seu chefe, seus colegas ou amigos aleatórios: "Ei, posso te mostrar o que já fiz no meu projeto esta sexta-feira?"

---

* Lê-se: aumento de ansiedade, ataques de pânico e dissociação.

- **Transforme numa competição!** Existem aplicativos, programas e competições que gamificam a produtividade, mas você também pode simplificar. Desafie um amigo a criar um hábito (como fazer a cama de manhã): a primeira pessoa a enviar uma foto da cama feita ganha.

> **Solstice H., 33, Estados Unidos**
>
> "Tenho um grupo de apoio on-line muito bom que normalizou as 'trocas de funções executivas'. Uma pessoa fala 'Aaaarg, eu preciso lavar roupa', e outra responde com algo tipo 'Se você botar uma leva de roupas para lavar, eu vou esquentar algo no micro-ondas para jantar'."

> **Amy H., 49, Carolina do Sul**
>
> "Eu já fingi ser um desses canais do YouTube que são só a vida de uma pessoa, e fiquei narrando o que estava fazendo para uma câmera imaginária. Às vezes funciona; eu ainda quero agradar a plateia imaginária."

> **Katherine E., 30, Virgínia**
>
> "A melhor motivação para mim é adicionar um momento de 'passar o bastão' na tarefa. No trabalho, quem precisa do bastão do meu trabalho para fazer o próprio? Meu parceiro precisa de louças limpas para fazer o jantar à noite?"

Uma observação sobre procrastinação

Procrastinar é comum para quem tem TDAH — e por uma boa razão. O senso de urgência que sentimos à medida que um prazo se aproxima faz nosso cérebro pegar no tranco. Começar a trabalhar mais próximo de um prazo em vez de com bastante antecedência, como muitos de nós aprendemos, pode nos economizar muito tempo e energia mental.

Mas **como** você procrastina importa.

As pesquisas sugerem que aqueles que praticam o que se chama de procrastinação ativa — a procrastinação do tipo "esperar até seu cérebro pegar no tranco" ou "adiar o dever de casa até a noite anterior ao prazo" — demonstram desempenho e resultados similares aos dos não procrastinadores. Por outro lado, quem pratica procrastinação passiva — o tipo "cabeça enfiada na areia" no qual você evita até mesmo pensar sobre A Coisa — é mais suscetível a ter resultados negativos como notas baixas, oportunidades perdidas e... não lembro mais o quê. Ironicamente, não paro de procrastinar a releitura dessa pesquisa.

No entanto, a procrastinação ativa tem seu preço. Você ainda assim pode ter que jogar alguma coisa importante para o alto enquanto tenta concluir a tarefa

> mais urgente. Seus esforços podem afetar a qualidade do funcionamento do seu cérebro no dia seguinte. Às vezes esses preços valem a pena; às vezes não.
>
> A conclusão? É irreal esperar que qualquer um, especialmente alguém com TDAH, não procrastine nem um pouco. Mas, se for procrastinar, procrastine de forma consciente.

4. TORNE AS RECOMPENSAS MAIS SALIENTES

Certifique-se de que as recompensas são motivadoras para a pessoa que está tentando motivar (que é *você*). Para as tarefas que não são intrinsecamente motivadoras, adicionar recompensas extrínsecas que sejam pode ser uma ótima forma de produzir interesse imediato, especialmente quando o objetivo (e o prêmio!) para o qual você está trabalhando parece tão distante.

- **Escolha uma recompensa significativa para você.** Pessoas diferentes respondem de forma diferente a recompensas diferentes. Talvez a melhor recompensa para você seja algo que não se permite ter com frequência ou algo relacionado aos passos que está dando para alcançar uma meta. Eu gosto de comprar artigos esportivos à medida que sigo me exercitando, e suéteres macios e aconchegantes com os quais escrever à medida que faço progresso no manuscrito. Se uma recompensa é pessoalmente significativa, é mais provável que ela motive você.

- **Dimensione uma recompensa estrategicamente.** Pense como um economista. Se uma recompensa for grande demais, ela vai saturar o mercado e gerar inflação. Se você se recompensar com sushi por esvaziar a lava-louça, agora esse é o preço de esvaziar a lava-louça. Boa sorte em convencer seu cérebro a fazer a mesma tarefa por menos amanhã. Ao mesmo tempo, se não for grande o suficiente, não será motivadora o suficiente: "Ok, *não* vou esvaziar a lava-louça por 5 minutos de videogame. Esvaziar a lava-louça me ocupa mais tempo do que isso!"

- **Torne a recompensa mais imediata.** Uma recompensa que acontece na mesma hora é mais saliente. Feedback positivo imediato é um ótimo exemplo. Você também pode tentar se recompensar ao longo do processo, ou combinar algo recompensador à atividade em si. Se uma recompensa está "presa" no futuro — como uma viagem iminente que você planejou —, torne seu progresso mais tangível fixando uma foto do seu destino e riscando os dias que passam na sua agenda. Ative sua empolgação!

- **Dê-se a recompensa por fazer A Coisa.** Recompensas não funcionam como combustível motivacional se você se recompensar independentemente dos seus esforços — ou não se recompensar nem um pouco. Certifique-se de que pode aproveitar sua recompensa assim que terminar uma tarefa (ou fizer progresso nela!), mas instale barreiras até chegar a certo ponto.*

> **DJ D., 25, Ohio**
>
> "Quando preciso fazer um trabalho, eu começo pela parte mais difícil, então planejo algo divertido para fazer quando acabar tudo. Fazer uma lista e ticar caixinhas dá uma onda de dopamina ao meu cérebro porque sinto que cumpri uma coisa enquanto avanço para a próxima."

---

* Um colega escritor me deu uma caixa de mimos quando eu estava editando este livro. Ela continha vários minipresentes e cartões acompanhados de instruções. Eu podia abrir um presente imediatamente. Podia abrir outro quando estivesse em um quarto do progresso, na metade, em três quartos e no fim. Foi superfofo e supermotivador!

> **Kricket W., 16, Michigan**
>
> "Minha mãe tentava me convencer a fazer meu dever de matemática usando M&Ms. A princípio, ela me oferecia um saquinho quando eu terminava o dever. Não funcionava. Então, uma noite, ela abriu o saco e colocou um único M&M's ao lado de cada problema. Isso funcionou. Recompensa instantânea, e um incentivo para continuar."

> **Lucila S., 30, México**
>
> "Para me motivar a me exercitar, eu comprei a espuma de banho mais chique e deliciosa para tomar banho depois da natação. Eu só posso usá-la nesse contexto, e faz com que eu me sinta num spa."

5. NÃO ESPERE QUE VOCÊ VÁ SE ATER ÀS COISAS

Calma, eu vou explicar. Muitas vezes, nós começamos uma nova empreitada sem uma data de término. Podemos presumir que esse novo hábito, trabalho ou hobby é *o melhor* e vamos fazê-lo para sempre. Compreensivelmente, ficamos frustrados e decepcionados quando não acontece assim. Em vez de esperar que vamos magicamente nos ater às coisas apesar de todas as evidências passadas apontando o contrário, em geral é mais útil *planejar* para a variabilidade de interesses e motivações inerentes ao TDAH.

- **Percorra diferentes hobbies, trabalhos e interesses.** Quando a novidade de uma coisa passar, tudo bem trocar para outra. Afastar-se de uma coisa dá a oportunidade de fazer com que ela pareça nova de novo.

- **Seja uma abelha.** Carregue consigo o aprendizado com uma experiência e o use para "polinizar" a próxima empreitada. As pessoas com TDAH são com frequência chamadas de "pau para toda obra, especialista em nada", mas você sabia que podemos ver essa frase de outra forma? Ser pau para toda obra significa ser especialista em nada, mas muitas vezes isso é *melhor* do que ser especialista numa única coisa. É valioso desenvolver um conjunto de habilidades diversas.

- **Estabeleça uma data para reavaliar.** Concorde em se ater a algo por um tempo específico que pareça razoável. Quando chegar ao prazo, veja se vale a pena continuar com o que está fazendo. Dessa forma, não continuamos a investir tempo e energia em algo que não está funcionando para nós. Essa estratégia também ajuda com a tendência do TDAH a desistir de um projeto, sistema ou tarefa ao primeiro sinal de fracasso.

Cashel R., 45, Louisiana

"Bem, posso afirmar que, no teatro, ter TDAH é um grande incentivo. Tenho projetos de curta duração que variam bastante de apresentação para apresentação, o que mantém meu interesse aguçado. A área também permite que eu ocupe qualquer que seja a posição necessária. Precisam de uma atriz? Deixem comigo! Designer cênica, construtora de cenário, cenógrafa, diretora, aderecista, figurinista? É comigo mesma. Eu alcancei um nível suficientemente alto de maestria em cada área para fazer o trabalho bem. Depois passo para uma atividade nova, mantendo minha mente sempre acelerada."

> "Às vezes eu simplesmente não fico motivado, e isso não precisa ser um problema. É importante que nem sempre precisemos ser motivados. Às vezes podemos existir e desfrutar do mundo sem fazer as coisas acontecerem."
>
> **Jeffry C., 47, Alasca**

Treinador A *vs.* Treinador B

Enquanto eu escrevia este livro, o dr. Patrick LaCount, psicólogo e consultor de pesquisa para o How to ADHD, me contou uma história que ele compartilha com seus clientes.

Imagine uma criança de 8 anos que é a goleira do time de futebol.

Está quase no fim do jogo, e um jogador do outro time está prestes a chutar para o gol. Nossa goleira estima para que lado a bola vai, mergulha nessa direção e erra completamente. A bola voa na outra direção e entra no gol. A partida acaba; o time dela perde.

O Treinador A chama a goleira. Ele começa a gritar. "Qual é o seu problema? Você nos fez perder a partida. Nós praticamos isso no treino. Você sabia o que fazer!"

A criança se sente péssima e vai para casa derrotada. Da próxima vez que acontece um treino, ou até mesmo um jogo, ela diz que está com dor de barriga e fica em casa.

Agora imagine o mesmo cenário; só que, dessa vez, o Treinador B a chama depois que o time perde a partida.

"Ei, vem cá. Não esquece: quando estiver tentando descobrir para que lado a pessoa vai chutar, olhe a direção dos olhos dela, e a posição dos pés. Entendeu? Sim, claro que entendeu."

A criança ainda se sente péssima por ter feito o time perder a partida, mas agora tem algo diferente para tentar. E, da próxima vez que precisa jogar, ela aparece.

Depois de contar essa história para seus clientes, o dr. LaCount pergunta: "Qual treinador você gostaria que sua filha tivesse se quisesse que ela se divertisse?"

Todo mundo escolhe o Treinador B.

"Mas quem você escolheria se quisesse que ela jogasse profissionalmente?"

Ainda assim, todo mundo escolhe o Treinador B.

Quando se trata de nos motivar, no entanto, com frequência falamos com nós mesmos como se fôssemos o Treinador A. "Qual é o seu problema?! Você sabia que isso era importante; devia ter começado mais cedo." Ou: "Por que você fez isso desse jeito? Você *sabia que não funcionaria*." Ou até mesmo: "Meu Deus, você é tão (preencha com seu termo ofensivo de preferência, provavelmente capacitista); como pode ter esquecido/perdido/estragado algo tão importante? Tão *óbvio*? Você é um adulto — *aja como um*."

Para muitas pessoas com TDAH, nós crescemos ouvindo mensagens como essas e as internalizando. Elas se tornaram nosso padrão.

Muitas pessoas já me perguntaram como eu, alguém com TDAH, consegui escrever um livro, considerando que com frequência temos dificuldade até para *ler* um. Para ser sincera, tem sido difícil.

Este capítulo foi incrivelmente desafiador. Tive dificuldade por ter muito para dizer. Não sabia por onde começar. Fiquei parada no carro, no estacionamento em frente ao meu escritório, por mais de uma hora, congelando, porque não tinha energia para entrar e terminar de escrever o capítulo, mas também não queria desistir e ir para casa. Tive que usar absolutamente todas as estratégias da caixa de ferramentas deste capítulo (e várias dos outros capítulos) para conseguir terminar.

Ainda assim, furei prazos. Eu li o que escrevi e odiei. Fiquei com vergonha de mostrar ao meu editor a bagunça que tinha colocado no papel, e o Treinador A se infiltrou na minha cabeça. "Qual é o seu problema? Você devia ter começado mais cedo. Isso está horrível. Como é que te deixaram escrever um livro?"

E, quando isso acontece, eu uso o truque que o dr. LaCount ensina a todos os seus clientes: note quando está se repreendendo e se pergunte:

"O que o Treinador B diria?"

Meu Treinador B me lembraria de que eu nunca escrevi um livro antes. Estou aprendendo ao longo do processo.

Em vez de me dizer o que eu devia ter feito, o Treinador B sugeriria que eu ajustasse meus prazos com base no ritmo no qual eu estava escrevendo. Que pedisse orientação ao meu editor. Que engolisse o orgulho e contratasse um parceiro de escrita para me ajudar com partes com as quais tenho dificuldade. Que mandasse mensagem para uma amiga naquele estacionamento congelante e perguntasse se ela queria fazer dublê comigo.

Também recebi conselhos de amigos. Dani, que foi de fato goleira quando criança, me disse: "Pode parecer que a partida toda se resume a você e ao fato de você ter perdido a bola, então é fácil assumir toda a culpa. Mas há muitas outras pessoas no time envolvidas em vitórias ou derrotas. Às vezes, o sistema que você está usando não está colaborando muito para o seu sucesso. Mesmo que esteja, é muito pouco realista esperar que você vá agarrar todas as bolas. Faça as pazes com o fato de que vai perder algumas – e tudo bem."

> Eu me lembrava de que poderia tentar algo diferente da próxima vez.

Quando alguma tentativa não funcionava, eu aprendia com a experiência. Eu me lembrava de que poderia tentar algo diferente da próxima vez.

E, da próxima vez que precisava escrever, eu aparecia.

CAPÍTULO 8
Como se lembrar de coisas

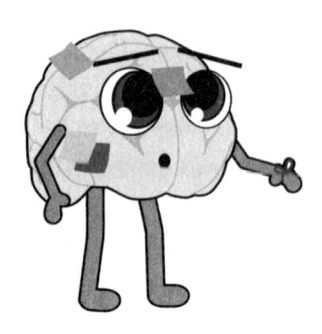

A única coisa mais rápida do que a velocidade do pensamento é a velocidade do esquecimento. Ainda bem que temos outras pessoas para nos ajudar a lembrar.
— VERA NAZARIAN

ESQUECI

Depois de um ano trabalhando neste livro, eu entrei em contato com Pina Varnel, criadora da tirinha de humor *ADHD Alien*, sobre os desafios que enfrentamos ao escrever nossos respectivos manuais cerebrais. Enquanto conversávamos, o assunto "esquecer coisas" veio à tona. Ela perguntou como eu estava abordando o assunto no meu livro.

Eu a encarei.

Passara um ano escrevendo um livro sobre TDAH e me esquecera completamente de incluir um capítulo sobre esquecer coisas.

Concluí que isso por si só já era a prova de que eu precisava incluí-lo. Seria tarde demais? Faltava menos de um mês para o prazo de entrega do manuscrito, e não estava nem perto de terminá-lo, mesmo sem essa nova adição.

As pessoas profundamente preocupadas com meu bem-estar me perguntaram se havia outra forma de fazer isso. Será que eu poderia adicionar o assunto a outro capítulo? Abordá-lo por alto com uma anedota engraçada no final? Deixar para outro livro?

Eu neguei. Precisava fazer isso. Noventa por cento da experiência do TDAH é dizer duas coisas sem parar: "Desculpa, me distraí" e "Desculpa, esqueci". Eu sabia que havia muito para dizer sobre esse assunto.

Entrei em contato com meu consultor de pesquisa dr. Patrick LaCount (que também tem TDAH):

> Eu: Oi, Patrick!
> Você consegue me arrumar pesquisas sobre "Como se lembrar de coisas" até sábado de manhã? Vou começar esse capítulo na semana que vem.
>
> Patrick: Com certeza.

Eu pedi atualizações na segunda-feira de manhã:

> Eu: Ei, Patrick! Você chegou a mandar as pesquisas? Se não, teria tempo de retornar amanhã? Vou começar a escrever "Como se lembrar de coisas" na quinta-feira.
>
> Patrick: M*rda, eu sabia que estava esquecendo alguma coisa! Posso fazer uma avaliação amanhã de manhã, então vou ter um tempo livre das 15 às 16h no horário padrão da montanha.

Aí quase perdi a reunião porque *eu* me esqueci de contar com o fuso horário diferente.

Não é que não me lembre de nada. Consigo me lembrar da cor das cortinas da minha casa de infância. Nunca vou me esquecer da primeira vez que dancei com um garoto — ou, para ser mais exata, fiquei parada frente a frente com um garoto — no baile da escola, e quanto tempo passei escondida no banheiro com vergonha depois que me dei conta de que não sabia o que fazer quando a música começasse a tocar. Sei dizer quantas notas amassadas de um dólar um grupo de seis adultos exigentes deixou de gorjeta quando eu trabalhava no turno da madrugada do Denny's aos 20 anos. (Seis.)

Mas lembrar o que estou fazendo enquanto tento fazê-lo? Claro que não.

Lembrar as falas que passei três horas decorando? Provavelmente não.

Lembrar o nome da pessoa parada na minha frente? ... Talveeeez.

Olhando de fora, nem sempre parece grande coisa. Eu consigo rir das situações. É parte do que me faz ser quem sou. Como minha mãe observava com frequência: eu esqueceria minha cabeça se não estivesse grudada no pescoço.

Observando com mais atenção, no entanto, não é tão fofo ou engraçadinho. As pessoas com TDAH esquecem coisas o tempo todo; nós nos exaurimos compensando pelas coisas que nos escaparam da mente.

Isso é péssimo para a minha autoestima. Quando eu percebia que tinha esquecido alguma coisa óbvia ou importante, os pensamentos negativos eram imediatos e automáticos. Julgamentos começando com "Eu sou tão..." e "Eu sou uma..." passavam na minha cabeça e às vezes me escapavam pela boca.

Isso é péssimo para a minha segurança financeira. Já perdi empregos devido a documentos e acompanhamentos esquecidos. Aumentei, então destruí completamente, meu crédito — duas vezes — devido à falta de pagamentos de contas que eu tinha dinheiro para pagar. Isso é péssimo para a minha segurança física, quando meu crédito não era bom o suficiente para alugar um apartamento.

Isso é péssimo para os meus relacionamentos. Não só já tive amigos que desistiram de mim por não poderem contar comigo, como também já tive relacionamentos que deram errado porque não consigo monitorar a forma como estou sendo tratada. Esse amigo está me dizendo algo maldoso pela primeira vez ou pela quinta? Sobre o que foi a nossa última briga mesmo? Pessoas esquecidas — especialmente as que têm baixa autoestima (ver acima) — podem ser facilmente manipuláveis.

Eu sabia que era capaz de me lembrar de coisas. Também sabia que não podia confiar na minha memória para funcionar como e quando eu precisava.

Uma lista *muito incompleta* de coisas que eu já esqueci

- O que você acabou de dizer;
- O que eu acabei de dizer;
- O que eu estava fazendo;
- Onde eu deixei minhas chaves/meu celular/a coisa que estava *segurando agora mesmo*;
- O que aconteceu ontem;
- Por que eu estava brava há dez minutos;
- Se tomei meus remédios;
- A epifania revolucionária que eu tive ontem;
- O que concordei em fazer amanhã/semana que vem/mês que vem;
- Os materiais de que precisava para fazer o que quer que estivesse tentando fazer;
- Os limites que você estabeleceu;
- Os limites que *eu* estabeleci;
- Tudo o que acabei de ler;

- O que eu deveria fazer de diferente agora;
- O nome do aplicativo que estou tentando abrir e já usei mil vezes;
- Como mexer no controle remoto;
- Meu casaco;
- Minhas meias;
- A calça que eu tinha toda intenção de vestir *antes* de atender à porta.

O QUE EU APRENDI
Antes de começar a fazer pesquisas para o canal, eu conhecia dois tipos de memória: de curto prazo e de longo prazo. Bem, a verdade é que há um monte de outros tipos que os neurocientistas ainda debatem: memória sensorial, memória implícita, memória explícita, memória háptica, memória procedural, e mais. São muitas para lembrar. Para mim, pelo menos.

A questão é: memória é um negócio complicado. Eis o que é mais importante de entender para quem tem TDAH.

NOSSA MEMÓRIA DE LONGO PRAZO É... OK?
Em vários estudos sobre memória de longo prazo, os participantes com TDAH se saíram tão bem quanto, se não melhor, os participantes neurotípicos em testes para certos tipos de memória.

Exemplo: memória episódica, um tipo de memória de longo prazo que nos permite lembrar de detalhes sobre uma experiência específica – o que aconteceu, o que foi dito, como nos sentimos, e por aí vai. Um estudo de 2008 descobriu que, quando conversavam sobre um acontecimento especial na vida delas, as crianças com TDAH forneciam narrativas mais longas e descritivas do que as crianças sem TDAH.

Eu sou assim. Mesmo adulta, consigo descrever cenas inteiras da minha infância com tantos detalhes visuais e emocionais quanto um filme. Minha parceira de escrita, que não tem TDAH, não consegue, por mais que ela se lembre do assunto sobre o qual deveríamos estar escrevendo hoje. ("É o Capítulo 8, 'Como se lembrar de coisas', chuchu.")

Por outro lado, alguns estudos em pessoas com TDAH *encontraram* déficits na memória de longo prazo. Por quê?

A habilidade de lembrar depende de três processos: codificar informação, armazená-la e, finalmente, recuperá-la. Uma meta-análise da memória de longo prazo em adultos com TDAH sugere que nossa dificuldade de lembrar coisas no longo prazo é, na verdade, um déficit de *aprendizado* que acontece na fase de *codificação*. Em outras palavras, nós não conseguimos nos lembrar do que nunca aprendemos.

Descobertas como essa são muito interessantes, e também úteis porque podemos fazer *muito* para ajudar o processo de codificação. Conseguir fornecer essa ajuda começa com a compreensão da memória de trabalho e de qual é o trabalho dela (hehe) em cérebros com TDAH.

A MEMÓRIA DE TRABALHO É COM FREQUÊNCIA COMPROMETIDA NO TDAH

memória de trabalho (s.)
Um tipo de memória que nos dá a habilidade de reter uma informação nova temporariamente na cabeça enquanto trabalhamos com ela.

Nós usamos a memória de trabalho para muitas tarefas cotidianas: lembrar de um horário e uma data enquanto procuramos uma caneta para anotá-los. Saber o que fomos fazer num cômodo. Lembrar o nome de alguém e dizer o nosso ao mesmo tempo em que tentamos avaliar uma situação social nova.

A memória de trabalho de todo mundo tem um número limitado de "compartimentos". Quando precisamos lidar com uma informação, nós a guardamos num desses compartimentos. Então ela desaparece logo, constantemente circulando de modo a abrir espaço para novas informações. (Para as informações que precisaremos mais tarde, nós podemos salvá-las no disco rígido do nosso cérebro por meio de técnicas de codificação, como "fazer anotações" e "estudar".)

A memória de trabalho é com frequência comprometida em cérebros com TDAH. Nós basicamente temos menos compartimentos, em especial quando se trata das memórias de trabalho verbal e auditiva. Isso dificulta lembrar algo que acabamos de ler ou ouvir alguém dizer.

Digamos que uma aluna neurotípica tenha uma capacidade de memória de trabalho que a permita temporariamente guardar cinco informações. E outro aluno com TDAH só consiga guardar três.

O professor faz uma pergunta aos alunos, seguida de três possíveis respostas.

O aluno neurotípico pode conseguir responder à pergunta sem problemas ao mesmo tempo que pensa no garoto bonitinho da segunda fileira. Mas, no momento em que o professor compartilha a terceira resposta possível, o aluno com TDAH provavelmente já esqueceu a pergunta, *mesmo que ele esteja completamente concentrado*. Ele não tem compartimentos suficientes para guardar toda a informação.

Nosso aluno com TDAH também precisa se esforçar mais para direcionar sua atenção e suas ações. A dificuldade na regulação da atenção significa que as informações naqueles compartimentos podem ser expulsas muito mais facilmente. Nós também ocupamos compartimentos valiosos de memória de trabalho para nos lembrar de que precisamos "ficar parados", "não fazer barulho" e todas as outras coisas que nos mandam fazer e não são naturais para nosso cérebro.

TAMBÉM TEMOS DIFICULDADE DE RECORDAR INFORMAÇÕES

Nós não conseguimos nos lembrar de algo no qual não estávamos prestando atenção para começo de conversa e, como eu expliquei em "Como ter (hiper) foco", página 52, as pessoas com TDAH têm dificuldade de regular a atenção. Ainda assim, esse não é o *único* fator que contribui para nossas dificuldades de lembrar de coisas no longo prazo (e, por longo prazo, eu me refiro a coisas que aconteceram, tipo, ontem).

Nós não conseguimos nos lembrar do que não entendemos

O processo de codificar informações em armazenamentos de longo prazo exige que nossos cérebros comparem novas informações com o que já sabemos e depois descubram onde armazená-las. Para que isso aconteça, precisamos confiar na nossa memória de trabalho para guardar todas essas informações por tempo suficiente para que isso aconteça.

Se a nova informação for fácil de entender e relacionada a um assunto familiar, o processo de codificação pode ser rápido e fácil. Se, por outro lado, nós não fizermos ideia do que alguém está falando — possivelmente porque deixamos passar ou não codificamos o conhecimento fundamental bem o bastante —, podemos não ter tempo suficiente para esse processo acontecer. Antes que nossos cérebros sejam capazes de codificar uma informação, uma informação nova chega e a expulsa da nossa memória de trabalho.

Eu aprendi isso da pior forma quando fui convidada para assistir à aula de álgebra de um professor da faculdade e oferecer feedback. Ele entregou um questionário no meio da aula. Apesar de saber, àquela altura, como ajudar minha memória de trabalho e atenção, não consegui responder a nenhuma pergunta do questionário sobre a aula do dia. *Nenhuma*.

Em defesa do professor, ele fizera algumas pausas ocasionais durante a aula para perguntar: "Alguma dúvida?" Mas porque minha memória de trabalho não conseguiu guardar a informação passada por tempo suficiente para dar sentido a ela, não entendi o bastante para saber que pergunta fazer.

Eu me senti uma aluna ruim, como já me sentira tantas vezes durante as minhas aulas de fato, então lembrei: isso não é verdade. Eu só não tinha conhecimento fundamental sobre álgebra o suficiente para codificar o que o professor estava dizendo antes que aquilo escapasse da minha memória de trabalho.

O professor ensinaria o mesmo conteúdo na sala seguinte. Durante o intervalo de 10 minutos entre as aulas, eu me forneci uma fundação rápida em álgebra fazendo o que faço de melhor: usando o Google. Passei os olhos em artigos sobre os conceitos básicos da álgebra e aprendi o que alguns dos termos significavam e os "cinco passos" para solucionar uma equação. (Havia passos?! Bem, isso explicava muito.) Durante a aula seguinte, eu entendi mais do que o professor estava dizendo. E, quando ele entregou o questionário, eu me lembrei de parte do que ele ensinara e respondi várias questões corretamente.

Por ter um "gancho no qual pendurar" a lição — que, neste caso, era a informação que eu lera no Google —, consegui aglomerar vários dados num único "compartimento" de memória de trabalho. E isso, por sua vez, significou que minha memória de trabalho pôde guardar mais informações, o suficiente para que eu conseguisse entender e codificar ao menos parte do que o professor estava ensinando.

Nós não conseguimos nos lembrar do que não nos lembramos de lembrar

Em geral, as questões com a memória de longo prazo que as pessoas com TDAH enfrentam têm mais a ver com dificuldades de codificar do que de armazenar ou recuperar. Há uma exceção notável.

Por mais que a recordação guiada e a recordação serial não sejam comprometidas em cérebros com TDAH, estudos feitos em crianças e adolescentes com TDAH sugerem que a recordação livre *é*. Recordação livre, também chamada de recordação não guiada, é a habilidade de se lembrar espontaneamente de alguma coisa sem uma pista que nos induza. Por exemplo, nós sabemos que levamos um casaco para a escola, e talvez até nos lembremos de onde o deixamos, mas provavelmente vamos nos esquecer de pegá-lo na saída, a não ser que algo (ou alguém) nos lembre.

Essa tendência de coisas e pessoas estarem "fora da vista, fora da mente" às vezes é confundida com uma questão de permanência de objeto. Permanência de objeto é um marco de desenvolvimento importante alcançado na primeira infância, com frequência por meio de brincadeiras como "Cadê? Achou!". É a compreensão de que, quando não conseguimos mais ver um objeto ou uma pessoa, eles continuam a existir.

Entender que nosso amigo continua a existir quando ele sai do cômodo não é a questão com o TDAH.

Mas *lembrar* que nosso amigo existe quando ele sai do cômodo, que deveríamos mandar uma mensagem para ele mais tarde e nos certificar de que ele chegou bem em casa? Com isso nós temos dificuldade porque depende da recordação livre.

"Desculpa, esqueci!"

Nossa dificuldade com a recordação livre também ajuda a explicar por que a memória prospectiva — a habilidade de nos lembrar de fazer algo no futuro — é comprometida em quem tem TDAH. Pelo menos a memória prospectiva *baseada em tempo*.

A memória prospectiva baseada em tempo é o que nos permite lembrar de fazer alguma ação num horário específico ou depois que um tempo específico se passou.

Vamos supor que nosso amigo quisesse que retornássemos um contato em algumas horas. Ou talvez tenhamos dito que ligaríamos às 16h. Podemos ter feito planos para isso, entendido esses planos e guardado essa informação em algum lugar do cérebro. (E nós sabemos que os planos estão lá porque eles com frequência brotam na nossa consciência em momentos aleatórios.)

Ainda assim, quando chega a hora, nós nos esquecemos completamente desses planos. Com frequência nem temos noção de que horas são (ver Capítulo 6, "Como ver o tempo", página 116).

Se nos esquecemos de ligar de volta para nosso amigo às 16h, então como é que nos lembramos de perguntar sobre aquele livro que ele disse que podia nos emprestar da próxima vez que nos encontrássemos?

Isso acontece porque nossa intenção de pegar o livro emprestado quando o encontrarmos fica guardada na nossa memória prospectiva *baseada em eventos*, que não parece ser comprometida em cérebros com TDAH. A memória prospectiva baseada em eventos nos permite lembrar de uma ação em resposta a uma pista externa. Quando há uma pista externa envolvida, nossa habilidade de nos lembrar de fazer alguma coisa não é impactada pelo nosso senso capenga de tempo – ou nossas dificuldades com a recordação livre (por mais que seja totalmente possível que esqueçamos as exatas palavras do que queríamos dizer, nós vamos ao menos lembrar do que queríamos dizer).

Mas, novamente, só porque alguém nos pediu para fazer alguma coisa depois do jantar não significa que de fato ouvimos ou codificamos o pedido. Sim, mesmo se tivermos concordado totalmente em fazê-la. Mais uma vez, nossos cérebros divagam... muito.

Anônimo, 25, Estados Unidos

"Lembrar compromissos, aniversários e até mesmo feriados em geral é um desastre. Eu me pego tendo que anotar lembretes constantemente."

Koen S., 33, Bélgica

"Eu posso dizer a mim mesmo para não me esquecer de coisas; mas, mesmo que seja a coisa mais importante do mundo, vou me distrair, e a existência da constatação superimportante vai simplesmente evaporar da minha mente. Não vou nem lembrar que tive tal ideia. Ela some."

Dez C., 47, Washington

"Eu sinto que ou as coisas escapam da minha cabeça ou que nunca mais as esqueço. Não tem meio-termo."

Suzanne S., 37, Alasca

"A maior mentira que eu conto a mim mesma é: 'Não preciso anotar isso. Vou lembrar.' Noventa e nove por cento das vezes em que digo isso, eu esqueço."

A CAIXA DE FERRAMENTAS

Então, será que devemos simplesmente, tipo, desistir de nos lembrar das coisas? Nada disso. Quer dizer... mais ou menos. É importante aceitar que vamos nos esquecer de coisas, e entender *por que* teremos mais dificuldade de lembrar torna mais fácil entender quais estratégias podem ajudar (quando nos lembramos de usá-las, é claro). A essa altura, tenho tantas formas de amparar minhas dificuldades de memória que elas quase não me incomodam mais. *Quase*. Aqui estão minhas favoritas. Eu uso essas técnicas o tempo todo.

1. USE UM "ASSISTENTE"

A função executiva é tipo o CEO do cérebro – e que CEO não precisa de um assistente? Agendas, checklists, aplicativos e planners funcionam como assistentes tanto virtuais (digitais) quanto pessoais (analógicos). Por mais que nem sempre seja fácil usarmos essas ferramentas, elas nos ajudam a reservar nossos compartimentos de memória de trabalho para de fato realizar a tarefa à qual estamos nos dedicando. Não se preocupe, você ainda é o chefe; seu assistente só está ali para deixar seu cérebro livre para coisas mais importantes. Como decidir se você de fato *quer* ou não fazer a coisa.

- **Diário:** Um diário te proporciona um lugar para registrar seus pensamentos, sentimentos e sonhos, um lugar para o qual você pode olhar a fim de relembrar interações e acompanhar como as coisas estão indo. Se quiser que ele também funcione como um planner, o Bullet Journal e o Hero's Journal são ótimos sistemas para isso.

- **Listas de afazeres:** Às vezes nossa sobrecarga vem de tentar reter muitas coisas "a fazer" na nossa cabeça. Pode ser útil despejar tudo o que queremos fazer, então filtrar essa lista para o que de fato é possível fazer.* O dr. LaCount recomenda escolher no máximo três a cinco afazeres por dia. Porque priorizar pode ser um desafio para nós, ele sugere escolher aqueles que, se fizer, vai sentir que o dia foi um sucesso. Lembre-se: só porque sua lista de afazeres é curta, não significa que você não possa fazer mais. Muitas pessoas da nossa comunidade também usam listas de "feitos" para acompanhar tudo o que realizaram!

- **Programas de gerenciamento de projetos (por exemplo, Asana, Monday, Trello e Notion):** Esses programas podem acompanhar listas de afazeres e projetos inteiros. Mas tome cuidado! A capacidade deles é ilimitada. A nossa, não.

---

* Com frequência esse número é menor do que pensamos porque já temos tarefas relacionadas às nossas rotinas de "vida normal", e também temos um cérebro que gosta de fazer espontaneamente coisas que não planejamos.

Annamarijn V., 31, Bélgica

"Temos um grande quadro branco com a programação da família e os avisos importantes da semana na cozinha. Nele também fica nosso cardápio. Como anotamos tudo no começo da semana, não preciso me lembrar de nada ao longo dela."

Phoenix R., 39, Califórnia

"Gosto de usar minhas hiperfixações como ferramentas para me lembrar de coisas. Neste momento, são itens de papelaria, então anotar meus eventos em cores diferentes me ajuda a me concentrar em qual categoria aquele evento se encaixa (por exemplo, roxo para família, cada membro da família recebe sua própria cor, uma cor separada para a escola etc.)"

Jen M., 40, Carolina do Norte

"Sempre que combino um compromisso, eu o adiciono imediatamente à minha agenda. Nada de 'depois vejo isso'; eu faço na mesma hora. Também tenho o aplicativo Bullet Journal no celular onde guardo minhas listas de afazeres atuais. Tem sido útil usar um aplicativo porque eu perdia listas de papéis e me esquecia totalmente delas."

> **Uma observação sobre notas adesivas**
>
> Notas adesivas não são ótimas assistentes. No entanto, elas servem como assistentes fantásticas para o seu assistente. Pense em notas adesivas como a memória de curto prazo. Elas são ótimas para guardar informações importantes por um tempinho; mas, se você quiser que aquela informação grude (hehe), é útil codificar a informação num armazenamento de longo prazo (por exemplo, sua agenda).

2. REDUZA A DEMANDA SOBRE SUA MEMÓRIA DE TRABALHO

Já que temos menos compartimentos de memória de trabalho, precisamos usá-los de forma mais eficiente. Isso é especialmente importante para as novas tarefas porque elas criam demandas maiores na memória de trabalho; ainda não compactamos nada dessa informação, então não conseguimos encaixar tanto num único compartimento. Isso também é importante para as tarefas estressantes; quando as emoções batem, elas ativam nosso sistema de função executiva quente, o que desativa a cognição (ver página 79). (É por isso que as tarefas que são "tão simples quanto" não são necessariamente "tão viáveis quanto".)

- **Esvazie seus compartimentos de memória de trabalho.** Todo mundo já esteve nessa situação: durante conversas importantes ou tarefas pesadas para o cérebro, um pensamento brota na sua cabeça implorando por sua atenção. Da próxima vez que isso acontecer, tire um segundo para anotá-lo. Descarregá-lo permite que você use sua memória de trabalho inteira para ouvir ou processar o que o seu interlocutor está dizendo, ou para trabalhar na tarefa em questão (não só a parte que não está tentando lembrar o que você queria dizer ou o que lembrou de repente que precisa fazer na semana seguinte). Para evitar parecer distraída, eu tento avisar às pessoas: "Ei, isso merece meu cérebro por completo. Deixa eu anotar esse pensamento para poder te oferecer isso."

- **Use uma referência visual ou auditiva.** Checklists são um tipo de referência visual que muitos de nós com TDAH usamos. Mas essa não é a única maneira de amparar nossa memória de trabalho. Monitores duais conseguem manter mais informações na frente dos seus olhos para que você não precise guardá-las no cérebro. Da mesma forma, um bloco de notas ou quadro branco te dá um lugar no qual escrever e serve como uma referência que exige apenas um olhar de relance. Você pode até mesmo separar uma aba do seu navegador para consultar a página numa janela separada (só clique na aba e arraste!). Se o que você está fazendo exigir movimentação (como cozinhar ou limpar), ou se você tem um impedimento visual, um podcast, vídeo ou tutorial gravado por você mesmo podem ajudar!

- **Use um dublê ativo.** Por mais que um dublê possa ser alguém que simplesmente te faz companhia enquanto você trabalha, um dublê ativo, como um parceiro de estudos que possa testar seus conhecimentos, ou um colega de trabalho que possa ler informações em voz alta enquanto você as registra, oferece uma assistência adicional. Trabalhar com um dublê ativo divide a tarefa mental, o que torna o ato de fazê-la mais fácil — e menos frustrante — para ambas as pessoas. Isso também libera seus compartimentos de memória de trabalho para as tarefas cognitivas mais intensas, como codificar, analisar ou conferir seu trabalho.

- **Trabalhe numa tarefa por vez (também conhecido como monotarefa!).** Por mais que ser multitarefa possa ajudar na motivação e (estranhamente) na concentração, podemos dedicar mais compartimentos de memória de trabalho para uma tarefa quando estamos em modo monotarefa. Isso é importante se uma dessas tarefas precisar de nosso cérebro inteiro. (Veja "Uma observação sobre multitarefas", página 59.)

- **Dê um passo de cada vez.** Quebrar a tarefa em passos individuais e completá-los um por vez também podem ajudar. Por exemplo, decidir o que queremos dizer *antes* de tentar dizê-lo, ou separar todos os ingredientes para uma receita antes de começar a cozinhar.

> **Andrea M., 34, Suécia**
>
> "Eu uso monitores duais no trabalho: um para mostrar a informação de que preciso, e o outro para escrever ou fazer contas. Não ter que usar o alt + tab significa reduzir distrações e tirar a possibilidade de abrir algo que não deveria."

> **Lyskari V., 30, Califórnia**
>
> "Eu separo o que preciso de antemão. Para assar biscoitos, isso significa que pego todos os ingredientes necessários e os enfileiro em ordem com base na receita. Então eu me certifico de que todas as minhas xícaras medidoras, tigelas e outras ferramentas estejam à mão. Quanto menos preciso pensar sobre tentar pegar ou encontrar alguma coisa no momento, menos estresso minha memória de trabalho e é mais provável que termine com biscoitos deliciosos."

3. MELHORE SUA CODIFICAÇÃO

Visto que nossas questões com a memória de longo prazo acontecem na fase da codificação, faz sentido se concentrar em amparar esse processo. Codificar exige vários passos. Prestar atenção. Dar sentido à nova informação. E dar ao nosso cérebro tempo para processar. A internet é cheia de sugestões para ajudar com a codificação (ou seja, aprender e estudar), mas eis algumas que pegam mais leve com o cérebro:

- **Dê-se um gancho onde pendurar novas informações.** As pessoas com "ótima" memória são aquelas que conseguem aglomerar informações de forma mais eficiente. Providenciar um "gancho" onde pendurá-las pode ajudar. Peça perguntas ou tópicos com antecedência, consiga um apanhado do que será abordado numa reunião, pergunte qual é o tema de uma história (para você entender como os detalhes se conectam), ou dê uma revisada rápida no material novo antes de tentar estudá-lo.

- **Use estratégias de estudo ativas.** Nosso cérebro tem uma tendência maior a divagar quando usamos técnicas de estudo passivas, como ler. Fazer algo com o material engaja a parte do nosso cérebro que cria a rede positiva à tarefa, que fecha a porta da rede de modo-padrão (ver página 57; ela é responsável pelas nossas divagações mentais crônicas). Anote a informação, faça e use cartões de perguntas e respostas, tome notas a partir de um livro.

- **Faça grudar.** Nós nos lembramos melhor das coisas quando elas são importantes para nós ou se destacam como estranhas. Adapte seu aprendizado à sua própria forma de expressão. Transforme algo de que quer se lembrar numa história, um acrônimo, uma piada ou um desenho. Faça atuações. Use vozes bobas!

- **Ensine para outra pessoa.** Quando explicamos o que aprendemos bem o suficiente para alguém entender, nós reforçamos nossa própria compreensão sobre o material. Você também pode ensinar a si mesmo ou fingir ensinar uma criança de 5 anos. Se você conseguir explicar de uma forma que faça sentido para alguém de 5 anos é porque assimilou bem a coisa.

- **Dê um tempo.** Espace as sessões de aprendizado de novas matérias e deixe seu cérebro descansar — medite, cochile ou revise o que já aprendeu. As pessoas com TDAH com frequência viram a noite estudando antes de uma prova, mas dar tempo para nosso cérebro descansar nos ajuda a codificar informações com mais eficiência — e fortalece nossa habilidade de se lembrar delas.

- **Durma!** Dormir o suficiente ajuda a manter a concentração, e — como um bônus — nos ajuda a processar e fortalecer o que aprendemos naquele dia. Pense no sono como uma sessão de estudo à qual você não precisa comparecer.

> **Anônimo, 20, Flórida**
>
> "Meu pai me ajudava com matemática no ensino fundamental I transformando o estudo com cartões de perguntas e respostas numa brincadeira, com direito a vozes engraçadas e tudo. Ele notava que meu cérebro não absorvia nenhuma informação se não estivesse interessado. Isso foi antes do meu diagnóstico, então ainda me impressiona ele ter descoberto como me ajudar a estudar."

> **Laura W., 29, Austrália**
>
> "Sou assistente pessoal e sempre me certifico de estar com meu laptop para poder anotar qualquer instrução que receba. Sempre que recebo um trabalho novo, anoto todos os passos explicitamente. Crio um monte de documentos de processos por essa exata razão, que felizmente são úteis para todo o resto da equipe. Se não tiver nada onde escrever, cantarolo a tarefa na minha cabeça até chegar a algum lugar onde possa anotá-la ou até poder fazê-la. Se me pedem para fazer duas coisas ao mesmo tempo, estou meio que lascada."

4. USE PISTAS, MAS COM CAUTELA

Sugerir o uso de pistas para alguém com TDAH é como entregar um maçarico para alguém que *gosta muito de fogo*. Você pode acabar com um crème brûlée, mas também pode acabar com uma casa incendiada. Pistas são uma ferramenta poderosa e importante para cérebros que têm dificuldade com a recordação livre. Também são necessárias muitas habilidades para usá-las com maestria — e você vai precisar aprender o que fazer se algo acabar pegando fogo.

- **Coloque as coisas onde consiga vê-las.** Certifique-se de que tudo com o que você quer interagir está facilmente visível. Use rótulos e recipientes transparentes. Crie uma "plataforma de lançamento" ao lado da porta para pegar tudo o que precisa antes de sair. Guarde os vegetais nas prateleiras da geladeira, não em gavetas. Por outro lado, chega um momento em que fica difícil ver o que precisamos porque há *tantas* coisas visíveis. Use esse momento como uma pista para guardar algumas coisas.*

- **Restrinja as pistas de afazeres a horários e locais nos quais você possa segui-las.** Se o lembrete de usar um aplicativo de aprendizado de idioma surgir enquanto você estiver dirigindo para uma loja, ou você vai se treinar para ignorar o lembrete, ou vai responder ao lembrete e correr o risco de ter um *l'incidente d'auto*. Se já tiver uma tendência a ignorar lembretes, os torne esquisitos: uma meia na maçaneta para lembrá-lo de trocar os lençóis, um metrônomo no seu armário de lanches para lembrá-lo de praticar um instrumento. Pistas incomuns nos tiram do modo-padrão e aumentam a probabilidade de serem notadas.

- **Se ignorar uma pista, faça isso de forma consciente.** Pistas de afazeres sempre incitam uma ação, mesmo que essa ação seja ignorar a pista. Para proteger suas pistas, seja consciente. Tente fazer uma pausa antes de escolher sua resposta. Se escolher ignorar ou adiar a pista, note por que está fazendo essa escolha. Você pode usar essa informação valiosa para refinar a pista no futuro, ou para reconhecer barreiras que agora pode remover.

- **Use pistas para se lembrar de suas intenções.** Por mais que devamos ser cuidadosos com pistas de afazeres e onde as introduzimos, podemos colar pistas relacionadas à intenção por todo canto. A coach de TDAH Caroline Maguire sugere que criemos pistas que nos lembrem da pessoa que queremos ser e escolhamos locais onde as encontraremos ao longo do dia ou da semana. Essas pistas nos ajudarão a conectar nossas tarefas do cotidiano aos nossos objetivos mais importantes e aos nossos valores, nos ajudando a lembrar por que queríamos fazê-las para começo de conversa.

---

* Ou seja criativo! Minha tia põe o celular no sapato. Quando ela sai para caminhar, poderia esquecer o celular, mas não vai esquecer os sapatos.

Exemplos de pistas de intenção

Pistas de intenção podem assumir várias formas, inclusive:

- **Uma única palavra evocativa**: Isso pode ser ótimo quando você quiser manter suas intenções privadas.

- **Pôsteres bobos ou inspiracionais**: Nós nos lembramos melhor das coisas quando elas se destacam ou provocam emoções.

- **Quadros de visualizações (analógicos ou virtuais!)**: Eles podem nos ajudar a fortalecer nossa visão da pessoa que queremos nos tornar ou do possível resultado que esperamos atingir.

- **Perguntas que hackeam nosso cérebro**: Quando nos fazemos perguntas como "Por que tenho tanto interesse em praticar piano?" ou "Por que sou tão bom em economizar dinheiro?", nosso cérebro tende a buscar respostas. "Ah, porque..." Isso pode aumentar a motivação intrínseca.

> **Holly K., 33, Oregon**
>
> "Eu tento não usar pistas para qualquer coisa que vá levar mais do que dois minutos para completar – quanto mais longa a tarefa, maior a probabilidade de eu dizer a mim mesma 'Ah, eu vou me lembrar de voltar a isso', mesmo que *décadas* de experiência tenham me provado irrefutavelmente que isso é uma mentira deslavada."

> **Çağatay A., 26, Turquia**
>
> "Eu tento deixar pistas onde elas vão me irritar. Trabalho no computador a maior parte do tempo, então isso às vezes significa que colo uma nota no meio da tela. Se colar na minha mesa ou algo assim, vou simplesmente me acostumar com ela; mas, se a presença dela me irritar, eu de fato vou ter motivação para fazer o que deveria para poder me livrar da nota adesiva."

> **Scott H., 39, Japão**
>
> "Eu deixo objetos fora do lugar se preciso fazer alguma coisa com eles, o que é grande parte do motivo de eu passar uma impressão de 'bagunceiro'. Deixo coisas em lugares onde não consigo ignorá-las; se guardar contas domésticas numa pasta ou algo assim, por exemplo, eu esqueceria com certeza de que elas existem. Eu deixo o saco de lixo no meio do corredor para não esquecer de levá-lo para fora. Deixo tarefas inacabadas abertas e expostas para que, quando meu cérebro começar a procurar algo novo, talvez eu acabe num projeto existente e trabalhe um pouco mais nele."

A ALEGRIA DE ESQUECER

Minha memória de trabalho é o aspecto *mais* comprometido do meu cérebro com TDAH.

Eu desconfiei disso no momento em que aprendi o que era memória de trabalho. Foi confirmado mais tarde quando fiz um teste. Como o relatório agradavelmente subestima, minha memória de trabalho é uma "área de relativa fraqueza".

A boa notícia é: eu nem sempre *quero* me lembrar de tudo.

Às vezes, quando um amigo me pergunta como eu estou devido a uma conversa anterior sobre uma situação difícil pela qual eu estava passando, eu gosto de poder perguntar honestamente: "Do que você está falando?" Eu já esqueci aquela atribulação desde então, o que significa que não a estava revivendo ultimamente. Eu já superei.

Esquecer quais são meus limites me permite mergulhar num novo projeto com entusiasmo e ambição. Também me dá a oportunidade de testar quais são esses limites. Às vezes eles mudam!

O esquecimento me proporcionou experiências e uma carreira inteira que não teria caso contrário. As diferenças na minha memória me ajudaram a aprender habilidades compensatórias úteis. Por ter dificuldade de lembrar onde deixei as coisas, agora sou especialista em usar funções de busca em *sites* e programas de computador. Por não presumir que as pessoas se lembram de qualquer coisa, eu me tornei uma boa divulgadora científica. Sou motivada a reunir e compartilhar o que aprendi porque sei que vou esquecer se não o fizer.

Eu amo a alegria da redescoberta. Costumava deixar notas de vinte dólares em bolsos de casacos para poder revirá-los quando, inevitavelmente, meu dinheiro acabasse. ("Valeu, eu do passado!") Esta semana é "Ah, é! Nós compramos um carro novo!". Eu fico me esquecendo desse acontecimento porque ando tão imersa em tentar terminar este livro que não vejo o carro há dias. *Fora da vista, fora da mente.*

> Eu perco coisas, sim, mas isso me dá a alegria de reencontrá-las e apreciar o que pensei ter perdido.

Posso passear por grande parte do mundo com um encanto pueril, vivenciando momentos como se fosse pela primeira vez. Eu perco coisas, sim, mas isso me dá a alegria de reencontrá-las e apreciar o que pensei ter perdido. Afinal, muitas vezes nós não percebemos o quanto algo significa para nós até que não consigamos encontrá-lo.

Meu bem mais precioso (no momento) é um broche que eu ganhei de uma mulher maravilhosa que trabalha no escritório de serviços para deficiência na Universidade de Wisconsin-Eau Claire. Nele se lê simplesmente: "Aqui todos pertencemos." Por mais que não me lembre do nome da mulher que me deu esse presente, eu me recordo vividamente da maneira como ela sorriu diante do meu entusiasmo enquanto eu revirava o cesto de broches como se fosse encontrar um tesouro enterrado.

Eu me lembro da coragem que o broche me deu quando eu estava no palco, dando minha primeira palestra ao vivo em anos, com medo de estragar tudo por causa das minhas dificuldades de memória. Meu broche me assegurou de que eu ainda pertenceria se fizesse besteira. *Aqui todos pertencemos.*

Não consigo me lembrar nem por um decreto de onde coloquei aquele broche depois de voltar para casa; mas, quando reencontrá-lo, planejo enquadrá-lo e pendurá-lo. Se, até lá, eu ainda lembrar que queria fazer isso.

É assim que avanço pela vida. E eu meio que amo isso da mesma maneira que meio que amo como, quando tiro as lentes de contato à noite, todas as luzes parecem flocos de neve.

Especialmente agora que aprender essas ferramentas me deu mais escolhas, posso avançar pela vida com uma habilidade maior de escolher o que lembrar e o que me permitir esquecer.

Minhas dificuldades de memória fortaleceram minha fé, mesmo nas coisas que não consigo ver, sentir ou tocar, porque muito da minha vida é um sonho ou uma memória com as bordas borradas, trazidas a foco somente pela minha imaginação. A imagem que me vem à cabeça dos brincos que perdi quando criança não é mais nítida para mim do que a imagem do futuro pelo qual anseio. Mas eu acredito em ambos. Eu confio em sua existência.

Uma das minhas coisas favoritas sobre meu esquecimento é que, quando fico empolgada com um projeto novo, esqueço como o anterior foi difícil. Esqueço as desvantagens e as possíveis consequências negativas, as longas horas de esforço e todas as vezes que chorei sentada no carro. Esse esquecimento tem um preço, como aprendi e vou compartilhar no fim deste livro. Mas o motivo para eu sonhar tão alto e fazer coisas grandiosas é que, por um tempinho, me esqueço das restrições da realidade, e vou atrás do que quero sem levar em conta o que pode entrar no caminho.

Muitos de nós fazem o mesmo. É um dos nossos pontos fortes.

> Minhas dificuldades de memória fortaleceram minha fé, mesmo nas coisas que não consigo ver, sentir ou tocar.

CAPÍTULO 9

Como sentir

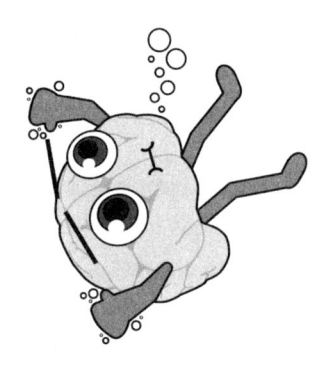

*Suas emoções o tornam humano.
Mesmo as desagradáveis têm um propósito.*
— SABAA TAHIR, *UMA TOCHA NA ESCURIDÃO*

Alerta: este capítulo discute afogamento, ataques de pânico e suicídio.

INUNDADA

Quando eu tinha 5 anos, meu pai me levou para nadar com uma prancha de bodyboard que eu insisti ser crescida o suficiente para usar. Eu me lembro da empolgação, meu pai me puxando naquela prancha, mantendo-a no lugar enquanto uma onda começava a se formar às nossas costas. Então, bem quando ela atingiu o pico, ele soltou.

Não sabia que isso fazia parte do processo. A onda me puxou para baixo, a cordinha que me ligava à prancha se soltou do meu pulso, e eu afundei, girando, desorientada. Sabia que deveria nadar, mas não sabia em qual direção. Sabia que não era seguro respirar, mas precisava. Inspirei, apavorada e assoberbada, *me afogando*, até que a onda passou e eu fui parar na areia, tossindo.

Meu pai não tinha noção da experiência que eu tivera embaixo d'água. Ele não sabia como eu ficara aterrorizada, desesperada. "*Divertido, né? Vamos de novo!*"

É assim que muitas vezes as emoções são para mim. Há uma onda se formando às minhas costas, e, bem quando ela atinge o pico, eu fico solta. Perco a cordinha, sou puxada para baixo com uma intensidade que não faz sentido para quem está ao meu redor. Assolada, com frequência faço e digo coisas que pioram a situação — o equivalente a engolir água porque estou desesperada por ar.

Muitas vezes, não tenho noção da subida da maré das minhas emoções; quando tenho, em geral sou dissuadida das minhas preocupações. Para todos os outros, é só um dia na praia. Eu me lembro de vários momentos em que tentei comunicar meus sinais de alerta:

Tenho 8 anos e estou incomodada por causa das minhas meias. A costura está no lugar errado, encostando nos meus dedos, e eu consigo senti-la a cada passo. Eu pergunto se podemos parar para consertá-las. *"Não, está tudo bem, vamos lá."*

Na escola, alguém implica comigo e eu digo que estou magoada. A pessoa fala que sou sensível demais. Quando um professor me vê chorando, ele me diz para ir lavar o rosto, então faço isso. Passo o dia tentando agir da forma que é esperado que eu aja e sentir o que é esperado que eu sinta.

Quando chego em casa, desmorono. Deixo um brinquedo cair, e ele quebra. *"Pare de chorar."* Não consigo. Estou embaixo d'água. Papai está bravo. *"Pare de chorar ou eu vou te dar um motivo para chorar."* Mais ondas. Não consigo respirar. Corro para o quarto e me escondo embaixo das cobertas, o rosto enfiado no travesseiro. Isso faz com que eu me sinta melhor. A onda me leva de volta à areia.

> Ao longo do dia, ouço que estou errada sobre o que estou sentindo, ou que não deveria estar sentindo aquilo.

Mais tarde, no jantar, minha irmã me faz rir. Eu a faço rir. Nós duas rimos incontrolavelmente, até que nos mandam parar. Não consigo parar; estou extasiada demais. Sou mandada embora da mesa.

Ao longo do dia, ouço que estou errada sobre o que estou sentindo, ou que não deveria estar sentindo aquilo.

"Não é nada!" "Não fique com medo." "Acalme-se." "Não chore."

Aos 10 anos, eu ainda choro na sala de aula. A mensagem muda.

"Você é velha demais para isso." "Pare de ser tão dramática." "Não é nada de mais."

Aos 12, depois que minha mãe sofre um acidente de carro, tenho que mudar de escola. Sinto culpa e medo e raiva. As muitas mudanças se tornam demais, e, um dia, eu grito. Minha tia me repreende: "Você é uma filha ruim." Não deveria estar com raiva da minha mãe. A culpa não é dela. Eu paro de me manifestar.

Minha escola nova vende bolinhos de canela no recreio. Eu como um todos os dias. O açúcar é como uma boia salva-vidas. Estou tentando manter a cabeça fora d'água.

Quando estamos nos preparando para entrar na escola, eu estendo a mão para o menino do meu lado. Não tenho permissão para ficar triste, então busco o que me faz feliz. Não feliz *demais*, no entanto. Feliz o suficiente para não ser um problema. Não tão feliz a ponto de me tornar um problema.

Agora sou adulta, mas as mensagens com as quais cresci reverberam na minha cabeça.

"*Não fique com medo.*" "*Acalme-se.*" "*Não chore.*" "*Não é nada de mais.*"

Se me sinto magoada, explico para mim mesma por que não deveria me sentir daquela forma. Se me sinto solitária, explico a mim mesma por que isso é errado. Eu me convenço a não sentir minhas emoções institivamente no momento em que elas brotam. Brinco de Acerte a Toupeira. Essa é inconveniente. Pou. Essa é errada. Pou. Ignore-a. Continue na marra. *Você está bem.*

Quando alguém me dá permissão para sentir alguma coisa específica — "*Você não está empolgada?*", "*Você deve estar tão triste*" —, eu aprendo a concordar.

Tenho meu primeiro ataque de pânico aos 32 anos, e sinto como se estivesse me desfazendo. Como se alguém tivesse encontrado um fio solto no suéter que é minha vida e puxado. Eu me tricoto de volta e continuo. As coisas vão ficar mais fáceis depois que eu passar por esse dia. Essa semana. Esse mês. Esse projeto. Esse aborto espontâneo. Esse divórcio. Essa pandemia. Esse...

Depois que minha mãe morre, as ondas vêm rápido demais para que eu consiga me recuperar. Elas criam uma correnteza que me puxa para longe da margem, mais longe do que jamais estive. Ninguém quer chegar perto demais porque, ao me debater, posso arrastar a pessoa para baixo junto comigo. Não dá para pensar direito quando se está afogando, e também não dá para pensar direito quando se está inundada de emoções.

> Não dá para pensar direito quando se está afogando, e também não dá para pensar direito quando se está inundada de emoções.

Eu me afogo por quase um ano, me agarrando a boias salva-vidas sem nunca encontrar a margem.

Um dia, paro de acreditar que vou conseguir. Prometi a mim mesma que "*as coisas vão ficar mais fáceis quando*", e elas não "*ficaram mais fáceis quando*" tantas vezes que parei de acreditar que algum dia isso possa acontecer. Se não há margem, é mais fácil simplesmente nadar para baixo. Não consigo fazer isso para sempre. *Estou tão cansada.*

Eu me dou conta de que posso parar. Que minha luta para encontrar uma margem pode acabar, não no futuro ou talvez ou algum dia, mas *agora*.

É chocante como acontece rápido, como a solução parece subitamente prática e até *fácil* comparada a seguir em frente. No espaço de alguns minutos, eu vou de um mergulho aterrorizante no desespero para um *plano* e, com ele, *alívio*.

A parte de mim especialista em saúde mental reconhece o perigo e intervém como um salva-vidas indesejável. Essa é a parte de mim que tem treinamento e já ajudou outros a passar por situações parecidas antes. Ela sabe o que fazer pela parte de mim que parou de lutar e agora está perigosamente tranquila e calma: *criar tempo e distância.*

Eu me afasto de tudo o que vejo como uma ótima solução para meus problemas, e ligo para pessoas que podem me ajudar a surfar esse maremoto: linhas de prevenção ao suicídio,* um amigo a poucas horas de distância, e um ex que mora perto o suficiente para intervir se necessário. Ele vinha tentando se distanciar de mim emocionalmente, mas naquela noite vai até minha casa e me abraça com força. "Não vá embora."

A essa altura, parece bizarro que ele esteja dizendo essas palavras. "Não, claro que não vou." Eu me sinto culpada por preocupá-lo. Não há mais perigo; não tenho nenhuma vontade de me machucar. Mas é importante que ele diga isso. Mostra que ele se importa, então admito minha dificuldade e peço ajuda. Eu choro e explico como estou exausta. Eu explico o oceano infinito de dor.

Uma vez perguntei a uma terapeuta como chegar à terra firme. Ela me disse que eu estava bem no oceano. Meu terapeuta seguinte me disse algo diferente.

> Quanto melhor eu ficar nos meus sentimentos — sentir o balanço do mar, surfar as ondas, até mesmo me permitir ser puxada para baixo às vezes —, mais facilmente vou conseguir sentir a terra sob meus pés.

---

* Se você ou alguém que você ama estiver passando por uma crise de saúde mental, confira os recursos disponíveis no final deste livro.

Quanto melhor eu ficar nos meus sentimentos — sentir o balanço do mar, surfar as ondas, até mesmo me permitir ser puxada para baixo às vezes —, mais facilmente vou conseguir sentir a terra sob meus pés.

Meu ex da época me disse ainda outra coisa naquela noite. Quando eu contei que tinha parado de acreditar que esse oceano de dor um dia acabaria, ele simplesmente respondeu: "Ah, mas não acaba. *Sempre* haverá dor."

Todos eles estão certos. E nenhum deles, não por completo. Para entender por quê, vamos começar com a ciência.

O QUE EU APRENDI

Cérebros com TDAH não regulam emoções muito bem. Não só elas nos atingem com mais força e duram mais tempo, como também tendemos a ser mais reativos a elas do que uma pessoa neurotípica. Essa intensidade e reatividade têm um impacto enorme na forma como interagimos com o mundo, bem como na forma como o mundo reage a nós.

> **desregulação emocional (s.)**
>
> Comprometimento da habilidade de regular sua resposta emocional que pode levar a reações extremas e/ou desproporcionais que não são necessariamente apropriadas à situação.

Infelizmente, como a maioria das pessoas com TDAH (e muitos médicos que *tratam* o TDAH), não sabia que desregulação emocional fazia parte do pacote porque o *DSM* não a lista como parte do critério diagnóstico para TDAH.

Por mais que o componente emocional do TDAH tenha sido observado por tanto tempo quanto o próprio TDAH, a simples verdade é que emoções são mais difíceis de mensurar num laboratório do que desatenção, impulsividade e hiperatividade; então, quando o critério diagnóstico foi formado no *DSM-II*, ele foi fundamentado em pesquisas. Emoções foram deixadas de fora.

Esse é o motivo pelo qual pessoas com TDAH são muitas vezes diagnosticadas erroneamente com distúrbios de humor e por não recebermos o apoio de que precisamos mesmo depois de sermos diagnosticadas corretamente: nós não sabemos o quanto nossa dificuldade com as emoções não é normal. Emoções nos atingem com mais força e rapidez, e nos puxam para baixo de formas que a maioria dos profissionais de saúde, professores e entes queridos não entende.

(Por que) A regulação emocional é difícil para cérebros com TDAH

Regulação emocional — a habilidade de exercer controle sobre o próprio estado emocional — é o que nos permite ficar calmos e tomar boas decisões quando algo mexe conosco. Parece simples, mas a regulação emocional depende de habilidades com as quais o cérebro com TDAH tende a ter dificuldade, como:

Inibição, ou seja, o que nos faz *não* reagir impulsivamente a uma emoção. De acordo com o dr. Russell Barkley, quanto mais impulsivos de forma geral nós somos (e impulsividade está no critério do *DSM* para TDAH), mais emocionalmente impulsivos também somos.

Autotranquilização, que é a habilidade de nos acalmarmos e nos reconfortarmos depois de sentir uma emoção. A maioria de nós tem formas de se autotranquilizar, mas elas nem sempre são saudáveis (e as formas saudáveis que temos nem sempre são "socialmente aceitáveis").

Reorientação da atenção, que é o exato problema que dá nome ao distúrbio. Fantástico. Próximo...

Respostas às nossas emoções de forma que se alinhem com nossos objetivos para a situação. Isso presume, é claro, que ao menos sabemos qual é o objetivo. Para complicar ainda mais, a regulação emocional é uma função executiva fria — e emoções ativam nosso sistema de função executiva quente. Uma vez que entramos na "zona vermelha", não conseguimos usar nossa função executiva para sair dela; se não tivermos uma estratégia automática para acalmar a situação, chegamos a um ponto em que *não vamos mais conseguir*. Isso vale para todo mundo; a habilidade cognitiva declina conforme as emoções se elevam, e isso inclui a habilidade cognitiva exigida para regular nossas emoções. Mas, para aqueles de nós com cérebros que reagem impulsivamente a uma emoção, há momentos em que não temos nenhuma janela para reconhecer nossas emoções crescentes e até mesmo *tentar* regulá-las. Passamos direto pelo amarelo e vamos direto do verde para o vermelho.

A DESREGULAÇÃO EMOCIONAL NOS METE EM PROBLEMAS

Quando crianças, a desregulação emocional pode fazer com que sejamos rotulados como "sensíveis demais", "imaturos", ou (infelizmente) "malcriados". Nossos colapsos emocionais muitas vezes são mal interpretados como birras, e somos com frequência humilhados e até mesmo punidos por ter emoções com as quais nosso cérebro simplesmente não sabe lidar.

O dr. Barkley afirma que, de todos os desafios que adultos com TDAH enfrentam no ambiente de trabalho — chegar atrasado, ser desorganizado, ter dificuldade de concentração —, a desregulação emocional é a que mais nos faz ser demitidos. Podemos ficar "inundados" emocionalmente depressa e expressar emoções sem filtro mesmo quando não é apropriado para a situação. Para piorar, enquanto passamos de um erro, obstáculo, prazo ou lapso para o seguinte, muitas vezes não temos o tempo necessário para voltar à nossa base emocional. E as palavras que escapam quando estamos frustrados ou furiosos são mais difíceis de esquecer do que um ponto atrasado ou uma mesa bagunçada.

Mas pessoas com TDAH sofrem de desregulação emocional com outras emoções também. Tristeza, medo, desejo ou rejeição (até mesmo uma percepção de rejeição) podem ser insuportavelmente intensos (mais sobre sensibilidade à rejeição em "Como lidar com pessoas", página 215).

Emoções positivas, como empolgação, alegria, humor, e até mesmo amor, também podem sair do controle. Como qualquer um que já assistiu a *Diário de uma paixão* pode afirmar, o excesso de emoções positivas também pode levar a algumas decisões questionáveis.

Porque as dificuldades que temos com a desregulação emocional criam problemas muito reais em nossas vidas, nós podemos vir a acreditar que as emoções *em si* são o problema. Portanto, fazemos o que podemos para evitá-las.

TENTAMOS NÃO SENTIR

Depois de anos sofrendo com as consequências dos nossos sentimentos grandes demais, escandalosos demais e desregulados demais, é comum que não poupemos esforços para evitar e/ou reprimir as emoções.

- Nós evitamos situações que possam trazer à tona emoções difíceis.
- Nós nos distraímos para não senti-las.
- Nós "ressignificamos" ou intelectualizamos nossas emoções.

- Nós tentamos tornar a situação mais tolerável, com frequência com comida ou substâncias, como álcool ou drogas.

- Nós escondemos nossos sentimentos e fingimos estar bem.

Para deixar claro, não tem nada de errado em, de vez em quando, nos distrair de emoções desconfortáveis, inconvenientes ou desproporcionais, ou escolher situações com menos probabilidades de trazê-las à tona. (Dê uma olhada no quadro abaixo.) Usar essas estratégias com consciência pode ser útil para lidar com as emoções no dia a dia.

Como regulamos nossas emoções

De acordo com o modelo de processo do dr. James Gross para regulação emocional, há cinco estratégias para lidar com nossas emoções:

1. **Seleção de situação:** a habilidade de escolher situações com menos probabilidade de levar a desafios com a regulação emocional. ("Eu *poderia* comemorar meu aniversário naquela boate, mas acho que me sentiria menos sobrecarregado emocionalmente se fôssemos a um restaurante em vez disso.")

2. **Modificação de situação:** a habilidade de trocar ou modificar uma situação conhecida por ser um gatilho de desregulação emocional. ("Vou trocar de lugar para *não* sentar ao lado do meu amigo

durante a aula de biologia. Eu sempre acabo tendo crise de riso quando sento com ele.")

3. **Reavaliação ou mudança cognitiva:** a habilidade de mudar a forma como vemos uma situação ou nossa reação emocional a ela. Também podemos mudar como pensamos sobre como lidamos com nossas emoções numa situação em particular. ("Quer saber, na verdade é *melhor* que eu tenha sido demitido daquele emprego. Não gostava dele mesmo! EsTá tUdO ÓtiMo.")

4. **Remanejamento de atenção:** a habilidade de desviar nossa atenção da fonte de emoções difíceis de regular. ("Argh, minha casa está uma zona. Droga, sentimentos! *Cadê o controle remoto?*")

5. **Modulação de resposta:** a tentativa de alterar nossa resposta emocional. ("*AAAH* ansiedade de desempenho *RESPIRA FUNDO* calma, COMO É QUE SE RESPIRA MESMO? Ah, é, inspira por quatro segundos...")

Infelizmente, a forma como — e o quanto — usamos essas ferramentas nem sempre é saudável para nós.

Até mesmo estratégias de enfrentamento adaptativas podem se tornar desajustadas, como é o caso quando um eventual "Eu vou só ler esse livro para escapar da realidade um pouquinho" se transforma em "Eu passei o ano inteiro enfiado em um livro, ou, mais precisamente, seiscentos livros". Pesquisas mostram que o evitamento cognitivo — um conjunto de mecanismos de enfrentamento no qual uma pessoa usa técnicas cognitivas como evitamento, repressão ou ruminação para escapar das angústias mental e emocional — é particularmente comum dentre aqueles com TDAH. Quando o enfrentamento consciente ultrapassa o limite e vira um evitamento não saudável, podemos acabar evitando ou reprimindo emoções que precisamos enfrentar.

EVITAR EMOÇÕES CRONICAMENTE É PROBLEMÁTICO

Emoções não podem ser evitadas ou reprimidas para sempre, e ignorá-las traz muitas consequências negativas. Se nosso medo de confronto nos impede de pedir uma promoção, podemos perder a oportunidade de avançar na carreira. Se temos medo de ficar sozinhos, podemos passar tempo demais num relacionamento pouco saudável. Evitar cronicamente nossas emoções nos deixa mal equipados para lidar com elas quando enfim não conseguimos mais evitá-las.

Sentimentos reprimidos não se mantêm assim. Por mais que algumas emoções possam ir e vir de forma natural, aquelas que abafamos o tempo todo não deixam de existir. Muitas vezes elas se intensificam, especialmente se a situação que as causou inicialmente não for resolvida.

A maioria dos pais de crianças com TDAH já observou o fenômeno de colapso emocional pós-escola, quando uma criança chega em casa da escola e tem uma crise. Depois de um longo dia tentando esconder seus sintomas e sufocar seus sentimentos, todos emergem subitamente. Em adultos, sintomas psicológicos como irritabilidade, alterações de humor ou até ataques de pânico podem ocorrer. Sintomas físicos como insônia, dor crônica, problemas gastrointestinais e até mesmo disfunções sexuais podem resultar de uma repressão persistente de emoções intensas.

Não só evitar e reprimir nossas emoções podem causar dano às nossas vidas, à nossa saúde e ao bem-estar mental, como também podem nos fazer deixar passar despercebido o que nossos sentimentos estão tentando nos dizer.

Sentimentos nos dão informações de que precisamos. Nossas emoções estão sempre se comunicando conosco, nos mandando sinais sobre o que funciona para nós — e o que não. Pense nas suas emoções como um detector de fumaça. É claro, ele pode começar a tocar quando não há, de fato, um incêndio; esse sistema de alarme às vezes pode ter uma sensibilidade exagerada. Mas, mesmo se não houver um incêndio, ele ao menos está percebendo alguma fumaça; em geral, vale a pena investigá-la.

Infelizmente, muitas pessoas com TDAH experimentam sintomas psicológicos que criam distância entre elas e seus sentimentos, inclusive:

- **Dissociação:** O sentimento de estar desconectado ou desassociado de seus arredores ou até mesmo de si próprio.

- **Anedonia:** A habilidade comprometida de sentir prazer até mesmo enquanto faz algo que em geral gosta.

- **Alexitimia:** A inabilidade ou habilidade comprometida de reconhecer e descrever seus sentimentos. Podemos até saber que há algo de errado, mas não *o quê*.

Evitar emoções não necessariamente causa esses sintomas, mas pode. Não importa a causa, o tratamento é o mesmo: aprenda a sentir seus sentimentos. Não só sentir nossas emoções nos ajuda a processá-las, mas ser capaz de identificá-las corretamente é essencial para ser capaz de lidar com elas de maneira efetiva.

Como o psiquiatra dr. Dan Siegel diz, você tem que "nomeá-la para domá-la". Rotular a emoção pode atenuar a resposta da amígdala e do sistema límbico, reduzindo nossa reatividade a experiências emocionais negativas. E entender o que estamos sentindo pode nos ajudar a identificar quais das nossas necessidades podem não estar sendo atendidas (nós temos necessidades, sim; todos os seres humanos têm!).

> Muitos de nós não foram ensinados a respeito dessas coisas, então pode valer a pena tirar um tempo para aprender sobre emoções — o que elas são, como se chamam, a que propósito cada uma serve. Nos recursos (escaneie o QR Code na página 362), incluí um link para uma folha de exercícios de monitoramento emocional [em inglês], assim como um ótimo recurso com cartões de referências para as necessidades humanas comuns e os sentimentos que aparecem quando elas não são atendidas.

Também deixei um link para um recurso que ajuda a encontrar um terapeuta. Esses profissionais podem nos ajudar a explorar e aprender sobre nossas emoções, assim como a estabelecer maneiras mais saudáveis de lidarmos com sentimentos importantes criando um ambiente seguro para que possamos admiti-los. Isso é especialmente importante para quem tem um histórico de abuso ou trauma. *Explorar* nossas emoções abre portas de sentimentos que estavam fechadas por uma razão — e pode trazer à tona sentimentos com os quais ainda não temos a habilidade de lidar de forma saudável.

Jerica T., 31, Virgínia

"Tem sido difícil descobrir como lidar com as minhas emoções de forma saudável, especialmente quando todo mundo ao meu redor me critica por tê-las."

Hendrik M., 28, Alemanha

"Eu tenho dificuldade até mesmo para perceber **o que** estou sentindo. Durante a 'análise', eu caio num buraco onde a função executiva para de funcionar. Isso me condicionou a tentar bloquear minhas emoções. Mas, quando elas inevitavelmente rompem o bloqueio, é ainda mais difícil de controlar."

Ellie M., 25, Colorado

"Quando sinto emoções intensas, posso parecer catatônica. Algo gigante pode estar acontecendo e vou estar supercalma, ou nem esboçar nenhuma reação. Às vezes isso passa a impressão de que não me importo, mas é o oposto: eu me importo tanto que só consigo processar a emoção gigante um pedacinho de cada vez."

Jay R., 38, Canadá

"Eu descobri recentemente que não vinha lidando com minhas emoções. Só as escondia, as reprimia. 'Meninos não choram' e tudo o mais. Isso não é 'lidar'. Então eu descobri no ano passado que tenho TDAH, e agora tenho respostas. Estou tentando permitir que meus sentimentos venham à tona porque Ter Muitos Sentimentos é simplesmente como eu sou."

A CAIXA DE FERRAMENTAS

Quando se tem grandes emoções, é especialmente importante aprender a lidar com elas. Felizmente, há muitas formas de fazer isso. Eu reuni algumas das minhas favoritas aqui. Se essas ferramentas parecerem um pouco intimidadoras, não se preocupe: de acordo com pesquisas, até mesmo o ato de *notar* suas emoções — sem julgamento — pode torná-las mais fáceis de lidar.

1. ROTULE SUAS EMOÇÕES

Identificar suas emoções é essencial para conseguir lidar com elas de forma efetiva. Pode ser mais fácil falar do que fazer para aqueles de nós que nem sempre sabem o que estão sentindo. Muitos têm dificuldade até mesmo de diferenciar nossos sentimentos dos nossos pensamentos.* Eis algumas formas simples de facilitar essa tarefa para quem tem TDAH:

---

* Sentimentos são experiências físicas ou emocionais. Pensamentos são cognições mentais – nossas ideias, opiniões e crenças. Escrever uma única palavra no diário pode ajudá-lo a distinguir uns dos outros. Pensamentos precisam de muitas palavras para serem descritos ("Eu sinto que todo mundo me odeia"). Sentimentos, por outro lado, só precisam de uma ("triste").

- **Rotule a intensidade.** Conseguimos com frequência saber o quanto uma emoção é *intensa* antes de saber *qual* é a emoção. Há formas diferentes de fazer isso. Você pode atribuir uma cor (como verde, amarelo e vermelho) ou usar uma escala de avaliação de um a dez, onde um é o menos intenso e dez é o mais. Mesmo que você ainda não saiba o que está sentindo, identificar a intensidade do sentimento pode dar uma ideia se vale a pena abordá-lo (se for um dez, provavelmente!) e se é uma boa ideia fazer isso naquele momento (se ele continuar em dez, provavelmente não).

- **Use lembretes externos.** Rodas de sentimentos — diagramas circulares que nos ajudam a identificar nossos sentimentos — podem ajudá-lo a pôr suas experiências emocionais em palavras. Assim como prestar atenção ao que seu corpo está fazendo. Daniel Jones, do canal de YouTube Aspie World, que também tem TDAH, destaca que emoções são energias em movimento. O que a energia no seu corpo te dá vontade de fazer? Rir? Chorar? Se balançar? Atirar coisas?

- **Crie seu próprio sistema de rotulagem.** Para alguns, descrever suas emoções não é tão fácil quanto, digamos, apontar para uma cor. Eu tenho uma amiga que comunica seus sentimentos se comparando ao tipo de batata que ela está se sentindo naquele dia.

- **Procure a emoção por trás da emoção.** Emoções que achamos mais desconfortáveis de ter e/ou expressar muitas vezes são rapidamente camufladas por outras emoções. Se notar que se sente constantemente com raiva, pode haver uma emoção diferente por trás, como mágoa ou até mesmo medo. É importante procurar a *primeira* emoção que sentiu numa situação. Se você responde com raiva quando, na verdade, *sentiu medo*, provavelmente não vai conseguir os resultados (e a segurança!) de que precisa.*

---

* Também podemos fazer isso com nossos pensamentos. Se um pensamento hostil brota, em especial um disfarçado de sentimento (por exemplo, "Eu sinto que vou fracassar, e todo mundo vai rir de mim"), podemos procurar a emoção por trás dele. Nesse caso, pode ser medo, especificamente medo da humilhação.

> **Jen D., 29, Connecticut**
>
> "Entender e rotular adequadamente o que estou sentindo são muito importantes. Muitas vezes meu corpo sinaliza sentimentos de forma equivalente a uma luz de painel de carro sem detalhes. É difícil processar emoções se você não sabe quais elas são em primeiro lugar."

> **Anônimo, em torno de 20 anos, Estados Unidos**
>
> "Eu tento visualizar emoções intensas — em geral como uma forte lufada de ar ou energia, ou uma grande onda. Eu me imagino ou como algo forte (como um penhasco ou uma árvore) ou algo muito ágil (como um pássaro), e só espero por um momento. Ou então me imagino como um para-raios guiando tudo para o chão."

> **Emelie S., 24, Suécia**
>
> "Se eu sentir uma ansiedade grave [em casa], digo em voz alta: 'Meu nome é *nome*, eu estou na minha casa em *cidade*, estou ansiosa sobre *coisa que a desencadeou*, e tudo bem me sentir mal, não vai durar para sempre.' Isso me impede de perder o controle ou reprimir os pensamentos (nesse caso, eles continuam ali o dia todo mesmo assim)."

2. ABRA ESPAÇO PARA SUAS EMOÇÕES

Talvez tenhamos escutado por anos, até décadas, que nossas emoções são erradas e não deveríamos nos sentir de certa forma. Abrir espaço para nossas emoções pode combater essas crenças, nos ajudar a processar tais emoções, e validar como estamos nos sentindo. Também comunica para si mesmo (e para os outros) que está tudo bem ter emoções, de forma que possamos reconhecê-las mais facilmente quando elas surgirem.

- **ESPERE antes de tomar uma atitude.** "Consertar" (ou até mesmo "ressignificar") imediatamente a situação que te fez sentir uma emoção pode reforçar a ideia de que nossas emoções não têm permissão para existir. Também aumenta a possibilidade de tomarmos uma atitude menos proveitosa porque ainda não tivemos tempo para processar e entender nada. Por mais que seja incrivelmente difícil pisar no freio quando as emoções estão à flor da pele, podemos aprender habilidades que podem ajudar (escaneie o QR Code na página 362 para ver os recursos). Podemos pedir aos outros para nos dar tempo para pensar ou nos desligar de meios de comunicação (por exemplo, do celular) quando estamos de cabeça quente.

- **Contemple seus sentimentos.** Como meu terapeuta me ensinou, até mesmo os maiores sentimentos não têm como durar para sempre; na maioria dos casos, o corpo só consegue sustentar uma emoção intensa por uns vinte minutos. Muitas vezes, pode ser menos emocionalmente desgastante contemplar seus sentimentos e observá-los se dissipar do que desviar deles e fazer com que fiquem pairando ao redor esperando serem notados.

- **Dedique tempo a explorar suas emoções.** Isso pode significar desenhar, pintar ou falar sobre elas — com um diário ou uma terceira pessoa que pode nos ajudar a processar e descobrir o que queremos fazer em seguida, se é que queremos fazer alguma coisa. Quando os sentimentos surgem, estão em sua forma mais crua. Por mais que esse não seja o melhor momento de comunicá-los, pode ser um *ótimo* momento para escrevê-los. Explorar seus sentimentos sozinho enquanto está sentindo pode facilitar a comunicação quando estiver com a cabeça em um estado mais propício para fazer isso de forma eficaz.

> **Rowan N., 31, Colorado**
>
> "Eu passo um tempo sozinho e escrevo meus sentimentos. Às vezes no computador, às vezes à mão. Isso me ajuda a organizar minimamente as coisas e descobrir não só o *que* eu estou sentindo, mas *por quê*. Eu tenho TEPT-C [transtorno de estresse pós-traumático complexo], então o porquê nem sempre é óbvio."

> **Sharon G., 34, Massachusetts**
>
> "Eu faço de tudo para evitar tomar decisões irrevogáveis enquanto estou dominada por uma torrente de emoções. Faço o que posso para me dar tempo; tiro um cochilo, escuto um audiolivro, me escondo no banheiro."

> **Juliana N., 24, Pensilvânia**
>
> "Eu me permito sentir as emoções. Passei muitos anos me reprimindo – e tendo colapsos a cada poucos meses –, então agora eu me permito sentir o que quer que seja. Depois de uns dez ou quinze minutos, eu as escrevo ou converso sobre elas com alguém, fazendo perguntas como: Eu reagi exageradamente? Se sim, a quê? Se não, é algo que eu simplesmente não podia controlar? Analisar minhas emoções e entender que elas em geral são reações a algo que não posso controlar me ajudam a desenvolver mais compaixão por mim mesma."

3. USE SUAS EMOÇÕES

Em nossa tentativa de reprimir ou evitar nossas emoções, é fácil esquecer o quanto elas são úteis. Sentimentos existem por um motivo. Eles são indicadores de que talvez precisemos ter mais ou menos de algo, continuar com uma coisa, ou fazer algo diferente.

- **Use-as como combustível (motivacional).** Pessoas com TDAH com frequência superam desafios na marra e aceitam projetos que ninguém mais aceitaria por causa do entusiasmo que nos impulsiona. Também podemos usar nossas fortes emoções e entusiasmo para motivar outros, o que pode nos ajudar a ser líderes eficientes. Solucionar problemas com êxito depende de emoção e motivação; quando a motivação extrínseca está ausente, ou seja, nós não estamos alcançando os resultados que queremos rápido o suficiente, podemos ativar nossas emoções para voltar a turbinar o motor.

- **Use-as como bússola.** Às vezes a intuição sabe que algo está errado antes do cérebro. Se algo aparecer no seu radar emocional como um perigo, pode valer a pena dar uma olhada. Talvez não exista um perigo real, mas seu cérebro talvez esteja identificando algo que faça você se lembrar de algo inseguro. Nossas emoções também podem avisar se nossas ações estão alinhadas (ou não) com nossos valores. Elas podem dar uma pista se algo está sendo bem recebido por outra pessoa. Podem indicar se nossas necessidades estão sendo atendidas. Apontam quais são os nossos limites (mais sobre limites em "Como lidar com pessoas", página 215). Prestar atenção às emoções pode ajudar você a se orientar por uma situação de forma mais efetiva e entender se está no caminho certo.

- **Desfrute delas.** Algumas pessoas (talvez você!) gostam de sentir emoções. Há um motivo para irmos ao cinema, em montanhas-russas, ouvirmos músicas tristes, ou nos apaixonar. Nós queremos sentir. Sentir profundamente nos lembra de que estamos vivos. Pesquisas já descobriram que a atenção plena, estar presente no momento, nos deixa mais felizes — mesmo quando o que estamos vivenciando é negativo.

- **Fomente conexão.** Expressar o que você pensa pode gerar desacordo, mas expressar o que sente em geral gera conexão. A Pixar estava certa. Expressar a tristeza une as pessoas. Comunicar como você se sente pode ajudá-lo a criar um vínculo com as pessoas que ama, consertar rupturas e encontrar um ponto em comum. Sentimentos também podem nos ajudar a nos conectar com o mundo. A comunicação — seja ela pessoal, artística, ou até mesmo científica — mexe mais com as pessoas quando há emoções genuínas por trás delas. As pessoas se conectam melhor com o que você diz se as fizer rir ou sentir.*

Tanya K., 55, Washington

"Sempre uso minhas emoções para me conectar com pessoas. Empolgação, exuberância e felicidade são obviamente formas muito boas de se conectar com pessoas (apesar de eu já ter conhecido algumas que se fecham diante dessas emoções). Mas, às vezes, a frustração e a raiva podem nos conectar com pessoas que também estão experimentando essas coisas. Quando algo no noticiário me chateia, ouvir outra pessoa expressar frustração faz com que eu me sinta menos sozinha e desesperançosa."

Sam G., 28, França

"Amor é um ótimo combustível motivacional. Quando não quero fazer algo, mas sei que isso vai facilitar a vida de alguém que amo, é mais provável que o faça. Isso funciona bem para me motivar a fazer tarefas domésticas ou cozinhar. Eu faço essas coisas melhor se for para o meu gato, ou meu par, do que se as fizer para mim."

---

* Em muitas destas páginas, eu tentei comunicar minha experiência intelectualizando-a, e não funcionou tão bem. Eu tive que voltar e reescrevê-las e então me permitir sentir o suficiente para me conectar com você pelas palavras. Oi!

> **Emily Z., 32, Nova Jersey**
>
> "Eu costumava ignorar minha intuição, mas agora paro por um momento depois que alguém me pede alguma coisa para ver se há alguma resistência física (como dor no estômago ou peito apertado) quando penso em fazê-la. Idealmente, faço essa conferência antes de concordar, mas, se a sensação estiver forte o suficiente depois de dizer sim, eu volto à pessoa depois e digo: 'pensando bem...'."

4. ENCONTRE SEU EQUILÍBRIO (EMOCIONAL)

Por mais que não haja nada de errado em ter emoções, ser "inundado" emocionalmente pode ser bem desconfortável e reduzir nossas opções de resposta, com frequência resultando em ações das quais nos arrependemos. Podemos sentir que emoções têm um botão de liga/desliga, especialmente se criamos o hábito de ignorá-las ou reprimi-las até que elas estejam gritando conosco. Na verdade, emoções são mais como uma mesa de som. Por mais que não tenhamos como as controlar diretamente, de fato *existem* muitas coisas que podemos fazer para impactá-las. Nossos pensamentos, comportamento e entorno também desempenham um papel. Podemos ajustar o volume emocional sendo proativos sobre esses fatores.

- **Pratique meditação.** Cada estressor que vivenciamos aumenta nosso nível de adrenalina. Se nossa adrenalina continuar a subir e não tiver oportunidade de voltar a descer, o que é comum em nossas vidas caóticas com TDAH, chega um ponto em que o nível está tão alto que até mesmo um pequeno estressor pode nos fazer passar do nosso limite metafórico. Praticar meditação é uma forma de fazer pausas regulares na constante enxurrada de informações e assentar nosso glitter emocional (ou seja, voltar à nossa linha de base emocional) para que fiquemos menos propensos a sermos levados ao limite quando estressores surgirem. Quanto mais ocupados e estressados ficamos, mais importante isso pode se tornar.

- **Busque apoio antes — e dê um tempo — de situações emocionalmente difíceis.** Quando possível, entre em situações difíceis com um plano, em especial um que você revisou com um amigo de confiança ou profissional de saúde mental. E, se precisar, se afaste. Por mais que não seja recomendado evitar emoções cronicamente, isso não significa que você tenha que se forçar a senti-las constantemente.

- **Invista seu esforço em coisas que pode controlar.** Uma das minhas formas favoritas de ficar bem quando as coisas não estão bem por um período extenso é redirecionar meus esforços para coisas que eu posso controlar. Investir energia emocional em coisas que você não pode controlar é como prender seu coração a uma pipa. Pode ficar tudo bem num dia ensolarado, mas, se começar a parecer que um tornado está chegando, se recolha.

Neli U., 36, Reino Unido

"Quando sinto que estou caindo num buraco negro profundo, é superimportante para mim me sentir presente. Faço chá; sinto a caneca quente nas mãos. Passo creme no rosto; tem um cheiro gostoso e uma textura suave. Passeio com meu cachorro e tento olhar para as árvores e os prédios bonitos… Posso até continuar me sentindo péssima, mas é meio como me agarrar ao barco em vez de cair no oceano e me afogar."

Nikki P., 22, Texas

"Eu respiro fundo, estendo as mãos, e, ao exalar pela boca, abaixo as mãos ao mesmo tempo. Por algum motivo, ter uma pista física e visual me relaxa de verdade."

Scott D., 35, Ohio

"Eu vou à academia ou malho se posso. Descrevo isso como meu 'botão de reset': a combinação de ouvir música, me concentrar no exercício, e as endorfinas resultantes me sossegam quando as emoções se intensificam ou me sobrecarregam."

Samantha B., 37, Alabama

"Me receitaram um estabilizador de humor para ajudar. Não explodo tanto quanto antigamente, mas ainda acontece."

Megan C., 41, Vermont

"Quando estou sobrecarregada, eu não *faço* nada; desfaço coisas. Eu desfaço as expectativas de que a louça será lavada. Cancelo reuniões e planos. Identifico o que pode ser cortado da lista de afazeres. Decido o que é demais para o eu-de-agora, e repasso para o eu-do-futuro. Confio que meu eu-do-futuro vai conseguir colocar as coisas em perspectiva. Até agora, ele nunca me decepcionou."

MAS *ESSE* SENTIMENTO NÃO, CERTO?

Conforme eu comecei a explorar minhas emoções, logo percebi que meus sentimentos *sobre* meus sentimentos variavam *muito*.

Tristeza, por exemplo, era uma emoção que eu sentia que tinha permissão para ter. Eu era desencorajada a senti-la quando criança, mas, como atriz, era elogiada por expressá-la. Sentir-se vulnerável o suficiente para chorar na frente da câmera era uma habilidade. E, nas ocasiões em que eu tinha me permitido chorar pelos meus próprios sentimentos na frente da câmera enquanto gravava vídeos para o canal, a comunidade me apoiou e ficou até grata por fazer com que parecesse aceitável que eles também sentissem seus sentimentos.

Na época em que fui a uma terapeuta depois da morte da minha mãe, a tristeza era uma emoção que, por mais que não fosse *divertida*, ao menos me parecia socialmente aceitável. Em especial naquela situação. É *esperado* que as pessoas fiquem tristes se alguém próximo delas morre.

Quando minha terapeuta me pediu para imaginar o luto no meu corpo, eu consegui fazer isso imediatamente. Imaginei tubos de vidro coloridos que passavam pelo meu corpo e se enroscavam no meu coração. Eu expliquei a ela que às vezes eles ficavam dormentes e benignos. Mas então uma lembrança da minha mãe, ou um comentário descuidado de alguém, acendia o sistema inteiro. Esses tubos de luto-e-trauma espremiam meu coração, e doía.

Mais tarde, quando algo acionava meu luto, eu me imaginava pegando um desses tubos e o segurando no alto. Segui o conselho da minha terapeuta e comecei a contemplar meus sentimentos: eu os segurava e olhava para eles com curiosidade até que a tristeza intensa começasse a se dissipar e o tubo de vidro colorido explodisse numa chuva de purpurina de vidro. Ela caía ao meu redor, desaparecendo como flocos de neve ao atingir o chão. Finalmente entendi como contemplar minha tristeza de uma forma que pudesse fazê-la desaparecer.

Quando minha terapeuta me pediu para desenhar minha raiva, eu também o fiz na minha cabeça — um desenho agressivo de criança de giz de cera vermelho e preto. Ela sugeriu que o pendurasse na parede, e eu o imaginei na parede.

"Talvez você possa olhar para a sensação dentro de você", sugeriu ela.

Eu me revoltei. "*Por que* eu ia querer fazer isso?" A raiva não é aceitável, falei para ela. A raiva é ruim. Por que eu a deixaria *entrar*? Não é bom sentir raiva.

Quando ela perguntou por que não, eu expliquei pacientemente. "A raiva faz as pessoas fazerem coisas ruins. A raiva é *abusiva*." Minha apresentação à raiva veio com meu pai tendo um surto agressivo e batendo em mim e nos meus irmãos para nos fazer nos comportar.

Ela me perguntou com que nível de raiva eu me sentia confortável. Eu pisquei, confusa.

Ela explicou. "Se, numa escala de um a dez, a raiva abusiva for dez, que nível você tem permissão para sentir? Tipo, se frustração é quatro, e irritação é..."

"Frustração", respondi. Eu tinha permissão para ficar frustrada. Mais tarde, reconheci que isso era uma desculpa de certa forma. Porque é claro que eu tinha permissão para ficar frustrada; em geral, estava frustrada comigo mesma. Então escolhi uma forma de raiva que tinha permissão para sentir sobre as ações de outras pessoas: "irritação". Decidi que tinha permissão para me sentir irritada, mas até isso era assustador.

Alguns meses depois, como acontece com muitos de nós com TDAH, fiquei na dúvida se estava realmente fazendo algum avanço de verdade na terapia. Minha terapeuta me disse: "Você passou as últimas sessões falando sobre como você está com raiva. Assim que começou, você nunca se permitia expressar qualquer nível de raiva. Você está evoluindo."

Hum.

É *evolução* ser capaz de sentir e expressar suas emoções. Mesmo aquelas que passamos a acreditar serem "ruins". Porque, se não conseguirmos fazer isso — se não conseguirmos lidar efetivamente com nossas emoções —, nossas emoções lidam conosco. Se não sabemos como responder a elas, só podemos reagir a elas.

Agora, quando estou com raiva, sou capaz de reconhecê-la, e isso me permite comunicá-la e estabelecer limites com base nela. Ela não se acumula e depois explode como costumava fazer, confirmando meu medo de que a raiva é ruim, de que ela faz as pessoas machucarem outras pessoas. Eu consigo domá-la, contemplá-la e expressá-la de formas mais saudáveis.

Pode haver formas menos proveitosas de responder a sentimentos, mas nunca há sentimentos "ruins". Sentimentos são sinais. É importante que permitamos que esses sinais apareçam e saibamos como interpretar o significado deles. Nós *talvez* possamos excluir um comportamento, como gritar, de nosso repertório, mas temos mais chances de fazer isso se entendermos as emoções que levaram a ele.

Eu ainda tenho TDAH e todos os grandes sentimentos que vêm com ele. Foi *depois* de aprender essas coisas que passei da angústia intensa para uma ideação suicida passiva, para uma ideação suicida ativa e para uma tentativa de suicídio autointerrompida num intervalo de poucos minutos, cuja velocidade foi provavelmente causada pelas minhas questões com o controle inibitório e a desregulação emocional. Acho que é importante saber disso. Às vezes nossas emoções vão nos engolir, não importa quantas estratégias de enfrentamento tivermos, porque a vida é difícil e o TDAH a dificulta mais.

> É evolução ser capaz de sentir e expressar suas emoções. Mesmo aquelas que passamos a acreditar serem "ruins".

O luto acontece. Assim como o trauma. E abrir essas portas para sentimentos intensos pode deixar uma verdadeira enchente entrar.

Mas eu me sinto grata por ter aberto essas portas. Entender a pura vastidão da dor e compreender que não existe um momento mágico em que ela vai embora me fizeram decidir não adicionar mais ao oceano no qual eu e outras pessoas nos afogamos. Me ajudaram a entender que eu precisava de um *barco*. Um lugar seguro para o qual eu poderia fugir mentalmente quando precisasse de um descanso.

Quando o nível da água estava mais controlável, minha terapeuta tinha razão — ser melhor em reconhecer e sentir minhas emoções me ajudou a sentir a terra sob meus pés. Às vezes, quando sinto que estou me afogando, na verdade estou com o rosto enfiado numa poça e só preciso me levantar.

Aprender a gerenciar, e não fugir das minhas emoções, também me ajudou a ficar parada o suficiente para ser salva. Não só por outras pessoas, mas por mim mesma. Eu sou uma salva-vidas melhor para mim mesma porque sou uma pessoa mais fácil de salvar. Sou mais fácil de tirar da água.

Entender minhas próprias emoções e ter a habilidade de estar presente com elas me tornaram melhor em contemplar as emoções dos outros também — assim como em intervir para dar apoio quando o nível da água deles se eleva.

CAPÍTULO 10
Como lidar com pessoas

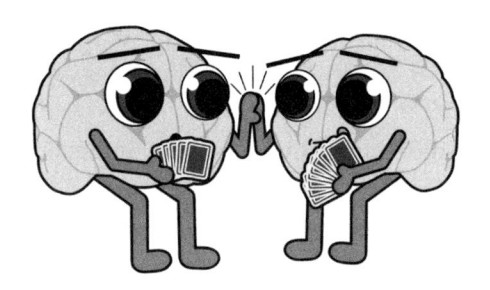

A única forma de ter um amigo é ser um.
— RALPH WALDO EMERSON

EU ODEIO ESSA CITAÇÃO
Quer dizer, Ralph Waldo Emerson não está errado.

Reciprocidade *é* essencial para amizades. Dar e receber, receber e dar. Amigos me mandam mensagens, eu mando mensagens de volta. Emerson faz parecer fácil.

Como em muitas áreas da minha vida, eu tendo a fazer de menos ou de mais quando se trata de coisas sociais. E a dificuldade de regular meus esforços *sociais* em geral é um problema maior. Projetos não ligam se você os ignora por um mês e depois lida com todos eles num dia só. As pessoas *sim*.

Eu me sinto socialmente desajeitada desde sempre.

Aluna no oitavo ano: Oi, meu nome é Amanda.
Eu: Ah... Oi.

(*Longa pausa enquanto meu eu-de-12-anos-numa-escola-nova espera que essa eba-nova-amiga continue.*)

Amanda: Qual é o *seu* nome?
Eu: Ah, claro! Jessica. *morre de vergonha*

Depois de medicada, eu fiquei mais confiante e extrovertida, mas continuei ruim em me autorregular socialmente:

Colega do segundo ano: *Oi!* Eu sou...
Eu: OI, TOMA AQUI TODA A HISTÓRIA DA MINHA VIDA!

Como muitas pessoas com TDAH, não tive muitos amigos na infância. Eu *entendia* as regras sociais de maneira geral, mas tinha dificuldade em aplicá-las. Podia fingir pertencer por um tempinho, mas logo seria barulhenta demais, estranha demais, *eu* demais, e os outros se afastavam.

Em certo momento, eu aprendi a me afastar, fugir para um lugar onde de fato pertencesse.

Eu passava muito tempo na piscina do quintal dos meus avós, depois na equipe de natação.* Em terra firme, levava um livro à tiracolo para todo lugar. Livros eram um portal para outro mundo. Eu entendia como interagir com livros. Sabia o que os personagens estavam pensando, o que queriam, porque estava tudo exposto na página.

A primeira vez que tive uma sensação de pertencimento com meus colegas foi quando arrumei um namorado. Quando o menino terminou comigo, meu mundo desabou. Foi tão doloroso ser expulsa do único lugar onde já me sentira valorizada, aceita e vista por alguém da minha idade. Decidi nunca mais deixar isso acontecer.

> Eu *entendia* as regras sociais de maneira geral, mas tinha dificuldade em aplicá-las.

Dali em diante, me tornei especialista em manter e cuidar de relacionamentos românticos. Eu só namorava com caras que tinha *certeza* de estarem mais interessados em mim do que eu neles. Descobria do que eles gostavam e como deixá-los felizes. Passei a querer agradar as pessoas sempre. Bem, agradar *a pessoa* — não tinha a função executiva necessária para lidar com uma multidão.

Quando comecei o canal How to ADHD, no entanto, comecei a desenvolver conexões profundas e significativas com pessoas — *colegas* — do mundo todo. Eu nunca pensara em buscar uma comunidade on-line antes, mas aqui estava eu,

---

* Aos 5 anos, decidi que queria ser um peixe quando crescesse. Reveladoramente, eu nunca me imaginei num cardume de peixes. Nessas fantasias, eu era simplesmente a Jessie-Peixinha nadando ao redor, feliz e livre.

construindo uma. Encontrei minhas pessoas! Eu *podia* ter amigos! Eles só por acaso estavam na internet.

Encontrar essas amizades começou a desfazer algumas das minhas crenças mais antigas: de que eu nunca me encaixaria, de que não havia lugar para mim fora de qualquer que fosse o emprego ou relacionamento romântico em que estivesse. Elas me deram propósito, esperança e conexão.

Depois que minha mãe morreu, em agosto de 2020, no entanto, eu descobri os limites das minhas amizades virtuais. Não é possível abraçar alguém através do Discord. Meus amigos de longa distância não podiam me fazer companhia durante o luto.

Depender de um relacionamento romântico para suprir minhas necessidades de presença sempre tinha sido minha opção número um; mas, agora, minhas necessidades eram grandes demais para uma pessoa só conseguir lidar. Eu tinha me mudado para uma cidade nova para ficar com um parceiro novo, mas, em meio ao meu luto e ao isolamento da pandemia, esse relacionamento desmoronou.

Solteira de novo, usei a herança para dar entrada na minha primeira casa. No dia em que peguei as chaves, acabei sentada no chão da casa vazia chorando. Era um momento gigante para mim, mas não tinha absolutamente ninguém com quem compartilhar. Tinha amigos pelo mundo todo, mas não havia ninguém para me fazer companhia, comer pizza e conversar sobre a disposição dos móveis.

Depois dessa experiência, eu concluí que nenhum relacionamento por si só, nenhuma comunidade on-line, nenhuma amizade de longa distância seriam capaz de suprir verdadeiramente todas as minhas necessidades sociais. Seres humanos são criaturas sociais, mesmo aqueles de nós com dificuldade de socialização. Nós precisamos de *pessoas* — com as quais compartilhar coisas, para abraçar ou nos fazer companhia quando estamos tristes, para nos dar um lugar aonde possamos ir e sentir que pertencemos. Não era possível escapar da parte "presencial" das amizades sem perder uma parte importante da *vida*.

> Seres humanos são criaturas sociais, mesmo aqueles de nós com dificuldade de socialização.

O que me traz para onde estou agora: uma adulta profissional ocupada tentando fazer amigos numa cidade que estou apenas começando a explorar. Quando este livro sair, espero já ter avançado mais nessa jornada — especialmente com os insights e ferramentas que aprendi enquanto escrevia este capítulo.

O QUE EU APRENDI

Por mais que algumas pessoas com TDAH possam não ter dificuldade alguma de fazer e manter amizades, essa não é a experiência típica do TDAH. Aqueles de nós com dificuldades sociais não estão sozinhos... em estar sozinhos. (Ah, que ironia.) Quando eu aprendi isso pela primeira vez, li os artigos de pesquisa com lágrimas descendo pelo rosto. *Isso explica tanta coisa.*

NÓS TEMOS DIFICULDADE DE DESENVOLVER NOSSOS CÍRCULOS DE AMIZADE

A ativista pelos direitos das pessoas com deficiência Judith Snow é uma das minhas novas heroínas graças ao seu trabalho relativo ao desenvolvimento de fortes redes de apoio social entre pessoas com deficiência. Ela criou o conceito conhecido como "círculo de apoio" e, de acordo com essa estrutura, as pessoas da nossa vida existem em um de quatro círculos:

- **O círculo de intimidade (círculo um):** Isso inclui as pessoas mais próximas de nós, que nos conhecem num nível profundo, e sem as quais não conseguimos imaginar nossa vida, tais como membros do nosso núcleo familiar, nosso parceiro, nossos melhores amigos.

- **O círculo de amizade (círculo dois):** Isso inclui bons amigos e aliados, as pessoas para as quais telefonamos quando temos boas notícias, com quem desabafamos quando brigamos com um membro da família, com quem rimos, e que convidamos para nossas festas de aniversário.*

- **O círculo de participação (círculo três):** Isso inclui as pessoas com as quais compartilhamos interesses em comum, as pessoas com quem interagimos em nossa comunidade, nosso trabalho, nossas aulas e nossos clubes.

---

* Se você estiver pensando "O quê? Mas é para isso que serve meu melhor amigo e/ou parceiro!", você provavelmente entendeu aonde estou chegando. *Aparentemente*, seres humanos também precisam de outras pessoas para esses momentos da vida se quisermos nos sentir realizados.

- **O círculo de troca (círculo quatro):** Isso inclui as pessoas que pagamos ou que nos pagam, incluindo médicos, motoristas de aplicativos, terapeutas, empregados domésticos, cabeleireiros e chefes.

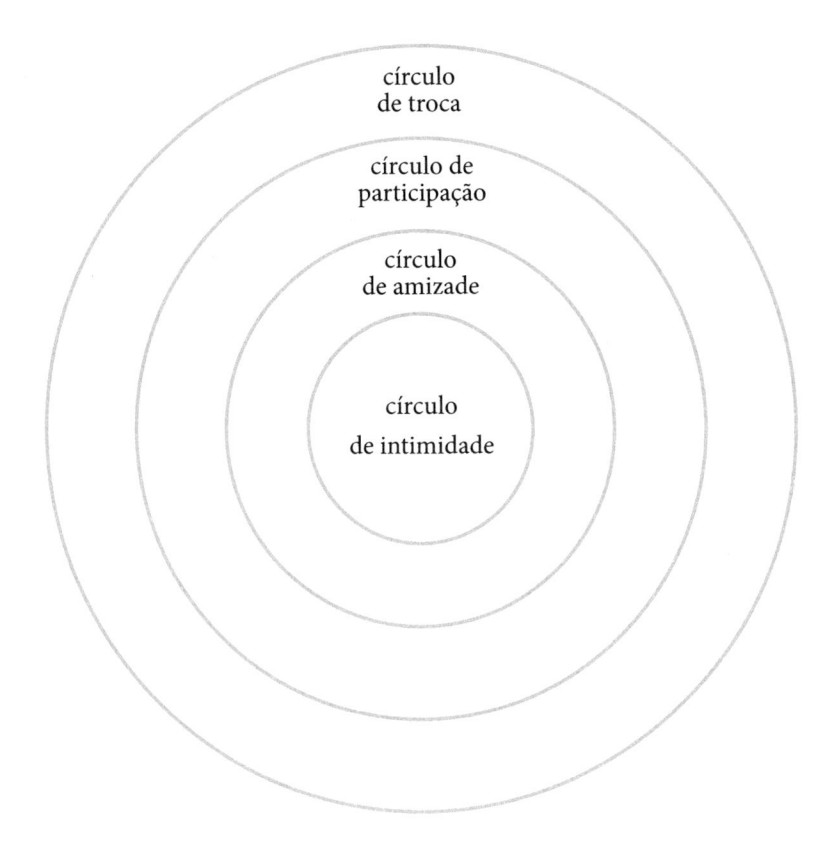

```
círculo
de troca
  círculo de
  participação
    círculo
    de amizade
      círculo
      de intimidade
```

De acordo com Judith Snow, pessoas com deficiências tendem a ter mais ou menos o mesmo número de pessoas que as sem deficiência têm em seu círculo íntimo, mas bem menos nos círculos dois e três, e um número *mais alto* no círculo quatro. Isso significa que nossas necessidades tendem a recair desproporcionalmente sobre nosso círculo mais íntimo ou em transações pagas, ou seja, pessoas que vão para casa no fim do dia e não vão atender uma ligação às duas da manhã.

Isso acontece porque, basicamente, é mais difícil para nós fazer e manter amigos.

Por mais que tenhamos muito a oferecer, nossos sintomas perceptíveis de TDAH podem dificultar que socializemos num mundo que nos estigmatiza. Somos inquietos e impulsivos. Temos dificuldade de esperar nossa vez e nos manter concentrados em atividades que não nos interessam. Vivemos esquecendo o nome de todo mundo. E, porque o TDAH é um transtorno de neurodesenvolvimento, a maioria de nós cresceu fora de sintonia com nossos colegas. Até podemos ter nos dado bem com crianças dois ou três anos mais novas ou com os mais velhos, mas parecíamos "imaturos" e carecíamos de habilidades de autorregulação para nos ater às regras sociais que nossos colegas já conseguiam seguir.

Como resultado, éramos deixados de fora. Não tínhamos tantas oportunidades para praticar socialização em comparação aos nossos colegas. Na vida adulta, nossas habilidades sociais são muitas vezes (compreensivamente) subdesenvolvidas. E, por termos vidas agitadas, com frequência caóticas, também temos dificuldade em dominar as funções executivas bem o suficiente para acompanhar nossos amigos.

NÓS DEIXAMOS PASSAR UM BANDO DE COISAS

Nós deixamos passar aniversários.

Nós deixamos passar o fato de que não chegamos a apertar "enviar".

Nós deixamos passar pistas sociais.

Nós deixamos passar despercebido o impacto dos nossos comportamentos sobre aqueles ao redor.

De acordo com pesquisas, crianças com TDAH têm dificuldade de monitorar seu comportamento social e ajustá-lo quando necessário. Elas também têm mais dificuldade em integrar e organizar dicas sociais de forma coerente, e são mais propensas a interpretar situações sociais com base na "informação social mais recente".

Como uma adulta com TDAH, posso afirmar por experiência própria que isso é verdade. Há um motivo para voltarmos para casa depois de um evento social e revisarmos mentalmente tudo que talvez tenhamos feito de errado. Com base em experiências passadas, sabemos que há coisas socialmente "erradas" que podemos ter feito e *deixado passar despercebidas*. E porque também "baseamos nossas interpretações na informação social mais recente" — se a *mensagem* atual que estamos recebendo é negativa (tipo, a pessoa não respondeu nossa mensagem dizendo que foi divertido), nós presumimos que o status do *relacionamento* é negativo.

A EMPATIA PODE ATRAPALHAR

A ideia de que a empatia (ou a falta dela) contribui para nossas dificuldades sociais me surpreendeu de verdade porque nós sentimos os sentimentos *com força* (veja o Capítulo 9, "Como sentir", página 189).

No entanto, há uma diferença entre sensibilidade e empatia. Por mais que pessoas com TDAH tendam a ser sensíveis e possam até notar as emoções dos outros graças à nossa maior propensão à hipervigilância, nós podemos *interpretar incorretamente* as perspectivas e emoções de outras pessoas. Esses enganos podem acontecer tanto porque deixamos passar detalhes cruciais sobre a situação, ou porque estamos tão envolvidos nas nossas próprias histórias que não conseguimos ver além delas.*

Mesmo quem é altamente empático pode ter dificuldade de aplicar sua empatia de forma efetiva. Sentir-se triste ou angustiado em excesso quando outra pessoa está sofrendo pode dificultar uma oferta de apoio eficaz. Podemos ter dificuldade de regular nossa empatia, assim como temos dificuldade de regular nossas emoções e atenção.

Uma observação sobre conversas casuais

Pessoas com TDAH tendem a *odiar* conversas casuais porque elas parecem falsas e podem ser entediantes. (A não ser que o tempo seja particularmente interessante para nós, *quem se importa*? Por que estamos falando disso?) Nós preferiríamos entrar direto na conversa profunda e significativa. Somos criaturas baseadas em inte-

---

* Existem dois tipos de empatia: a cognitiva, que depende da habilidade de usar a perspectiva de outra pessoa, e a afetiva, que depende da habilidade de entender e identificar emoções. É possível ser ótimo num tipo de empatia ao mesmo tempo que tem dificuldade com a outra.

resse e temos dificuldade de nos concentrar em coisas que parecem sem sentido. No entanto, há um motivo para as conversas casuais existirem e para envolverem assuntos irrelevantes. Na verdade, há muitos motivos:

- Algumas pessoas usam as conversas casuais para conferir se têm química com outra pessoa, o que nos ajuda a decidir se uma relação mais profunda é possível.

- Conversas casuais são uma forma menos arriscada de se conectar. Compartilhar detalhes pessoais pode nos colocar em risco emocional e físico. É mais seguro se ater a conversas casuais até termos uma noção de quem alguém é.

- Conversas casuais permitem que vejamos quais assuntos podem ser bem-vindos. Se a conversa casual de alguém é só sobre gatinhos fofos, talvez ele não esteja a fim de uma conversa mais intensa.

- Conversas casuais são esperadas em muitas situações. Quando começamos com conversas profundas, outras pessoas podem achar chocante ou inesperado. (Pense na conversa casual como um lubrificante social.)

Por mais que conversas casuais possam ser desafiadoras para nossos cérebros com TDAH, os benefícios (pelo menos às vezes) fazem valer o esforço.

A MENTALIDADE É UMA PARTE DO QUEBRA-CABEÇA

A maioria das pesquisas existentes sobre TDAH e dificuldades sociais se concentra em nosso comportamento e nossa dificuldade de notar o impacto dele. No entanto, ser desajeitado numa situação social em geral não é o que prejudica nossos relacionamentos quando adultos. Afinal, todo mundo age de forma meio estranha às vezes.

De acordo com Caroline Maguire, autora de *Why Will No One Play with Me*, ou, em tradução livre, "Por que ninguém quer brincar comigo?", coach de TDAH e pioneira nesse campo de entendimento — como pessoas neurodivergentes fazem amigos —, não são os comportamentos do TDAH em si que nos marcam como carentes, excessivos ou estranhos. São as quinze mensagens ansiosas que mandamos quando chegamos em casa pedindo desculpas, explicando e buscando reafirmação. E o que nos faz mandar essas mensagens é a *mentalidade* com que vemos e abordamos situações sociais.

Nossa mentalidade é parte do que leva a ansiosas correções excessivas, ruminação e espirais de pensamentos que muitos da nossa comunidade experimentam quando transitam por situações sociais. Nós ficamos travados tentando entender o que deu errado, por que algo aconteceu, ou como podemos consertar. Caímos no raciocínio emocional: eu me sinto assim, portanto deve ser verdade. Talvez até esperemos que um relacionamento fracasse, e isso pode se tornar uma profecia autorrealizável.

Existem fatores afetando nossa mentalidade dos quais podemos nem estar cientes:

- **Ter expectativas irreais sobre os outros:** Às vezes nós esperamos que uma pessoa esteja presente sempre que precisarmos e que ela tenha capacidade ilimitada de fazer o que pedimos. Achamos que ela pode fazer algo só porque precisamos ou porque ela já fez antes. As expectativas sociais que depositamos nos outros exigem *muita* hipervigilância, que as pessoas nem sempre conseguem manter. Podemos esquecer que ela tem suas próprias metas, necessidades, emoções e *vida* das quais cuidar.

- **Ter expectativas irreais sobre nós mesmos:** Às vezes esperamos que *nós mesmos* estejamos presentes sempre que alguém precisar de nós ou que tenhamos capacidade ilimitada de fazer o que os outros pedem ou precisam. Achamos que *nós* podemos fazer algo só porque alguém precisa ou porque *às vezes podemos*. As expectativas sociais que depositamos em nós mesmos exigem *muita* hipervigilância, que nem sempre conseguimos manter. Nós esquecemos que temos *nossas próprias* metas, necessidades, emoções e vida das quais cuidar.

- **Agir com uma mentalidade de escassez:** Muitas vezes nós temos uma abordagem de "eu aceito qualquer um" ou "eu faço qualquer coisa" em relacionamentos. Subestimamos nosso valor ao ponto de nos sentirmos sortudos por ter qualquer um em nossas vidas. Como resultado, gastamos muito tempo e energia tentando manter relacionamentos com pessoas que não combinam conosco.

- **Pensar que somos impossíveis de amar:** Por termos menos pessoas nas quais nos apoiar, podemos parecer "difíceis". Os mais próximos às vezes ficam frustrados ou precisam de um tempo de nossa necessidade por apoio, o que pode ativar nossa sensibilidade à rejeição (ver quadro abaixo) e reforçar a ideia de que somos excessivos, que não valemos a pena, ou até que somos impossíveis de amar.

- **Pensar que precisamos "nos encaixar" para pertencer:** Encaixar-se tem seu lugar (como quando se está passando pela segurança do aeroporto), mas não leva ao pertencimento. Como Brené Brown diz: "Quando sacrificamos quem somos, não só nos sentimos separados dos outros, como também nos sentimos desconectados até de nós mesmos".

Sensibilidade à rejeição e mentalidade

Sensibilidade à rejeição é a tendência a achar rejeições — ou até mesmo a percepção de rejeição — profundamente dolorosas. A sensibilidade à rejeição não é exclusiva ao TDAH, mas é uma experiência *muito* comum para quem sofre com esse transtorno graças às dificuldades de regulação emocional combinadas a uma vida inteira de experiências de rejeições reais.

Aprender a lidar com a desregulação emocional (ver página 193) pode nos ajudar a lidar com a sensibilidade à rejeição. Mas estou incluindo um quadro sobre o assunto aqui porque nossa mentalidade e nossos comportamentos afetam como experimentamos a sensibilidade à rejeição (e vice-versa). Por mais que não possamos controlar nossas emoções, podemos influenciá-las por meio de pensamentos e comportamentos.

Quando se trata de sensibilidade à rejeição, nós muito naturalmente ajustamos nosso *comportamento* para evitá-la: queremos agradar; reprimimos nosso TDAH e eliminamos partes de nós mesmos tentando nos encaixar; evitamos situações sociais arriscadas por completo. Passamos por rejeições desde antes de termos metacognição: a habilidade de pensar sobre nossos pensamentos. Quando viramos adultos, aprendemos que somos com frequência rejeitados pelo *nosso comportamento*, então faz sentido que nossa estratégia de partida para evitar a dor da rejeição seja modificá-lo.

Mas, como mencionei no capítulo motivacional, a alavanca que puxamos instintivamente nem sempre é a certa. Pessoas com TDAH muitas vezes têm interpretações mentais distorcidas quando se trata de situações sociais, inclusive a de que é preciso *ser uma pessoa totalmente*

> *diferente* para pertencer (ou o outro extremo — é assim que eu sou e as pessoas que lidem com isso), e ajustar essas *mentalidades* — não nossos comportamentos individuais (que com frequência derivam delas) — em geral é o mais necessário.

Para mim, a mentalidade que eu mais precisava mudar era a seguinte:

Fazer amigos é um processo de ~~um~~ *vários* passos que depende de ~~outras pessoas gostarem de mim~~ *conexão* ~~hoje~~ *ao longo do tempo*.

FAZER AMIGOS É UM PROCESSO DE VÁRIOS PASSOS QUE DEPENDE DE CONEXÃO AO LONGO DO TEMPO

Fazer amigos é um *processo*, e, assim como qualquer processo que ocorre entre duas ou mais pessoas, carrega consigo um elemento de incerteza. Muitas pessoas com TDAH (inclusive eu, até *checa o calendário* mês passado) tentam ignorar essa incerteza.

Quando gostamos de alguém e estamos empolgados com a possibilidade de uma nova amizade, esse sentimento (assim como todos os outros para nós) pode ser muito intenso. Às vezes respondemos a ele agindo *como se* uma conexão segura já existisse: compartilhamos detalhes íntimos sobre nossas vidas, fazemos planos elaborados para o futuro, temos hiperfoco na pessoa em detrimento de outras relações e obrigações, ou bombardeamos o celular ou as redes sociais dela num nível vergonhoso.

Às vezes esse comportamento assusta as pessoas. Outras vezes a pessoa reage bem, mas fica decepcionada mais tarde quando não conseguimos manter o mesmo nível de intensidade. Nos piores casos, nos vemos profundamente apegados a pessoas que tiram vantagem de nós ou nos tratam mal. Nos melhores casos, essas relações se assentam num ritmo mais equilibrado e acabam se tornando o tipo de amizade que queríamos tanto já ter.

Quando essas amizades dão certo, não é pela intensidade com que começaram, mas por como *continuaram*. Amizades em geral não são feitas (ou perdidas) num momento. É algo que exige um nível de intimidade e confiança mútua que é conquistado com tempo e experiência.

Quanto mais momentos de conexão nós temos com uma pessoa, mais difícil é quebrar a ligação com ela. Se você lembrar do diagrama de círculos de apoio da página 219, a forma de chegar ao círculo de amizade é passando pelo círculo de participação e avançando ao longo do tempo. Não é possível chegar à amizade verdadeira a não ser que você passe um tempo no círculo de participação de novo e de novo. Tentar ter níveis de intimidade de "amizade próxima" com alguém antes disso é meio como preencher um monte de cheques que nem sempre podemos sacar.

Mike, que gerencia nossa comunidade no Discord, destaca um motivo para isso:

> A maioria das pessoas vai presumir que é uma das poucas pessoas que sabem os grandes detalhes da sua vida, e, portanto, esperam ser mantidas a par. Quando você subitamente tira a pessoa desse papel íntimo, isso pode prejudicar a relação. Ou ela descobre que não é única ou especial porque você tem conversas íntimas com todo mundo, ou ela se sente rejeitada porque você a cortou de repente.

Amizades levam tempo para serem construídas e mantidas. A qualidade do tempo que vocês passam juntos é importante, assim como a quantidade de tempo que você investe na pessoa *ao longo do tempo.*

Amizades são sustentadas por muitos fios de ligações individuais, e não existe fórmula mágica para o tempo que se leva para criá-las. Algumas pessoas se tornam amigas porque passam muito tempo juntas. Outras pessoas se tornam amigas porque o tempo que passam juntas é sempre maravilhoso. O que importa não é só quanto tempo você passa com a pessoa ou se todos os minutos que passam juntos são incríveis, mas sim: o tempo que vocês passam juntos é suficiente para costurar essa união?

Decepcionantemente (em especial para aqueles de nós aversos à incerteza), isso nem sempre é algo que podemos controlar, apressar ou até mesmo prever. Várias barreiras podem entrar no caminho de uma amizade em formação: limitações de tempo, estresse advindo de acontecimentos da vida, logísticas de programações. A vida é complicada. Só o que podemos controlar é se marcamos presença naquele círculo de participação com frequência o suficiente para dar a um amigo em potencial a oportunidade de se tornar um amigo de verdade.*

"Mas tudo isso leva tempo demais, e eu só quero ter pessoas com quem fazer coisas!"

Boas notícias, colega. *Você não precisa fazer amigos para ter pessoas com quem passar o tempo.* Era assim que eu também achava que funcionava, mas não, tinha entendido ao contrário.

Não é amigo, depois participação. É participação, depois (talvez) amigo.

Você não tem como escolher seus amigos. Só tem como escolher com quem faz coisas que acha importantes. E então ver que tipo de relação evolui com o tempo.

> **Nery D., 42, Califórnia**
>
> "Sou amigável com muita gente, mas tenho poucos amigos e sonho em algum dia ter um melhor amigo. Não consigo encontrar um bom equilíbrio entre ser desligada demais e envolvida demais, e acho que isso desanima as pessoas."

> **Chantal, 20, Egito**
>
> "Eu percebi que sempre amei muito as pessoas. Muito! Mas sempre as decepcionei de uma forma ou de outra. Eu queria ligar, mas esquecia. Queria responder às mensagens, mas fico meio que temendo a tarefa. Queria desejar um feliz aniversário, mas me enrolei com um milhão de coisas. E a impressão que passa é que não me importo, o que é totalmente falso. Eu só nunca fui boa em demonstrar o amor que sinto."

---

* Mesmo que tudo isso pareça intimidador, você não está sozinho. No caso de muitos de nós que têm um número limitado de atividades das quais podemos participar ou têm dificuldade de convidar pessoas para o nosso círculo de participação, podemos precisar de ajuda para construir conexões. Em *From Behind the Piano*, ou, em tradução livre, "Por detrás do piano", você pode aprender sobre como Judith Snow, que tinha uma deficiência física, construiu seu círculo único de amigos.

> **Chris P., 39, Wyoming**
>
> "Não fiz amigos, necessariamente. Tenho algumas pessoas que só me escolheram em um grupo e disseram: 'Eu gosto de você.' Não sei por que elas me escolheram, mas sou eternamente grato."

> **Lena C., 53, Escócia**
>
> "Acho que nunca acredito de verdade que as pessoas gostam de mim. É como se eu tivesse que provar constantemente por que elas deveriam ser minhas amigas e como se devesse algo por serem gentis a ponto de serem minhas amigas."

A CAIXA DE FERRAMENTAS

A essa altura, espero que já esteja claro que amigos não são algo que *encontramos*. Isso é bom! De verdade — tira muita pressão de nós mesmos. Se não podemos simplesmente *fazer* amigos, podemos começar a nos concentrar em algo mais acessível e de baixo risco: fazer atividades que consideramos significativas com pessoas que pensam da mesma forma. A seguir, reuni algumas ferramentas para me ajudar na jornada da amizade, e espero que sejam úteis para a sua também.

1. DESCUBRA O QUE TEM A OFERECER

Nós tendemos a atrair pessoas que nos tratam de uma forma que se alinhe com nossa visão de nós mesmos. É útil passar um tempo pensando no que você tem de ótimo e no que tem a oferecer (e no que *quer* oferecer). Isso também ajuda a nos mostrar como somos, não como a versão que pensamos que os outros querem que sejamos — o que aumenta nosso senso de pertencimento nas nossas relações com os outros.

- **Note as qualidades que você aprecia nos outros** e que você mesmo tem. É com frequência mais fácil apreciar as características que os outros têm do que valorizá-las em si mesmo. Esse é um dos motivos pelos quais eu amo andar com outras pessoas com TDAH. Passar tempo com gente que tem assuntos interessantes e começar a compartilhar coisas com entusiasmo assim que chegam me fizeram perceber que os outros talvez se sintam da mesma forma em relação a mim!
- **Escute o que os outros dizem apreciar em você.** Perceba quando estiver prestes a rejeitar um elogio e considere anotá-lo em vez disso. Agradeça. Absorva-o. Sabe, *as pessoas podem ter razão*. Se ficar confuso sobre o elogio, peça detalhes.*
- **Descubra o que está buscando.** Se eu souber que estou buscando pessoas com quem possa fazer trilhas, isso significa que "ser uma companheira de trilha" é algo que também tenho a oferecer!
- **Reavalie!** O que temos a oferecer (e *queremos*) pode — e vai — mudar com o tempo. Talvez nós tenhamos mais, menos ou coisas diferentes a oferecer agora. Talvez sejamos uma YouTuber bem maneira agora com um livro publicado, sei lá.

> **Anônimo, 23, Oregon**
>
> "Faça uma lista das suas qualidades. 'Sou engraçado. Sou criativo. Sou empático. Sou um bom ouvinte. Sou inspirador. Sou gentil. Sou esforçado. Sou bom em fazer elogios.' E por aí vai! Finja acreditar que é um amigo que vale a pena ter até perceber que é. Nem todo mundo vai querer ser seu amigo, e *tudo bem*. Você não vai ser a praia de todo mundo assim como outras pessoas não são a sua. Seu povo está por aí."

---

* Enquanto elogios genéricos podem ser difíceis de aceitar ("Como assim eu fiz um bom trabalho? Eu cheguei atrasado e isso deu errado e..."), detalhes tornam o elogio mais difícil de refutar. Por ser um fato que a pessoa gostou em um detalhe específico da nossa contribuição, pode ser mais fácil aceitá-lo.

> **Yesenya R., 27, Texas**
>
> "Eu tinha muita ansiedade social devido ao meu TDAH. Fazer TCC ajudou muito, especialmente para aprender a identificar falácias lógicas que eu usava para me convencer de que uma interação tinha ido mal. As pessoas naturalmente se aproximam quando você está aprendendo a se aceitar."

> **Michael K., Ontário, Canadá**
>
> "Sempre haverá alguém que não vê os dons únicos da minha mente; essa pessoa não será eu."

2. CONHEÇA PESSOAS NOVAS

Nós não vamos nos dar bem com todo mundo, mas conhecer pessoas novas é a melhor maneira de encontrar as certas. Isso pode nos impedir de ficar travados tentando ser amigo de quem não combina muito com a gente ou nos trata mal. Também pode nos ajudar a evitar uma dependência excessiva de uma única pessoa para apoio, tornando nossas relações mais sustentáveis.

- **Vá a lugares onde pessoas se conhecem.** Existem aplicativos de namoro que tem um modo "amigo" e sites para pessoas com interesses em comum se conhecerem (como o Bumble BFF ou Meetup.org). Há uma vantagem imediata em conhecer pessoas por canais como esses. Elas provavelmente estão ali pelo mesmo motivo: encontrar amigos em potencial.

- **Vá a lugares onde seus pontos fortes brilharão.** Se seu papo é melhor do que seus passos de dança, vá a lugares onde as pessoas consigam ouvi-lo falar. Se seus passos de dança são arrasadores, mas você fica desconcertado quando fala, vá a um lugar onde possa dançar. Há muitas formas de se conectar socialmente — quando possível, escolha aquelas alinhadas com seus pontos fortes.

- **Prepare alguns assuntos de antemão.** Lembra a função executiva fria (página 79)? Planejar o que vai falar é muito mais fácil *antes* de estar no holofote (ou depois que alguma besteira já escapou da sua boca). Caroline sugere ter três assuntos prontos para usar. (De preferência assuntos não controversos... e sobre os quais as pessoas de fato gostam de conversar.) Prepare alguns pedidos do tipo "quero te conhecer melhor!". As pessoas adoram falar de si mesmas.

- **Busque valores em comum.** Por mais que interesses em comum sejam ótimos para conexões de curto prazo, valores em comum ajudam os relacionamentos a resistir às provações do tempo. Exemplos de valores em comum incluem bondade, honestidade, humor e um espírito brincalhão.

Siona L., 32, Nevada

"Como fazer amigos:
Passo 1: Jogue *D&D* com sua família por anos.
Passo 2: Encontre pessoas nerds, LGBTQIA+ e neurodiversas na internet.
Passo 3: Peça por favor para elas jogarem *D&D* com você.
Passo 4: Fiquem amigos por anos."

Max V., 32, Oregon

"Para fazer amigos, comecei simplesmente encontrando um lugar onde me sentia à vontade e que também exigia que outras pessoas estivessem presentes regularmente. Para mim, esse lugar foi o teatro. Quando cheguei lá, encontrei um monte de pessoas parecidas comigo, o que foi ideal!"

> **Lindsey J., 37, Maryland**
>
> "Eu encontro pessoas que têm interesses estranhos parecidos com os meus, então basicamente digo: 'Oi, não faço ideia de como fazer amigos sendo adulta. Quer tomar um café?' Às vezes de fato funciona."

3. SUBA DE NÍVEL EM SUAS HABILIDADES SOCIAIS

Quando eu estava aprendendo sobre habilidades sociais para o canal, eu percebi que o motivo pelo qual pensava ser ruim em fazer amigos era porque, para colocar em termos de videogame, eu estava jogando em níveis para os quais não estava preparada. Graças ao meu atraso de neurodesenvolvimento, passei boa parte da vida jogando em níveis que exigiam habilidades que eu ainda não desenvolvera. Isso me deixava frustrada e sem vontade de jogar. E não jogar me deixava ainda mais para trás. A verdade é: ninguém nasce com habilidades sociais. Nós as aprendemos e adquirimos, mesmo durante a vida adulta.

- **Observe os outros.** Caroline chama isso de ser um espião social. Observar o que os outros tipicamente fazem (e não fazem) em situações sociais pode nos ajudar a calibrar nossa compreensão e nossas expectativas. Você também pode estudar como as pessoas com o seu tipo de cérebro interagem umas com as outras. Normas sociais em geral são diferentes em comunidades neurodivergentes, e é bom ser fluente em sua própria língua também. Caso contrário, como vai se conectar com outras pessoas que a falam?

- **Peça pistas sociais mais fortes.** Ciclos de feedback ajudam as pessoas a ficarem boas em socializar. Infelizmente para nós, esses ciclos de feedback dependem tipicamente de pistas sociais sutis. Se você sabe que costuma deixar passar ou mal interpretar essas pistas, não tem problema nenhum pedir para elas serem mais explícitas. Quando minha amiga Alex percebeu que não estava conseguindo uma oportunidade de entrar na conversa, ela disse: "Ei, eu sei que às vezes atropelo as pessoas quando fico empolgada. Se eu fizer isso, diga 'Pongo!', e eu vou saber que é para te deixar falar."

- **Tente usar um tutorial.** Se você fica ansioso por não saber lidar com uma situação social, saber o que esperar pode ajudar. Pergunte a alguém de confiança se há alguma cilada na qual ficar de olho. Ligue para o lugar aonde vai e pergunte como é a vibe. Você também pode buscar tutoriais na internet sobre como lidar com situações sociais específicas. (O WikiHow é *incrível*.)

- **"Jogue" em níveis do seu agrado.** Se você fica frustrado ou incrivelmente ansioso enquanto socializa, isso talvez possa significar que está num nível para o qual não está preparado. Se o Nível Três: Ir à Ioga Juntos já é desafio suficiente, talvez não faça sentido penar no Nível Dez: Ir a um Retiro de Ioga Juntos. Passe a maior parte do tempo em níveis com os quais se sinta confortável, e provavelmente vai se divertir muito mais. Também vai jogar mais, o que ajuda a subir de nível.*

Uma observação sobre mascarar (ou *"masking"*)

Subir de nível em suas habilidades sociais não significa "aprender a disfarçar sua neurodivergência 24 horas por dia". Mascarar-se por longos períodos de tempo é prejudicial ao nosso bem-estar emocional e mental porque exige a repressão de comportamentos que nos ajudam a encarar um mundo que não foi feito levando

---

* Mas também se exponha a novos níveis de tempos em tempos. É um bom teste de limite. Podemos não curtir alguma coisa da primeira vez por causa do estresse de não saber o que esperar. Podemos nos divertir mais da vez seguinte agora que temos uma ideia!

nossas necessidades em consideração. Por mais que o disfarce possa nos ajudar a nos encaixar, ele não leva a relações significativas e profundas no longo prazo. Mascarar nossa neurodivergência a ponto de não conseguirmos encontrar a nós mesmos faz com que nos sintamos solitários e desconectados. O que queremos mirar aqui é na interação efetiva com os outros; ou, nas palavras de Brené Brown, "aprender a estar presente com as pessoas sem sacrificar quem somos".

Sebastian L., 29, Guatemala

"Inclua seus amigos no que quer que realmente o interesse no momento. Está muito envolvido em confeitaria agora? Leve cupcakes para a próxima festa. Está superdedicado a saber por que o céu é tão escuro? Encontre alguns artigos para poder falar sobre o assunto ou chame alguém para uma visita ao planetário. Você vai se surpreender ao ver como vai se tornar interessante para os outros."

Sarah N., 52, Estados Unidos

"Eu gosto de me aproximar de gente que gosta de reunir e conectar pessoas discretamente. Você deve conhecer o tipo. Não são superstars sociais óbvios, mas fazem amigos fácil e adoram juntá-los. A necessidade deles de socializar ajuda com a inércia relacionada ao TDAH."

> **Rachael, 28, Washington**
>
> "Ser um espião social é uma habilidade que faz tanta diferença tanto em cenários sociais quanto profissionais. Dedicar tempo a ser um espião social e se relacionar com pessoas no nível delas é vital para ser bem-sucedido em qualquer relação."

4. TORNE A SOCIALIZAÇÃO UMA ROTINA

Não somos muito bons em recordação livre (mais na página 173). Quando você inclui a socialização na sua rotina, isso significa que não precisa depender da recordação livre para se lembrar de praticá-la. Também torna a conexão uma parte regular da sua vida, o que, de acordo com um monte de estudos, é *essencial* para nossa felicidade e nosso bem-estar. Assim como o sono, *amigos* não são uma missão secundária. Eles fazem parte da história principal. Integre-os.

- **Reserve um dia ou horário habitual para contatar pessoas.** Isso pode assumir a forma de uma aula semanal/reunião do clube/jogo ou curtos blocos de tempo em sua programação reservados à socialização. Se você é como eu e se sente sobrecarregado, pode ser útil priorizar por círculos: por exemplo, responder ao pessoal do círculo um em intervalos ou depois do trabalho, procurar o círculo dois em dias determinados, entrar em contato com as pessoas do círculo três só nos fins de semana. Quando preciso me encasular, eu elimino um círculo.*

- **Tenha pessoas predefinidas para certas atividades.** Quando quiser jogar boliche, talvez você possa mandar mensagem para um amigo específico. Companheiros de tarefas são uma ótima forma de incluir a ami-

---

* Quando preciso me encasular, meu primeiro instinto é parar de responder a *todo mundo*. Mas, então, assim que volto, fico sobrecarregada porque preciso responder a todo mundo. Estou aprendendo a reconhecer quando estou ficando socialmente sobrecarregada e eliminar um círculo, de forma que ainda tenha mais tempo sozinha sem negligenciar todas as minhas relações ao mesmo tempo.

zade na vida cotidiana e tornar as coisas do dia a dia menos chatas. Ir à casa de um amigo para embrulhar presentes de Natal juntos é muito mais divertido do que fazer isso sozinho!

- **Entre em contato quando se lembrar.** Eu costumava ter medo de iniciar uma conversa quando pensava em alguém porque não queria me distrair. Agora, sei que não tem problema em mandar uma mensagem que diz: "Oie! Ainda estou trabalhando, mas vi isso e pensei em você. Nos falamos mais tarde?", e deixar assim.

Tanya S., 31, Canadá

"Faço ligações diárias para meus melhores amigos nas quais jogamos videogame, ou fazemos uma chamada de vídeo durante nossos horários de almoço. O horário regular significa que entramos e saímos conforme necessário."

Phillipp K., 35, Alemanha

"Seja proativo. Organize encontros e não simplesmente espere convites. Hoje é o melhor dia para planejar."

Gwenyth T., 30, Michigan

"Tem coisinhas que faço para me certificar de que mantenho contato com meus amigos. Uso o aplicativo Sweepy para tarefas domésticas, mas adicionei uma seção 'social'. Ela me ajuda a ver quanto tempo faz desde que falei com alguém e torna isso parte da minha lista de afazeres. Isso me ajuda a lembrar que a parte social é tão vital para a minha vida quanto limpar o banheiro, e me incentiva a riscar algo importante da lista."

5. COMUNIQUE SEUS LIMITES

As pessoas não conseguem ler a mente umas das outras. Não é óbvio para os outros por que estamos interrompendo, se estamos sobrecarregados ou superestimulados, ou se alcançamos o nosso limite de ficar parado em uma noite. Também não é óbvio para elas que no fundo estamos torcendo para elas nos convidarem para o evento sobre o qual acabaram de comentar. Isso significa que talvez nós precisemos, tipo, *dizer* a elas. Não só comunicar essas coisas aumenta as chances de que nossas necessidades sejam atendidas, como as deixa mais seguras para fazer o mesmo.

- **Diferencie entre "querer" e "estar disposto a".** Muitas vezes nós dizemos "Eu adoraria!" quando o que realmente queremos dizer é "Estou disposto a fazer esse negócio que você claramente quer porque valorizo nossa amizade". Ambos são bons. Ambos são importantes. Fazer alguns "quero" e "estou disposto a" significa que a amizade é *recíproca*.

- **Peça o que quer, mas respeite os limites.** Como Betty Martin e Robyn Dalzen dizem em *The Art of Giving and Receiving*, é sua responsabilidade pedir o que quer, dividir expectativas e respeitar os limites do outro.

- **Fale sobre expectativas.** Essa pode ser uma conversa elaborada e emocional. Também pode ser tão simples quanto "E aí, cara. Academia hoje à noite?". Você que sabe.

- **Quando é você quem está se doando, respeite seus limites.** Na empolgação do *"Eu tenho algo a oferecer! Que alguém quer!"*, podemos esquecer de nos perguntar se está mesmo tudo bem.

- **Estabeleça suas próprias políticas.** Criar políticas que não se refiram a uma pessoa ou situação específica facilita que você se lembre delas e que outros as escutem. Eis aqui alguns exemplos pessoais: "Não empresto dinheiro para amigos", "Estou buscando amizades presenciais no momento", e "Vou tirar meu horário de almoço todo dia das 13 às 14h."

> **Claudia S., 32, México**
>
> "Antes eu era tímida e envergonhada em relação aos 'defeitos' da minha personalidade quando conhecia pessoas novas. Agora sempre tento ser eu mesma — barulhenta, caótica e boba — quando conheço alguém novo porque quero que ele saiba quem sou desde o começo."

> **Merlin S., 32, Maryland**
>
> "Ter algumas discussões diretas sobre expectativas no começo ajuda. Saber se alguém é péssimo em mandar mensagens ou prefere ligações me ajuda a me adaptar de acordo."

> **Sebastian L., 29, Guatemala**
>
> "Seja honesto sobre os seus limites e desafios de forma respeitosa consigo mesmo. 'Ei, Becky! Você pode me mandar uma mensagem no fim da semana para me lembrar do nosso encontro?' 'Podemos ir juntos? Quero me certificar de que vou chegar na hora.' 'Podemos ficar uma noite em vez de duas?' 'Me acompanha para comprar um presente para X, senão talvez eu esqueça.'"

QUAL É O SENTIDO?

Um dia, frustrada, eu perguntei ao meu terapeuta: "Qual é o sentido de ter amigos?"

Amigos me pareciam algo que eu deveria ter só porque sim. "Tipo, eu preciso parar o que estou fazendo para responder à mensagem de uma pessoa, ou sair com ela, e em geral não é tão divertido e produtivo quanto o que eu poderia estar fazendo em vez disso. Então... qual é o sentido?"

A resposta do meu terapeuta: "Boa pergunta. Qual *é* o sentido de ter amigos? Aprofunde-se nisso. Da próxima vez que passar um tempo com alguém, se questione: O que eu estou tirando disso?"

Eu nunca me fizera essa pergunta na vida. Quer dizer, o sentido da amizade não era ter amigos? Para não ficar sozinha? Para poder ticar uma caixinha arbitrária que significava que eu estava vivendo da forma certa?

Até aquele ponto, eu aprendera a encontrar todos os benefícios que amigos poderiam oferecer por outros caminhos. Entretenimento? Videogames. Conexão e atenção? Meu parceiro. Conexão e atenção quando meu parceiro não está por perto? Meu cachorro.

Viver sem amigos agora é mais fácil do que nunca. Como Caroline me apontou, os aplicativos hoje em dia oferecem muito do apoio cotidiano que costumávamos buscar em outras pessoas. Precisa de uma carona para o aeroporto? Está doente e precisa de sopa? Precisa que alguém faça umas compras para você? Existem aplicativos — em alguns casos, *muitos* aplicativos — para tudo isso.[*]

Dizem que amigos te ajudam a construir sua vida. Como não tinha muitos, aprendi a construí-la sozinha. Na verdade, a vida que construí nem tinha espaço para eles. Se eu quisesse integrar a amizade à minha história principal, precisava saber por que valia o esforço, a rejeição em potencial, e a incerteza.

E não podia ser simplesmente "para você não ficar tão solitária". Porque, sinceramente, minhas tentativas de fazer amigos muitas vezes me faziam sentir bem mais solitária do que se tivesse ficado em casa sozinha.

> Se eu quisesse integrar a amizade à minha história principal, precisava saber por que valia o esforço, a rejeição em potencial, e a incerteza.

Então comecei a me aprofundar. Qual era o sentido de ter amigos? Talvez buscasse amigos para atender a necessidades específicas, mas poderia prestar atenção ao que estava tirando disso quando de fato passava um tempo com eles.

A princípio, a resposta foi decepcionante: não muito. Eu percebi a frequência com que acompanhava atividades que não eram bem a minha praia. Não estava tirando muito de uma saída, especialmente em comparação ao que ela me custa-

---

[*] Aplicativos melhoram a acessibilidade, o que é importante (em especial para quem tem deficiências), mas, quando eles substituem completamente pessoas, a sua vida pode ficar solitária.

va. Porque a amizade se baseava em fazer os outros felizes e atender às necessidades deles, ela não estava *me* fazendo feliz ou atendendo a qualquer uma das *minhas* necessidades.

Meu objetivo original era só ter amigos, então eu tentava mantê-los felizes.

Mas agora eu tinha um novo objetivo: ter amizades que me beneficiavam também. Isso mudou tudo.

Percebi que poderia convidar pessoas para fazer atividades que eu queria fazer. Fiz mudanças no meu perfil de BFF no Bumble de um que pedia: "Me escolhe! Olha o que eu tenho a oferecer!", para um que dizia: "Aqui está o que eu procuro e o que preciso num amigo." E encontrei pessoas que combinavam comigo. Com quem podia ser eu mesma. Várias tinham TDAH. Quando voltei para casa aos prantos numa noite porque achei que tinha ficado empolgada demais sobre a atividade que estávamos fazendo e era por isso que a pessoa parecia irritada no fim da noite, dessa vez eu estava errada. Ela só estava *cansada*. Estava tudo bem. Não era excessiva. Não para ela.

O que eu queria dos meus amigos presenciais, percebi, era a mesma coisa que eu encontrara na minha comunidade on-line: um senso de pertencimento.

> O que eu queria dos meus amigos presenciais, percebi, era a mesma coisa que eu encontrara na minha comunidade on-line: um senso de pertencimento.

E estou lentamente encontrando isso. Enquanto escrevo este capítulo, estou meio que pensando no que quero fazer no jogo de *Dungeons & Dragons* do qual vou participar esta noite. Por mais que eu estivesse atrasada para terminar as edições deste livro, tirei um dia para explorar a cidade com um amigo de longa distância que estava visitando.

Agora eu sei que não tenho como evitar complemente a dor — ou o trabalho — inerente ao processo de fazer amigos. Mas posso buscar amizades que valham a pena para mim.

Em vez de tentar me encaixar, posso escolher com base no encaixe. Posso procurar lugares onde talvez eu pertença. Posso procurar amigos em potencial com qualidades que eu valorizo, que valorizam o que quero oferecer. Que me valorizam não pela persona que apresento a eles com muito esforço, mas pela pessoa que sou de verdade.

CAPÍTULO 11

Como dificultar o TDAH

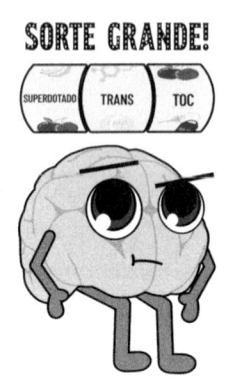

SORTE GRANDE!

SUPERDOTADO | TRANS | TOC

*Não há limite para o quanto as coisas podem ficar complicadas,
considerando que uma coisa sempre leva a outra.*

— E. B. WHITE

TDAH E...?

Durante a maior parte do livro, eu falei sobre as experiências que aqueles de nós com TDAH tendem a ter em comum: dificuldades com atenção, função executiva, gerenciamento de tempo, sono e mais. Não sei dizer quantas vezes já postei sobre minhas dificuldades específicas com o TDAH e fui citada uma dúzia de vezes por Cérebros do mundo todo dizendo: "Isso! Isso aqui! Isso explica minha personalidade inteira!"[*]

Neste capítulo, no entanto, quero falar sobre as formas como nossas experiências são diferentes.

Há vários fatores biológicos, psicológicos e socioambientais que impactam a vivência de qualquer ser humano na Terra; sempre haverá fatos que tornam nossas vivências individuais únicas. Isso é parte do motivo por que uma ferramenta que funciona para uma pessoa com TDAH possa não funcionar para outra com as exatas mesmas necessidades de apoio. Para usar um exemplo inócuo, vamos considerar um grande quadro branco. Talvez ele funcione muito bem para uma

---

[*] Aparentemente, muitos de nós têm pelo menos cinco bebidas diferentes em nossa escrivaninha a qualquer momento do dia. Quem diria?

pessoa; para outra, o cheiro das canetinhas talvez cause distração. Talvez as paredes do ambiente de trabalho dela não tenham espaço para um.

Essa diferença de vivências existiria em nossa comunidade mesmo se todos nós tivéssemos o mesmo acesso a recursos, enfrentássemos o mesmo nível de discriminação, tivéssemos os mesmos impedimentos e sentíssemos a mesma demanda sobre nossa função executiva; nós teríamos diferenças mesmo se os sintomas e impedimentos do nosso TDAH permanecessem constantes ao longo do tempo. Mas nem eles nem nós permanecemos assim.

Por mais que o TDAH impacte os desenvolvimentos cerebral e cognitivo quase da mesma forma não importa gênero, raça, classe e nacionalidade, esses aspectos da nossa identidade social — também chamados de interseccionalidade porque eles, sabe... se intersectam — afetam significativamente a forma como vivemos nossas vidas. Eles podem determinar o nível de desvantagem e discriminação que enfrentamos.* Eles podem influenciar como nossos comportamentos relacionados ao TDAH são percebidos por aqueles ao nosso redor, como somos diagnosticados, *se* somos diagnosticados, e que tipo de tratamento recebemos.

Eu estava apenas começando a entender isso quando aprendi que o TDAH também é um transtorno biopsicossocial. Por mais que o TDAH seja altamente genético, há muitos, muitos genes envolvidos, e muitos fatores podem influenciar como nosso TDAH se apresenta, a severidade dos nossos sintomas, e até que ponto nossos impedimentos cognitivos de fato nos *prejudicam*. Nossas identidades sociais e o nível de discriminação que enfrentamos como resultado naturalmente também cumprem um papel nisso, por mais que não sejam os únicos fatores. Eu estava prestes a me aprofundar mais em entender e desembaralhar essa interação quando minha mãe morreu de repente, e eu aprendi da maneira difícil.

Recebi a notícia por uma ligação do consultório de um médico legista. Isso aconteceu no mesmo dia em que eu descobri que meu divórcio estava concluído. Em 2020.

Eu não estava bem.

O luto que vivi foi tão intenso, tão abrangente, que sobrecarregou meus recursos mentais e estratégias de enfrentamento. Eu com frequência não conseguia ser funcional o suficiente para usar minhas ferramentas, e muitas delas não fun-

---

* O conceito de interseccionalidade foi desenvolvido por Kimberlé Crenshaw, uma advogada, acadêmica e ativista estadunidense que queria deixar claro que as formas diferentes de opressão não estão separadas; elas estão ligadas.

cionavam mais. Meu cérebro enlutado funcionava de forma completamente diferente, quando funcionava.

Diante da insistência de uma amiga, e com o apoio dela, eu me inscrevi num grupo de apoio para começar a processar meu luto. Aprendi que eu passara por uma "perda traumática", e que, como tantos filhos adultos com históricos complicados, a perda da minha mãe quando eu já não tinha pai tinha ativado o ressurgimento de traumas de infância importantes que precisavam ser processados. Também comecei a fazer terapia de trauma.

À medida que avançava em direção à recuperação, notei que meu TDAH estava começando a me afetar de forma diferente. Ao que parecia, sintomas que havia anos eu tinha atribuído unicamente ao meu TDAH eram influenciados por outros fatores. Eu comecei a pensar na minha vida não só com base no meu TDAH, mas com base no meu "TDAH e".

TDAH e trauma, por exemplo. Desregulação emocional é uma experiência comum em cérebros com TDAH, mas, mesmo antes de minha mãe morrer, o trauma que eu vivenciara quando criança e os padrões de trauma que eu repetira ao longo da vida haviam exacerbado a forma como eu a experimentava pessoalmente.

A impulsividade do meu TDAH? Na terapia, descobri que muitas das minhas ações impulsivas resultavam da minha intolerância à incerteza. Ao que parece, isso é comum entre aqueles que, como eu, também têm *transtornos de ansiedade*. As escolhas impulsivas que fiz como uma jovem adulta com TDAH e ansiedade podem ter me custado oportunidades e amizades, mas fazer essas escolhas aliviou a ansiedade de não saber como essas coisas teriam terminado.*

Eu percebi que anos de danos à minha autoestima não tinham sido unicamente causados pelo TDAH, mas por me deparar o tempo todo com as expectativas tanto neurotípicas quanto de *gênero* que meu TDAH tornava difícil de atender. Eu ficava envergonhada e desencorajada quando meu corpo, minha casa e meus relacionamentos não eram como "deveriam", nunca percebendo que minha ideia da aparência que essas coisas "deveriam" ter se relacionava a ter TDAH *e* ser uma mulher cis, branca e de classe média dos Estados Unidos.

Ao longo do tempo, aprendi a ver a nuance envolvida nos meus desafios. O TDAH não era o *único* fator. De certa forma, isso era bom. Eu sempre teria TDAH; sempre sentiria desregulação emocional. Assim como existem outros fa-

---

* Será que a oportunidade teria levado ao fracasso? Será que aquele amigo teria me magoado no final? Seria mais fácil jogar tudo para o alto impulsivamente em vez de viver com aquela incerteza? Sim, seria.

tores que não consigo controlar que às vezes me prejudicam, como ser baixa. Mas... não precisava depender de gerenciar meus impedimentos apenas com banquinhos literais e figurativos.

Eu poderia começar a curar meu trauma na terapia.

Eu poderia reconhecer minha ansiedade, praticar estar presente com a incerteza, e trabalhar em estabelecer limites saudáveis.

Eu poderia fortalecer minha autoestima expandindo minha visão da feminilidade além dos "deveria" e "tinha que" com os quais cresci.

Havia aspectos da minha vivência que eu podia mudar e aspectos que não, mas todos eles desempenhavam um papel na minha vivência do TDAH.

Quando comecei a emergir da névoa com essa nova perspectiva, eu estava aprendendo como ela também se aplicava às pessoas da minha comunidade. Nós temos o TDAH para nos conectar, mas há tantos outros fatores que tornam nossas vivências únicas e complicadas. Os integrantes da minha comunidade são pessoas com TDAH e muitas outras coisas: atípicos, australianos, superdotados, LGBTQIA+, em situação de rua, imigrantes, deficientes físicos, sul-asiáticos, com dor crônica... A lista poderia continuar por páginas.

À medida que aprendi sobre o impacto que essas condições coexistentes, identidades sociais e outros fatores biopsicossociais têm em suas vivências individuais com o TDAH, também comecei a entender como o preconceito contra o TDAH e outras deficiências intersecta com preconceitos contra outras identidades sociais para compor a discriminação que enfrentamos (mais na página 256). Quando comecei a prestar atenção às complexidades da vivência da minha comunidade, eu senti que estava enxergando grande parte da minha comunidade, enxergando de verdade, pela primeira vez.

Nunca vou me esquecer do comentário que um integrante negro da comunidade How to ADHD deixou num episódio chamado "Como é ter TDAH e ser negro", que foi o projeto que publiquei logo antes de minha mãe morrer. Ele dizia: "Nós estávamos aqui desde o começo. Você não nos viu?"

Aquilo acabou comigo, porque a resposta era não. Não levara em consideração as diferenças individuais de vivência porque estivera tão concentrada no TDAH que excluí todo o resto. Médicos, especialistas e especialistas em TDAH (inclusive eu) tendem a mirar em sua área de especialidade e com frequência deixam passar o panorama geral. Nós — eu — podemos melhorar. É nosso dever para com aqueles que olham para nós em busca de recursos que os vejamos como seres humanos inteiros, complexos e inigualáveis.

O QUE EU APRENDI

Quanto se trata do TDAH, condições coexistentes são com mais frequência a regra do que a exceção. Também há fatores biológicos e socioeconômicos que impactam nossa vivência. Por mais que eu só esteja começando a entender as complexidades dessa interação, senti que era importante tentar abordá-las porque todos os fatores deste capítulo podem impactar não só nossa vivência e nosso acesso à assistência enquanto pessoas com TDAH, mas até mesmo na forma como nosso TDAH se manifesta.

É impossível dar a cada fator o espaço que ele merece, ou abordá-lo de forma abrangente aqui. Cada um poderia ter o próprio livro, mas fiz o melhor que pude para incluir os fatores mais comuns ou mais impactantes e incluir as vivências da comunidade em suas próprias palavras.

FATORES PSICOLÓGICOS

Uma estimativa de 60% a 80% dos adultos com TDAH têm *pelo menos* uma das condições listadas abaixo. Essas condições são complexas por conta própria, mas listei pelo menos uma forma comum como elas podem interagir com o TDAH. Se tiver alguma das condições abaixo ou se estiver em tratamento, espero que se inspire a investigar mais.

Condições coexistentes de neurodesenvolvimento comuns com TDAH

As condições de neurodesenvolvimento envolvem diferenças no desenvolvimento e na função do sistema nervoso. Essas condições afetam a forma como nosso cérebro funciona num nível fundamental e estrutural. Pense nisso como o "sistema operacional"* ou até firmware do nosso cérebro. Nossos impedimentos funcionais podem ser reduzidos, mas as diferenças fundamentais na forma como

---

* Um integrante da comunidade com experiência em tecnologia ressaltou que essa metáfora é falha, visto que sistemas operacionais são instalados e não embutidos no computador, e que uma metáfora melhor seria "firmware", já que firmware é o que está lá antes que qualquer software possa ser instalado. Use a metáfora que faça mais sentido para você.

nossos cérebros funcionam não somem. Os sintomas dessas diferenças só podem ser gerenciados ou disfarçados.

O TDAH é uma condição de neurodesenvolvimento (ver Capítulo 2, "Como ter ~~DDA~~ TDAH", página 33), mas ter uma condição de neurodesenvolvimento não impede que você tenha outra, inclusive:

Autismo

Em cérebros com autismo e TDAH, interesses restritos e repetitivos + dificuldade de concentração relacionada ao TDAH em coisas que não o interessam = grande dificuldade de se concentrar fora de uma gama estreita de interesses.* Pessoas com TDAH deixam passar e interpretam errado pistas sociais por uma variedade de motivos, mas, quando também têm autismo, podem ter uma dificuldade significativa em reconhecê-las (ou "lê-las") para começo de conversa, o que pode tornar as conexões sociais *muito* confusas.

Transtornos de tique

Impulsos verbais e motores difíceis de controlar podem piorar as dificuldades sociais causadas pelo TDAH e aumentar a pressão de disfarçar a neurodivergência. Transtornos de tique ocorrem em menos de 10% da população com TDAH; no entanto, 60% a 80% das pessoas com Síndrome de Tourette também têm TDAH.

Distúrbios de aprendizagem

A prevalência de distúrbios de aprendizagem em cérebros com TDAH é de 43% a 55%, comparada a 5% a 15% na população geral. Distúrbios de aprendizagem comum incluem:

- **Dislexia:** um distúrbio de aprendizagem que afeta a leitura e as habilidades relacionadas. Cérebros com TDAH com frequência têm dificuldade de regular sua atenção enquanto leem; quando o processo de leitura em si é um esforço, as dificuldades acadêmicas são agravadas.

---

* Um amigo com TDAH e autismo brincou que, quando pessoas com esses dois transtornos se conhecem, é melhor só verem se têm algum interesse especial em comum logo de cara. Se não, legal, bom te conhecer, próximo.

- **Discalculia:** um distúrbio de aprendizagem que afeta as habilidades relacionadas à matemática. Esse distúrbio afeta a vida bem além da escola. O gerenciamento financeiro já é um desafio para quem tem TDAH; a discalculia pode torná-lo avassalador.

- **Disgrafia:** um distúrbio de aprendizagem e das habilidades motoras finas que afeta a caligrafia. Alunos com disgrafia têm dificuldade de escrever de forma rápida e legível, o que, combinado com as dificuldades do TDAH relacionadas à organização e à tomada de notas, pode tornar as práticas tradicionais de estudo praticamente impossíveis sem adaptações.

Superdotação

Alunos intelectualmente superdotados com TDAH podem ter dificuldade de acessar apoios para qualquer uma ou ambas dessas neurodivergências. Dificuldades na atenção e função executiva relacionadas ao TDAH podem impedir o aluno "duplamente excepcional" de ter sua inteligência reconhecida e desafiada. Da mesma forma, habilidades adquiridas em alta velocidade por um aluno com dupla excepcionalidade podem impressionar professores que, por isso, perdem as oportunidades de identificar e auxiliar as dificuldades em outras áreas.

As condições descritas acima são resultado de cérebros que se desenvolvem de uma forma que *diverge* do desenvolvimento (neuro)típico. É por isso que o termo "neurodivergente" passou a ser uma forma preferida de descrever cérebros como o nosso.* Essas diferenças no desenvolvimento significam que os sintomas das nossas condições estão escritos na própria estrutura do nosso cérebro.

Condições coexistentes não relacionadas ao neurodesenvolvimento comuns com TDAH

Por outro lado, as condições não relacionadas ao neurodesenvolvimento não são um resultado de diferenças no desenvolvimento cerebral. Pense nelas como um "software" ou um "malware". Elas podem mudar as percepções e os processos de

---

* Por mais que nem todo mundo goste de usar esse termo, já que se centra no neurotípico como norma, ele ajuda pessoas da nossa comunidade a se encontrar. Pessoalmente, eu gosto da menção incidental ao fato de que com frequência somos bons no pensamento divergente. É um dos nossos pontos fortes.

pensamento de um indivíduo, o que pode interagir com nosso TDAH de formas profundas e desafiadoras.

Ao contrário dos sintomas de condições de neurodesenvolvimento, os sintomas dessas condições podem mudar com tratamento, situação ou tempo. Em alguns cérebros, condições como as citadas abaixo podem se desenvolver como secundárias ao TDAH. Em outros, elas podem ocorrer de forma independente.

Depressão

Um dos sintomas mais comuns da depressão é a anedonia, que é definida como uma "redução acentuada do interesse ou prazer". Quando a motivação do TDAH depende do interesse e da nossa capacidade de nos recompensarmos por fazer coisas que *não são* interessantes, a anedonia pode ser significativamente incapacitante.

A depressão pode piorar as questões de autoestima que muitas pessoas com TDAH têm. A doença nos diz que somos inúteis, um fracasso, um fardo. Pensamentos intrusivos e críticos como esse facilitam a crença nos rótulos e julgamentos negativos que recebemos com frequência excessiva do mundo externo.

Distúrbios de ansiedade

Ruminação ansiosa — basicamente, pensamentos girando como um disco arranhado de coisas ruins — é um resultado comum da ansiedade e do TDAH. Pensamentos ansiosos nos deixam presos dentro de nossas cabeças, nos deixando paradoxalmente *mais* propensos a deixar passar informações importantes, o que pode levar a mais erros, o que leva a mais ansiedade.

Às vezes a ansiedade pode levar à hipervigilância. Porque a ansiedade está convencida de que está nos ajudando a sobreviver, a vigilância ansiosa é reforçada quando nota algo que poderíamos, caso contrário, ter deixado passar devido ao nosso TDAH.

Além disso, cérebros com TDAH são motivados pela urgência, e a ansiedade é *ótima* em criar um senso de urgência. Isso causa problemas em cérebros com TDAH que são tratados para ansiedade mas não para TDAH: eles com frequência se veem com dificuldade de serem produtivos sem a ansiedade para impulsioná-los.

Transtorno Opositor Desafiador (TOD)
Numa amostra clínica de adultos com TDAH, 47% foram diagnosticados com TOD, um número significativamente mais alto do que na população geral, na qual 4% receberam esse diagnóstico.

Muitos especialistas contestam a validade do TOD como um transtorno distinto, particularmente em pessoas que também têm TDAH. Alguns o veem como uma coleção de *sintomas* resultante de anos de obrigação de fazer coisas de formas que não funcionam para o cérebro da pessoa.

De acordo com a dra. Sharon Saline, é importante reconhecer que os opositores não o são com todos ou todas as tarefas. O comportamento opositor é um problema de relação, e é condicionado à relação. Às vezes o problema de relação é com uma pessoa; às vezes o problema está relacionado à nossa relação com uma tarefa.

Transtornos relacionados a traumas
Dos adultos com TDAH, 10% têm transtorno de estresse pós-traumático (TEPT). A incidência de TEPT na população geral é só de 1%. Algumas pesquisas insinuam que o TDAH possa fazer com que veteranos do sexo masculino tenham maior risco de desenvolver TEPT do que os que não têm TDAH.

Tanto com TDAH quanto com trauma, as pessoas têm reações intensas a gatilhos específicos que podem causar inundação emocional, o que derruba nossa função executiva. A presença de gatilhos de trauma piora a desregulação emocional, e a impulsividade do TDAH pode nos tornar mais propensos a reagir a esses gatilhos quando eles ocorrem.

Transtornos por uso de substâncias
A automedicação é comum no TDAH, especialmente no TDAH não tratado. A dependência de álcool e drogas atual é muito maior em adultos com TDAH do que em adultos neurotípicos (25% *versus* 13% de acordo com um estudo).

Uma preocupação comum em relação à prescrição de medicação estimulante é o potencial para uso incorreto e abuso. Pessoas com histórico de uso de substâncias podem nem mesmo receber a opção de usar medicação estimulante.

A infeliz ironia é que o tratamento com medicação estimulante pode, na verdade, reduzir o risco de abuso de substância em pessoas com TDAH.*

Vamos falar sobre problemas alimentares

De acordo com a dra. Carolyn Lentzsch-Parcells, uma pediatra credenciada que trabalha com adolescentes com TDAH e transtornos alimentares, há algumas questões com comida que tendem a ser mais comuns em pessoas com TDAH:

Bulimia e transtornos de compulsão alimentar periódica: Comportamentos de compulsão e purgação aumentam a liberação de dopamina no cérebro. Para algumas pessoas, isso pode ser uma ferramenta mal adaptativa para lidar com seu TDAH. Além dos comportamentos de compulsão e purgação, aqueles que restringem a ingestão de comida e/ou se exercitam em excesso também podem estar usando os picos de dopamina para lidar com um TDAH subjacente e não tratado.

Transtorno alimentar restritivo evitativo, ou TARE: Com esse transtorno, uma pessoa restringe de forma severa a quantidade de alimento ingerido por medo ou

---

* Para deixar registrado: se usada de acordo com a receita, a medicação estimulante não é viciante. Como minha comunidade vive brincando, se nossas medicações são tão viciantes, por que vivemos nos esquecendo de tomá-las? Quando a medicação estimulante é usada de forma abusiva, no entanto, e tomada em doses muito mais altas, como acontece com frequência com quem não precisa delas e/ou está usando de forma recreativa, ela pode se tornar viciante.

da comida em si ou do que vai acontecer como consequência de comê-la. Problemas sensoriais relacionados ao TDAH e às experiências negativas envolvendo comida podem levar ao tipo de restrição ansiosa típica do TARE.

Comer transtornado: Por mais que uma minoria da nossa comunidade desenvolva transtornos alimentares, muitos de nós sofremos o comer transtornado — comer ou pensar na comida de uma forma que impacta negativamente nossa vida, mas não atende aos critérios de um transtorno alimentar. O comer transtornado pode ser influenciado por problemas de imagem corporal, mas também pode ser decorrente de problemas sensoriais, problemas de interocepção e/ou déficits na função executiva, o que torna difícil para nós planejar, fazer compras e preparar refeições.

Por que queremos comer tanto quando paramos nossa medicação?

A dra. Lentzsch-Parcells também respondeu a essa pergunta que muitas pessoas da nossa comunidade fazem. A medicação estimulante pode reprimir nosso apetite durante o dia, então podemos não comer o suficiente para manter nossas funções em funcionamento. Quando o efeito da medicação passa, nosso cérebro talvez nos diga: "Cara, nós precisamos de mais calorias! Vai comer!"

> Por outro lado, se estamos comendo o suficiente, mas paramos nossa medicação e atacamos a geladeira como se fôssemos o Pac-Man, pode haver alguns motivos, inclusive:
>
> - A impulsividade do seu TDAH não está sendo mais tratada; então, quando vê comida, você come.
>
> - Seu cérebro pode não estar recebendo níveis adequados de dopamina depois que o efeito da sua medicação passou, então ele não fica feliz ao voltar ao perrengue. "PRECISO DE DOPAMINA, CARA. EU SEI O QUE ME DÁ DOPAMINA. CADÊ OS BISCOITOS?"

FATORES BIOLÓGICOS

Às vezes, com todo o nosso papo sobre cérebros, é fácil esquecer que, ei, *nós também temos um corpo*. Mesmo nosso cérebro em si é só uma parte de um sistema nervoso inteiro que afeta cada pedacinho de nós. Vamos falar sobre como nosso cérebro e corpo cooperam um com o outro (ou não).

- **Hormônios:** O TDAH é com frequência detectado durante ou logo depois da puberdade devido às rápidas mudanças hormonais envolvidas. Níveis mais altos de testosterona, que aumentam sete vezes durante a puberdade masculina, foram conectados a decisões mais impulsivas e maior hiperatividade. O estrogênio, por outro lado, é associado à produção de dopamina. Quando os níveis de estrogênio aumentam, os níveis de dopamina também aumentam. Os níveis de estrogênio flutuam ao longo do ciclo menstrual, o que pode piorar os sintomas de TDAH durante a fase pré-menstrual (os dias ou a semana antes da menstruação). E eles caem significativamente depois da gravidez e durante a menopausa.

- **Sexo biológico:** Garotos cisgênero tendem a exibir mais das características de hiperatividade do TDAH, enquanto garotas cisgênero tendem a apresentar mais características desatentas. De acordo com pesquisas, garotas têm menos chances de serem encaminhadas para diagnósticos, menos chances de serem diagnosticadas com TDAH se forem encaminhadas, e menos chances de serem tratadas para TDAH se forem diagnosticadas. No entanto, o TDAH também pode passar despercebido em garotos e homens com uma apresentação mais internalizada.

- **Idade:** As apresentações do TDAH mudam com a idade. Ao ficarmos mais velhos, nossa propensão a apresentar desatenção aumenta. Da mesma forma, sintomas de impulsividade e hiperatividade evoluem com o tempo, principalmente conforme as demandas mudam. Enquanto uma criança impulsiva pode correr para a rua, um adulto impulsivo pode se demitir de um emprego ou dizer sim a um projeto a mais (ou cinco). A função executiva se desenvolve mais com a idade, e nós aprendemos estratégias de enfrentamento (tanto adaptativas quanto mal adaptativas) pelo caminho.

- **Gravidez:** Pesquisas existentes sobre o impacto de medicações estimulantes tomadas durante a gravidez sugerem que o risco de complicações é de mínimo a inexistente. No entanto, a natureza limitada dessas pesquisas significa que alguns médicos não se sentem confortáveis em permitir que suas pacientes continuem com a medicação depois de engravidar. No entanto, como meu próprio psiquiatra me explicou, o TDAH impacta significativamente nossa habilidade de lidar com o estresse, o que sabemos que impacta de forma negativa o feto em crescimento. E pesquisas recentes já destacaram o impacto negativo de descontinuar medicações devido à gravidez.

- **Enxaqueca:** Transtornos de enxaqueca são comuns na comunidade TDAH. Num estudo, homens com TDAH eram duas vezes mais propensos a sofrer com enxaquecas comparados a homens sem TDAH. Enxaqueca nem sempre envolve dor, como descobri quando comecei a ter "enxaquecas com aura". Eu poderia ter um dia de cérebro maravilhoso, mas não conseguir escrever porque não conseguia enxergar a tela.

- **Dor crônica:** Pessoas com dor crônica lidam com ter dias de dor fraca, moderada ou forte, que ficam mais complicados quando combinados com dias de *cérebro* bons, moderados ou ruins. A dor distrai em qualquer nível, e cérebros com TDAH não são lá muito bons em filtrar distrações sensoriais. A dor crônica também pode nos fazer evitar atividades que amparam nossa saúde mental e física. Fazer coisas que amamos aumenta a dopamina, o que impulsiona nosso humor e reduz nossa experiência de dor. Evitar atividades que impulsionam nossa dopamina em decorrência de dias de dor forte pode levar a mais dias de cérebro ruins por não estarmos recebendo a dopamina necessária para nos concentrarmos.

É importante notar que qualquer condição crônica pode ser mais séria e difícil de tratar na presença do TDAH porque pode exigir acompanhamento extensivo ou gerenciamento complicado de medicações. A "adesão ao tratamento" é difícil quando temos dificuldade de aderir à... vida. Em vez de negar tratamento às pessoas com dificuldade de adesão, os médicos deveriam colaborar com pacientes para encontrar planos de tratamento que funcionem tanto no cérebro dos seus pacientes como em seus corpos.

De forma parecida, cérebros com TDAH têm dificuldade com cuidados de saúde preventivos convencionais. Para muitos de nós, isso envolve transitar por um campo minado de armadilhas de função executiva: sistemas de saúde complicados, agendamento de consultas e questões com planos. Isso sem contar com os desafios diários de aparecer na consulta na hora certa e preencher a papelada certa — com as *informações* certas. Além disso, como a natureza da saúde preventiva é que ela *não* é urgente, é mais difícil para nós seguir adiante com exames anuais, acompanhamentos, limpezas dentais periódicas, e por aí vai.

Estigma, preconceitos e discriminação

Existe um estigma notável em torno do TDAH; os equívocos e estereótipos sobre quem o tem são numerosos. Os vieses resultantes levam a preconceito e discriminação — mais especificamente, *capacitismo*. Capacitismo é a discriminação e o preconceito social contra pessoas com deficiências, inclusive TDAH, com base na crença de que as habilidades (neuro)típicas ou aqueles com habilidades (neuro)típicas são intrinsecamente melhores ou mais valiosos.

É possível encontrar exemplos de capacitismo exibidos em muitos ambientes — mesmo em uma sala de jardim de infância. Há pôsteres com frequência descrevendo as seguintes (ou similares) "regras para ser um bom ouvinte": "olhos observam, ouvidos escutam, lábios ficam fechados, mãos ficam paradas, pés ficam quietos". Não apenas é esperado que sigamos essas regras, algumas das quais podem prejudicar nossa habilidade de concentração, como muitas vezes somos punidos quando não conseguimos. (Ver Capítulo 3, "Como ter (hiper)foco", página 52.)

Pessoas com TDAH recebem mensagens regulares ao longo da vida de que é socialmente inaceitável e até inseguro exibir TDAH ou outras características neurodivergentes. Ou usar muitas das estratégias de enfrentamento que usamos para transitar por situações sociais e atender a expectativas.

Sofremos discriminações explícita e implícita o tempo todo. Os vieses que levam à discriminação contra pessoas com TDAH com frequência se intersectam com os vieses contra outras identidades marginalizadas, amplificando a discriminação. Por exemplo, vieses contra a população LGBTQIA+ podem resultar em homofobia e transfobia, o que pode agravar o capacitismo sofrido por pessoas com TDAH. Nos Estados Unidos, crianças negras que são disruptivas em sala de aula têm maiores chances de serem punidas do que crianças brancas, disruptivas devido ao "papel do viés racial na construção da visão dos adultos em escolas sobre a juventude afro-americana como menos inocente, mais velha e mais agressiva do que seus colegas brancos".

Em praticamente qualquer sociedade, as pessoas enfrentam discriminação por muitas razões possíveis: gênero, religião, nacionalidade, etnia, orientação sexual, status médico ou de deficiência, e mais. Cada uma dessas interseccionalidades pode afetar qualquer um e todos os fatores sobre os quais vamos falar na seção socioambiental a seguir. Tudo isso está enraizado no estigma — na crença de que algumas identidades ou formas de ser não são aceitáveis e não fazem parte.

FATORES SOCIOAMBIENTAIS

Nós temos nosso cérebro, que está integrado ao nosso corpo. Esse corpo também está integrado a sistemas culturais, econômicos e ambientais complexos que abrangem o mundo e possivelmente o espaço todo. A forma como interagimos com esses sistemas (e a forma como esses sistemas interagem conosco) pode afetar profundamente nossa vivência como pessoas com TDAH.

- **Cultura:** O TDAH existe nas mesmas apresentações em todas as culturas, mas nem toda cultura o reconhece, vê e ampara da mesma forma. Algumas culturas são mais acolhedoras e solidárias aos desafios de saúde mental do que outras, e também há diferenças culturais em abordagens de tratamentos.*

  Além disso, valores diferem entre culturas, e alguns podem se alinhar mais com as tendências do nosso cérebro do que outros. Por exemplo, algumas culturas são mais relaxadas em relação ao tempo, o que torna mais fácil para nossos cérebros com TDAH com miopia temporal.

- **Socialização/expectativas sociais:** Pessoas com TDAH com frequência se veem em descompasso com expectativas sociais. Pessoas com TDAH têm uma maior tendência à inconformidade de gênero. Há muitos motivos para isso, sendo um deles o fato de que nós em geral temos dificuldade de atender a expectativas sociais (muitas vezes baseadas em gênero). Expectativas sociais variam dependendo da cultura da qual você vem e na qual vive, e muitas vezes nós enfrentamos múltiplas subculturas que exigem coisas diferentes de nós. No entanto, atender a qualquer expectativa — de trabalho, amigos, família, sociedade e nossas comunidades políticas ou ideológicas — exige função executiva, e tentar atender a todas essas expectativas com frequência sobrecarrega nossa capacidade de lidar com demandas concorrentes.

---

* Por mais que estudos tenham encontrado diferenças significativas na prevalência mundial relatada do TDAH, uma revisão sistemática desses estudos descobriu que essas diferenças podem ser atribuídas a diferenças culturais nos critérios de diagnóstico usados, assim como na forma como o impedimento é avaliado. Em outras palavras, o que parece estar levando a essas diferenças é o contexto cultural, não uma variação na prevalência do TDAH.

- **Religião:** Muitas pessoas, inclusive aquelas com TDAH, se voltam para a religião para experimentar uma sensação de esperança, conforto, pertencimento e apoio social tangível. Infelizmente, os impedimentos cognitivos relacionados ao TDAH podem ser percebidos como um problema moral em algumas tradições, e pode ser esperado que quem está sofrendo se volte para dogmas religiosos ou seu(s) poder(es) superior(es) em busca de apoio, providência, ou até mesmo para "rezar até passar". Por mais que a religião ofereça muitas formas de apoio, ela nem sempre fornece o tipo de apoio de que precisamos. Em alguns casos, a pessoa com TDAH pode se sentir uma "católica/cristã/muçulmana/etc. ruim" porque seus impedimentos dificultam que ela faça as coisas da forma "certa", o que as aliena de sua religião.

- **Etnia e raça:** Sabemos que as taxas de diagnóstico e tratamento do TDAH variam amplamente de acordo com a raça, como resultado de vários fatores. Por exemplo, um estudo recente nos Estados Unidos descobriu que adultos negros tinham 77% menos chance de receber um diagnóstico de TDAH do que adultos brancos, mas jovens negros tinham 24% mais chance de receber um diagnóstico em comparação a jovens brancos. Outros estudos descobriram que crianças negras e latinas têm menos probabilidade de serem diagnosticadas com TDAH e de tomar medicação para TDAH em comparação a crianças brancas quando se leva em consideração o status socioeconômico. Comparado a crianças brancas, crianças asiáticas tinham as maiores probabilidades de não receber tratamento algum. Esses números evidenciam uma disparidade racial nítida na forma como o TDAH é diagnosticado e tratado, o que também impacta no resultado.

- **Status socioeconômico:** O TDAH é muito menos comprometedor quando você tem condições financeiras para substituir as coisas que perdeu ou quebrou, tirar um dia de folga sem impactar sua habilidade de pagar as contas, pedir delivery quando não consegue decidir o que cozinhar e contratar ajuda para tarefas do cotidiano. A maioria das pessoas com TDAH não tem espaço em seu orçamento para tais adaptações.

- **Acesso a assistência:** Ter acesso a assistência e a tratamentos adequados não é um fato universal para cérebros com TDAH pelo mundo todo. Os obstáculos são muitos: enquanto eu escrevo isso, os Estados Unidos estão lidando com uma escassez de medicação estimulante. O NHS, no Reino Unido, tem uma lista de espera de anos para avaliação. Em outros países, como na Rússia, medicações estimulantes são simplesmente ilegais. Por mais que existam terapeutas maravilhosos especializados em TDAH adulto, não há nem de longe o suficiente, e, quando você adiciona outras condições e identidades (em especial identidades marginalizadas) à equação, fica exponencialmente mais difícil encontrar um bom profissional adequado.

- **Demandas cambiantes:** Certos acontecimentos da vida — se mudar, se casar, começar uma família, mudar de carreira, cuidar de pais idosos — vêm com aumentos significativos nas demandas sobre a função executiva. Alguém que começa a faculdade, por exemplo, pode experimentar o que pesquisadores chamam de um "déficit duplo". A pessoa pode ao mesmo tempo ter dificuldade com o aumento nas demandas sobre sua função executiva em decorrência de tarefas (como fazer matrícula nas aulas, transitar por um novo campus, acessar adaptações, se alimentar), assim como do novo contexto social e das pressões sociais adicionais que vêm com fazer novos amigos, morar com colegas de quarto, namorar e frequentar festas.

Muitas pessoas não buscam diagnóstico e tratamento para seu TDAH até que as demandas sobre sua função executiva sobrecarreguem sua habilidade de serem funcionais. Infelizmente, isso significa que muitas vezes já estamos nos afogando quando enfim buscamos ajuda. Então vamos precisar entender e lidar com nosso TDAH pela primeira vez apesar de já estarmos sobrecarregados. Com muita frequência, as pessoas em posição de oferecer apoio e tratamento fracassam em perceber que seus pacientes recém-diagnosticados nem sempre estão aptos a implementar muitas estratégias novas devido a essas demandas excessivas.

Também há interação entre todos esses fatores

Alguns fatores podem melhorar o acesso a tratamentos e apoios. Alguns fatores podem ser ao mesmo tempo positivos e prejudiciais. Outros são inegavelmente negativos. Não obstante, é importante entender que há uma interação não só entre esses fatores e nosso TDAH, como entre todos esses fatores também.

Por exemplo, algumas pessoas podem ter uma predisposição genética maior à ansiedade, mas os genes não são "acionados" e desencadeiam o desenvolvimento de um transtorno de ansiedade até que os efeitos de certos fatores socioambientais se combinem com os efeitos de viver com TDAH.* Diferenças culturais, discriminação médica e falta de acesso à assistência podem fazer com que essa ansiedade não seja tratada, e ansiedade não tratada pode levar à depressão, e tudo isso junto pode tornar mais difícil lidar com o TDAH.

A pressão sobre os alunos para se sobressair academicamente e a pressão sobre os pais para amparar o desempenho dos filhos em certas culturas podem ser benéficas para alunos com TDAH. Por exemplo, os pais de um aluno com dificuldade na escola podem contratar um tutor que trabalhe com o estilo de aprendizado

---

* Nosso DNA é como uma biblioteca cheia de livros – só os genes que são "lidos" se expressam. A epigenética, o estudo de como os genes se ligam e desligam com base em fatores ambientais, é superlegal. Sério, dá um Google.

dele, o que pode levar a um resultado positivo. No entanto, essa mesma ênfase cultural na realização acadêmica pode fazer com que os pais sintam estresse e vergonha em relação às dificuldades do filho. Pode incentivar os pais a ficarem acordados até de madrugada toda noite para ajudar o filho com o dever de casa. Também pode desencorajá-los a buscar cuidados de saúde mental ou apoio escolar para seu filho por pensarem que simplesmente não estão "fazendo o suficiente".

No meu caso, a morte de minha mãe me impulsionou a enfrentar e processar meus traumas de infância, o que melhorou minha saúde mental de forma geral. Mas isso só foi possível porque eu tinha uma rede de apoio que me ajudou a encontrar um terapeuta de trauma, assim como uma agenda flexível e uma equipe solidária que me permitiu marcar sessões às 15h. Diferenças em resultados não podem ser reduzidas ao esforço, à virtude ou até mesmo ao diagnóstico específico que alguém recebe. Há uma interação entre vários outros fatores, e todos eles impactam nossa vivência com o TDAH. Tentar esmiuçar a interação de vários fatores pode ser assoberbante, mas reconhecê-los é essencial para apoiar de verdade alguém com TDAH — especialmente se essa pessoa for você mesmo.

NÃO É SÓ O TDAH. É O TDAH *E*...

Eu pedi à minha comunidade para compartilhar como a interação entre o TDAH e outros fatores, inclusive suas interseccionalidades, afeta seu cotidiano. Li história atrás de história, dias a fio, e acabei com um entendimento mais amplo sobre como nossas experiências individuais são emaranhadas, maravilhosas e muitas vezes malfadadas; e quero compartilhar parte disso com você. *Alerta: algumas dessas histórias incluem discussões francas sobre assuntos como condições médicas, racismo, transfobia, homofobia e comer transtornado.*

Tiger T., 47, Maryland

"O autismo e o TDAH com frequência acabam numa dicotomia interessante na minha cabeça. Rotinas são boas, mas depois se tornam entediantes. Precisamos ser estimulados, mas *não demais*. O burnout vem dos *dois* lados da equação. E muitos sistemas que, na verdade, são mecanismos de defesa do TDAH foram criados pelo meu lado atípico."

Lee D., 39, Massachusetts

"Ser gay e ter TDAH é um processo duplo de sair do armário para mim. Eu tenho receio de ser julgado por esses fatores que estão fora do meu controle, e estou sempre com pelo menos um pouco de medo das consequências de contar a alguém que não seja compreensivo."

> **Seren S., 35, Canadá**

"Se você tiver TDAH, é muito mais propenso do que a população geral a também ter hipermobilidade ou Síndrome de Ehlers-Danlos e disautonomia. Se for o seu caso, alguns comportamentos ou dificuldades que podem ter sido atribuídos ao seu TDAH podem ser estratégias adaptativas para o seu corpo. Por exemplo: se mexer o tempo todo para atenuar a dor articular, se remexer, ou se sentar em posições estranhas para lidar com a intolerância ortostática. Eu também descobri que minha função executiva é significativamente piorada pela dor dos problemas articulares."

> **Traci L., 38, Califórnia**

"Tanto o TDAH quanto a gordofobia podem te levar a supercompensar para provar que não é 'preguiçoso'. A sensibilidade à rejeição também é pior num mundo que não foi feito para acomodar seu corpo e te diz constantemente que esses sentimentos de exclusão são culpa sua ou algo que você pode controlar sendo mais 'disciplinado'."

> **N.C.M., 37, Reino Unido**

"Quando você nasce numa família pobre, com pais sem instrução, descobrir o que tem de errado com você é muito mais difícil. Não tem ninguém para me fazer prestar contas em casa, e os professores simplesmente partem do pressuposto que eu não quis fazer o dever de casa porque sou pobre. Ninguém nunca fala disso; só se ouve as perspectivas da classe média."

Mark J., 63, Califórnia

"Eu vivi com o TDAH não diagnosticado até meus 40 anos. Também cresci fora da cultura do meu país de nascimento e do país dos meus pais. Eu sempre estava errado. Chegou a um ponto na escola escocesa católica em que eu era culpado porque a tira de couro não machucava mais as minhas mãos."

Ying D., 26, Virgínia

"Só porque eu pareço organizado olhando de fora, não significa que esse seja o caso com o meu cérebro. Estar excessivamente em controle da papelada é um disfarce necessário para meu cérebro com TDAH de imigrante asiático de primeira geração."

Rex M., 34, Carolina do Norte

"Sou trans e tenho TDAH. Não me sinto confortável em sair de casa sem binder, mas também não me sinto confortável em usar binder por causa das minhas questões sensoriais com roupas. Isso significa que simplesmente não me sinto confortável em sair de casa."

Cecilia C., 37, México

"Ter TDAH e hipotiroidismo te torna especialmente esquecido e especialmente depressivo (mesmo com tratamento). O hipotiroidismo também drena sua energia, o que só piora as circunstâncias já difíceis de não ter dopamina o suficiente para começar uma tarefa."

> **Emrys H., 32, Califórnia**

"Meu comer transtornado começou porque eu era ruim em gerenciar meu dinheiro. (Olá, TDAH.) Eu ainda me lembro da primeira vez que fiquei completamente sem comida. É difícil descrever o pesadelo de passar fome por dias, não por escolha, mas porque a comida tinha acabado. Quando eu conseguia ter acesso a alimentos, aprendi logo que, se eu comesse tudo, ficaria sem nada e me sentiria tão atormentada quanto antes. Se comesse só um pouco, ainda teria comida mais tarde e não sofreria por não ter absolutamente nada. Dessa forma, a restrição se associou à segurança, e ironicamente, à *prevenção da inanição*. Isso se tornou arraigado e instintivo. Mesmo agora, durante épocas de estresse (como provas finais), eu preciso ativamente ignorar o instinto de restringir minha alimentação."

> **Geneva L., 34, Michigan**

"Eu tenho nistagmo congênito e, por meus olhos terem graus diferentes, desenvolvi uma inclinação de cabeça quando estou olhando para as coisas. Isso, junto da minha característica 'avoada' de TDAH, era ignorado como 'coisas fofas de menininha' até eu chegar a uma idade em que elas se tornaram mais irritantes do que encantadoras para as pessoas ao meu redor.

"Demorou até eu chegar ao sexto ano para que meu impedimento visual fosse diagnosticado e para receber um IEP (em português, plano de educação individualizado) para adaptações na sala de aula. Meus professores seguiram ignorando essas adaptações com frequência, a não ser que eu lutasse por elas."

> **Julia F., 38, Nova Zelândia**

"A intersecção entre TDAH e status socioeconômico é difícil. Muitas estratégias que ajudariam minha disfunção executiva exigem dinheiro.

"Ser avaliada, para começo de conversa, é tão caro que vira uma barreira para muitas pessoas. É de conhecimento geral na comunidade TDAH daqui que não faz sentido entrar na lista de espera para ser atendido pelo sistema público porque eles não vão te diagnosticar, à não ser que esteja literalmente desmoronando. Eu tive sorte o suficiente de ter o dinheiro para ser avaliada no particular, mas você precisa de acompanhamento a cada dois anos para renovar a autorização especial para conseguir os medicamentos. Essa consulta também é cara. Também tem uma taxa de receita todo mês (não a cada três meses, como de habitual) por serem medicações controladas. Se você não tiver dinheiro, se depara com muitas barreiras pelo caminho para conseguir a ajuda de que precisa."

> **Ike A., 23, Illinois**

"Parte do motivo para ser tão difícil que pessoas negras consigam tratamento é o racismo médico e a desconfiança da nossa comunidade em relação ao sistema de saúde. Isso significa que, mesmo quando recebemos um diagnóstico, ainda é improvável que recebamos ajuda."

> **Khiry S., 32, Califórnia**

"Eu involuntariamente disfarcei meus sintomas porque precisava ser 'duas vezes melhor' por ser um jovem negro. Muitas características do TDAH coincidem com estereótipos.

> Se eu agisse impulsivamente, teria uma chance maior de ser visto como agressor do que como 'ah, talvez ele devesse ser testado para TDAH'."

A CAIXA DE FERRAMENTAS

Eu li centenas de citações como essas acima pasma com a resiliência dos outros, esperançosa com os ocasionais fatores protetivos, mas mais com frequência chorando de soluçar pela forma como temos que batalhar tanto para superar dificuldades tão complexas, quase sempre sozinhos. Seria impossível oferecer estratégias específicas para cada interação de fatores, mas há alguns princípios gerais que parecem valer para muitos de nós.

1. DESCUBRA COM O QUE ESTÁ LIDANDO

Para muitos, especialmente aqueles de nós com acesso limitado à assistência, sua jornada em busca de ajuda começa com uma suspeita pessoal ou até mesmo um autodiagnóstico. Se esse for o seu caso, pode ser útil buscar um diagnóstico profissional, *se e quando você puder*, para ver o que mais pode estar rolando. Há uma perda de oportunidade envolvida em não entender todos os fatores com os quais está lidando assim que possível porque pode haver formas mais efetivas de abordá-los. Um diagnóstico (ou mais de um) preciso pode economizar anos de tempo e esforço desperdiçado lidando com uma condição que você não tem, ou uma que é secundária a uma condição subjacente.

Essa é uma experiência devastadora, mas não incomum, visto que os sintomas de TDAH se assemelham aos de outras condições e vice-versa. Um integrante da comunidade compartilhou comigo que foi diagnosticado e tratado sem sucesso para depressão por *duas décadas* antes de ter seu TDAH identificado e que tratar o TDAH acabou ajudando com a depressão também.

Outra integrante da comunidade e amiga — uma mulher trans e programadora brilhante — suspeitou de que tivesse autismo além de TDAH. Quando finalmente conseguiu acesso a uma avaliação neuropsicológica, no entanto, ficou chocada ao descobrir que a rigidez que vinha atribuindo à sua suspeita de autismo na verdade se devia a um grave TOC (transtorno obsessivo-compulsivo). Por ter presumido que se devia ao autismo, ela não sabia que deveria buscar tratamento para TOC até que seu pensamento mágico e agorafobia piorassem a ponto de não conseguir sair de casa.

Por mais que a psicologia seja uma ciência imperfeita, ainda é uma ciência. Para maximizar suas chances de um diagnóstico preciso, encontre um profissional que tenha treinamento (e, de preferência, seja especializado) nas condições que você suspeita ter, assim como uma compreensão das nuances culturais que podem impactar sua apresentação/experiência. Alguém especializado na sua condição e população (mulher, LGBTQIA+, pessoa não branca etc.) será mais propenso a identificar corretamente se você se encaixa nos parâmetros daquela condição, assim como educá-lo sobre suas opções para minimizar os impedimentos associados a ela.

Isso pode nem sempre ser possível. Se você sentir que um profissional ao qual tem acesso está descartando uma condição de forma prematura ou que diagnosticou você de forma errada, não tenha medo de perguntar "Por que você está descartando essa possibilidade?" ou "Por que esse diagnóstico e não aquele?". Se a resposta parecer estranha, busque uma segunda opinião. Meu primeiro médico disse à minha mãe: "Ela não pode ter TDAH. É esperta demais." Crianças com TDAH também podem ser superdotadas. Elas podem até mesmo crescer e virar escritoras.

Por fim, mesmo que não se qualifique oficialmente para um diagnóstico, você ainda pode sofrer com *alguns* dos sintomas de uma condição. Use estratégias que funcionem para você, não importa como for diagnosticado (ou não)!

2. PENSE HOLISTICAMENTE

Quando estiver procurando ferramentas e tratamento, é importante pensar em todos os fatores envolvidos. Um tratamento e apoio efetivo levam a pessoa inteira em conta, não só uma única condição. Também é importante considerar o que funciona entre uma variedade de fontes diferentes. Você não precisa que todas as suas ferramentas sejam da mesma loja.

- **Aprofunde-se.** Quando estiver tentando se apoiar, não presuma que todas as suas dificuldades tenham origem só no TDAH. Poderia ser TDAH *e* expectativas culturais? Ansiedade? Você só precisa muito fazer xixi?

Abordar um problema por outra perspectiva pode abrir sua mente para ferramentas e estratégias que talvez você não levasse em consideração.

- **Entenda que você talvez precise tratar outras condições primeiro.** Talvez você tenha TDAH, mas que ela seja difícil de identificar em meio à névoa da depressão. Ou talvez você pudesse se beneficiar de sessões de grupos de apoio ao TDAH, mas não vá conseguir participar até seu TEPT estar em tratamento.

- **Tenha outros fatores em mente quando considerar estratégias.** É verdade, usar o Novo Sistema DaModa! *pode* ajudá-lo com seus problemas de gerenciamento de tempo, mas você pode pagar por ele? A sua ansiedade vai atrapalhar o uso dele? Ele é compatível com *balança a mão* o resto da sua vida? Por outro lado, a que recursos você tem acesso que outros não têm?

- **Busque uma assistência informada sobre sua interseccionalidade.** Exemplos desse tipo de assistência incluem assistência informada em traumas, clínicas especializadas em deficiência, assistência multidisciplinar a pessoas LGBTQIA+ e não brancas. Pesquisas mostram que a relação terapêutica é o maior indicador de sucesso, e as relações terapêuticas mais produtivas são baseadas em confiança, apoio e compreensão. Por mais que possa levar mais tempo ou ser mais difícil (ou caro) encontrar tal assistência, em geral o investimento tem um retorno melhor.

- **Faça um plano para quando as coisas não estiverem bem.** Meu exemplo favorito disso é um Wellness Recovery Action Plan (WRAP), ou "Plano de Ação de Recuperação do Bem-Estar". Ele foi criado por um grupo de pessoas que estava sofrendo com desafios de saúde mental e desde então foi reconhecido como uma prática com embasamento científico. Criar um plano WRAP pode ajudar "a identificar as ferramentas que te mantêm bem e a criar planos de ação para colocá-las em prática na vida cotidiana". Vou compartilhar um link para você aprender mais na seção de "Organizações de apoio" (página 360).

3. BUSQUE COMUNIDADES COM PESSOAS QUE COMPARTILHEM DE SUAS CONDIÇÕES, IDENTIDADES E HISTÓRICO COEXISTENTES

Há uma literatura robusta mostrando que, para cérebros com TDAH, interagir com outros que compartilhem do seu diagnóstico pode aumentar o apoio e reduzir o estigma. Eu vejo isso muitas vezes na comunidade do How to ADHD.

Nossa comunidade é construída intencionalmente para ser o mais inclusiva possível com as pessoas neurodivergentes. Isso inclui Cérebros e Corações do mundo todo que têm conversas entusiasmadas sobre experiências em comum, fatores individuais e suas interseccionalidades individuais, que servem para normalizar essas experiências, nos ajudam a praticar nossa autodefesa e aumentar a compaixão e compreensão em relação às diferenças estigmatizadas.

É claro, qualquer comunidade terá limitações quando se trata de encontrar a compreensão e o apoio social de que você precisa. Por exemplo, o principal propósito da comunidade do How to ADHD é facilitar discussões sobre... bem, TDAH, e ser acessível a Cérebros com TDAH e os Corações que os amam não só nos Estados Unidos, mas por todo o mundo. As diretrizes da nossa comunidade são feitas com esses objetivos em mente.

Toda comunidade serve a um propósito, e mesmo os administradores e moderadores mais experientes de comunidades têm um trabalhão para tentar atender às necessidades do grupo como um todo a serviço desse propósito. Por isso, é improvável que uma única comunidade atenda a todas as nossas necessidades individuais por compreensão e pertencimento. Como seres sociais, todos nós precisamos e merecemos compreensão e pertencimento, não por um aspecto da nossa identidade, mas por todos. Se tivermos múltiplas identidades estigmatizadas, talvez também precisemos de mais de uma comunidade.

Também existem, no entanto, comunidades projetadas para amparar interseções específicas de "TDAH e". Você pode escanear o QR Code na nossa seção de "Organizações de apoio" (página 362) para encontrar uma lista das que conhecemos; nós não avaliamos esses grupos, mas todos vieram por contribuição de alguém da nossa comunidade que achou que eram úteis.

Eu encorajo pessoas a, quando puderem, também encontrar apoios dedicados ao que mais estejam enfrentando. Temos outras experiências de vida que também merecem conexão e apoio específico. Pessoalmente, eu frequento um grupo de apoio para pessoas que podem precisar usar doadores externos para conseguir engravidar.

Em geral vale a pena encontrar mais de um grupo quando você está passando por mais de uma coisa.* Conectar-se com outros que entendem promove cura.

4. RESPEITE SUA PRÓPRIA JORNADA

Novamente, para gerenciar efetivamente nosso TDAH, às vezes nós precisamos dar um passo para trás e pensar na interação de outros fatores envolvidos. Também podemos dar um passo para trás a fim de olhar ao redor e ver o que os outros estão fazendo. Como eles fizeram dar certo?

Depois disso, no entanto, precisamos nos voltar para dentro e verificar nossa bússola interna. Aonde quero ir a partir daqui? O que faz sentido para mim?

Às vezes, pressões sociais para usar ou não usar uma estratégia ou tratamento em particular atropelam nosso próprio senso do que precisamos ou queremos tentar primeiro — ou até se queremos lidar com nosso problema naquele momento. Talvez precisemos de um descanso! Não podemos fazer outras pessoas concordarem ou cooperarem, mas, como adultos, podemos decidir o que tentar — ou não tentar — por conta própria. O que escolhemos pode parecer diferente do que "pesquisas sugerem". Também pode parecer diferente do que os outros esperam. O que os outros fazem ou sugerem em geral se baseia em suas necessidades, suas experiências e seus valores. É importante fazer o que faz sentido para você.

RÓTULOS

Eu falo muito sobre rótulos neste capítulo. Para algumas pessoas, esses rótulos podem se tornar avassaladores — especialmente quando se trata de comunicá-los a parentes, amigos e colegas preocupados.

Muita gente nem mesmo se sente confortável com o rótulo de TDAH. Eu ouço pais que hesitam em levar seus filhos para serem diagnosticados por terem medo de serem limitados por esse rótulo. É um medo compreensível.

Para esses pais, eu digo gentilmente: seu filho já tem rótulos. Professores, colegas e parentes os aplicam ao seu filho como uma tentativa de explicar com-

---

* Isso é especialmente verdadeiro se você for visto como um líder. Se as pessoas estão acostumadas a contar com você para apoio, talvez não consigam trocar de lado para te dar o apoio necessário. É bom ter grupos dos quais você pode só participar também.

portamentos que não entendem. Rótulos como *preguiçoso*, *bagunceiro*, *avoado* e *irresponsável* geram mais estigma e vergonha, são menos precisos e muito, muito menos úteis do que qualquer termo diagnóstico.

Ter um rótulo preciso para nossa experiência nos ajuda a entendê-la. Mostra o que podemos fazer sobre ela. Dá acesso a tratamento, adaptações e outros apoios. Por mais que o rótulo em si possa parecer limitante, a compreensão e o tratamento aos quais podemos ter acesso como resultado podem nos tornar mais funcionais e capazes, não menos. É importante entender o funcionamento de qualquer equipamento com o qual trabalhamos — e nosso cérebro é um equipamento com o qual temos que trabalhar todo dia em tudo o que fazemos.

Em 2022, René Brooks, criadora do *Black Girl, Lost Keys*, fez o discurso principal de Experiência Vivida na Conferência Internacional de TDAH. Esses discursos em geral levam 75 minutos. O de René levou apenas dez, mas, nesses dez minutos, ela fez um discurso tão poderoso que não precisou dos outros 65.

O título da palestra dela foi "Rerrotulando-se depois de um diagnóstico de TDAH". Ela contou à plateia que foi o rótulo de TDAH que lhe deu acesso aos rótulos que ela queria: boa parceira, boa funcionária, boa amiga.

"Com muita frequência", disse ela, "as pessoas nos negam esses rótulos. O rótulo do TDAH nos dá *acesso*."

Mais do que isso, disse ela, esse rótulo lhe deu acesso a uma comunidade de outros que compartilham dele — pessoas para quem ela podia ligar quando estava com dificuldade, isolada ou desmoronando.

A essa altura do discurso, estávamos todos chorando. Abraçando uns aos outros. Olhando deliberadamente para o outro lado do cômodo, fazendo conexões — pessoas que nunca tínhamos visto antes, pessoas que carregavam outros rótulos diferentes dos nossos, mas que compartilhavam dessa compreensão.

Todos nós sabíamos como era ter nosso acesso negado aos rótulos que queríamos. Sabíamos como era importante ver e ser visto por pessoas que *entendem*.

O TDAH tem uma habilidade notável de conectar pessoas com tipos diferentes de interseccionalidades pelo mundo todo por meio de um simples rótulo. Há afinidade, empatia e compreensão compartilhadas que não exigem palavras para descrever ao mesmo tempo que abrem espaço para muito. Retratos estereotipados da mídia podem pintar todos nós com um único pincel, mas conectar-se um com o outro é abrir nossos olhos não só para nossa jornada única, e sim para a jornada dos outros.

Depois da palestra de René, gravamos um episódio sobre a experiência para o podcast de Brendan Mahan, *ADHD Essentials*. O que você talvez não note naquele episódio é a forma como nós realmente enxergamos um ao outro pela primeira vez. Nós vimos como cada um de nós estava solitário, apesar da nossa conexão, porque tínhamos dificuldades sobre as quais os outros não sabiam nada. Não sentíamos que era apropriado compartilhá-las, visto que estávamos na conferência para falar sobre TDAH. Mas mantê-las escondidas nos causara dor individual e nos impedira de nos relacionar de forma tão autêntica quanto poderíamos caso contrário.

Firmamos um compromisso um com o outro de que não precisaríamos enfrentar nossas dificuldades sozinhos, fossem elas ligadas ao TDAH ou não. Não mais. Por mais que reconhecer o rótulo que tínhamos em comum tivesse nos conectado, nós tínhamos aprendido que a verdadeira autenticidade significava escutar o "e" nas histórias dos outros. Muitos de nós ainda falamos sobre nossas dificuldades além do TDAH, pedimos ajuda quando lembramos e respondemos quando podemos.

Isso não significa que é sempre fácil se conectar. Em discussões mais profundas meses depois, eu e René observamos como algumas das condições sobre as quais eu discorro neste capítulo podem diminuir nosso acesso um ao outro. A ansiedade pode nos impedir de buscar ajuda. O trauma pode despertar dor e desconfiança. Como René me mostrou numa conversa corajosa e vulnerável, rotular nossas experiências (com termos como "ansiedade", "rejeição", "sensibilidade", "trauma", "luto"), assim como rotular nossas emoções (ver "Como sentir", página 189), pode torná-las mais fáceis de entender; e comunicar essas experiências pode desenvolver confiança e conexão, reestabelecendo o acesso ao que seres humanos mais precisam: um do outro.

CAPÍTULO 12

Como ter coração

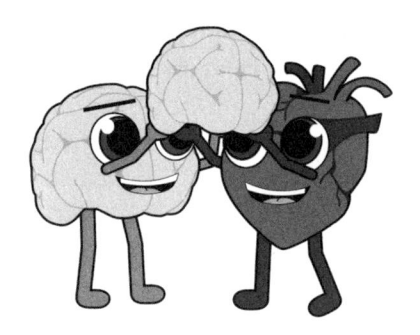

*Se for verdade que há tantas mentes quanto cabeças,
então há tantos tipos de amor quanto corações.*
— LEO TOLSTOY, *ANNA KARENINA*

POR QUE ELES NÃO PODEM SIMPLESMENTE...?

Alguns meses depois de iniciar o canal, eu comecei a perceber que não eram só "Cérebros" com TDAH que estavam assistindo aos vídeos. Aqueles que se importavam com eles e queriam apoiá-los da melhor forma possível também estavam. Eu apelidei essas pessoas de "Corações" porque foi o coração delas que as trouxera até meus vídeos.

Senti gratidão e admiração por dedicarem tempo para entender um cérebro que não era o próprio — e um que aparentemente contradizia toda lógica e razão com tanta frequência. Eu sentia empatia pela frustração deles também.

Sei como é estar num relacionamento com alguém com TDAH. Passei a vida toda em um. Meu cérebro não faz o que eu quero boa parte do tempo. Ele me promete que vai se lembrar de pôr as roupas na secadora, então não se lembra. Ele me diz que preciso passar em casa "rapidinho", e uma hora depois ainda não saí. Ele insiste que preciso de *todos os materiais* para um hobby novo, então se cansa da brincadeira numa semana. Por mais que eu ame o quanto o meu cérebro pode ser impulsivo e criativo e *divertido*, houve muitas vezes em que desejei que ele simplesmente *colaborasse*. Por sorte, desenvolvi uma relação muito melhor com meu cérebro desde que aprendi a lidar com ele.

Quando comecei a namorar alguém com TDAH e autismo e me tornei um Coração para ele, eu *esperei de verdade* que esse conhecimento fosse se adaptar à situação.

Eu vi meu parceiro se deparar com desafios cerebrais, e, equipada com seis anos de conhecimento sobre como colaborar com meu próprio cérebro, *agressivamente* tentei ajudar.

Eu tinha (em grande parte) descoberto como colaborar com meu cérebro, então ele também conseguiria!

Eu escutei com paciência as suas dificuldades e ofereci sugestões.

Eu mandei artigos para ele e colei notas adesivas por todas as paredes.

Eu puxei a máscara dele o encorajando a "ser ele mesmo".*

Eu li artigos sobre como ser uma parceira melhor e "investir na relação". Aprendi sobre autismo e alexitimia tentando entender o cérebro dele da mesma forma que fizera com o meu.

Eu fiz todas as coisas que supostamente "deveriam" funcionar, por mais que nunca soubesse o que funcionaria. Sentia como se estivesse atirando para todos os lados e torcendo para algo acertar.

Eu estava determinada a fazer funcionar. Ele valia a pena. Eu apreciava seu humor, suas peculiaridades, seu entusiasmo pelos seus hobbies, seu senso de justiça e sua maneira de ignorar o ruído e ir direto para o cerne da questão. Nossos valores estavam alinhados, nossas esperanças, nossos sonhos.

Eu o amava. Mas também me sentia solitária.

Depois que o hiperfoco do relacionamento novo passou, ele se distraía enquanto conversávamos, ou me interrompia, ou mudava de assunto de repente. Não notava meus pedidos por atenção. Concordava em fazer alguma coisa e depois se esquecia. Eu ansiava que ele cuidasse de mim com a mesma atenção com a qual cuidava de sua máquina de espresso, coleção de chapéus e frigideiras de ferro.†

Ele queria agir melhor, e eu queria ajudar. Mas a comunicação entre nós era um desafio.

Não sabia identificar quando ele estava escutando e quando estava perdido em seu mundinho. Nunca sabia o que esperar dele. Será que ele realmente queria

---

* A ideia de tirar a máscara, enquanto isso, o apavorava porque ser ele mesmo não dera certo na sua vida antes. Mostrar suas características neurodivergentes não lhe parecia seguro. Tinha feito com que ele fosse motivo de risadas ou broncas. Tinha levado a términos.

† Que, em retrospecto, não eram só seus interesses especiais — também eram atividades nas quais ele precisava se envolver para lidar com o estresse de tentar atender às expectativas do relacionamento. Eu também era especial. Ele só precisava de um descanso às vezes.

fazer o que estava fazendo ou prometendo fazer? E será que conseguiria fazer isso de forma sustentável? Ou era porque ele pensava que era o "esperado" dele? E não conseguia manter?

Quando tentava falar com ele sobre minhas frustrações, ele sentia as emoções aflorarem e não conseguia atravessá-las. As minhas também se intensificavam.

Eu me vi mordendo a língua, quase deixando escapar os comentários que inúmeras pessoas já tinham feito para mim e outras pessoas com TDAH: "Por que você não pode simplesmente...", "Como assim, você esqueceu?", "Se você se importasse comigo...". Eu até mesmo me flagrei pensando: "Esse relacionamento seria tão incrível se..." (Sim, eu notei a ironia. *Esse relacionamento tem tanto potencial.*)

Chegou um momento em que nos vimos presos numa espiral da morte de relacionamento: ele morria de medo de "fazer besteira" e gastava toda sua energia pensando no que deveria estar fazendo, e eu ficava frustrada com a aparente inatividade dele. Eu precisava de algo, mas ele não o fazia rápido o suficiente, com consistência suficiente, ou esquecia (ou deixava passar) a parte mais importante. Por ele se sentir mal sobre me decepcionar, se sentia mais pressionado da próxima vez que eu pedia alguma coisa para ele. Ele já tinha "fracassado", e estava morrendo de medo de errar *de novo*.

Eu notava a hesitação dele e, por mais que quisesse reconfortá-lo, minha paciência estava se esgotando. Tentara todos os meus truques de relacionamento voltados a pessoas neurodivergentes e ferramentas de comunicação, mas, quanto mais eu me esforçava, *menos* as minhas necessidades eram atendidas.

Eu já vira esses problemas de relacionamento acontecerem várias e várias vezes na minha comunidade e na minha própria vida. Expectativas não atendidas. Frustração. Tentar gerenciar o dia a dia no lugar do nosso Cérebro. Tentar gerenciar *nossos cérebros*. Culpa e vergonha. Perda de respeito — ou até da relação.

Minha mãe neurotípica assumiu mais e mais das responsabilidades domésticas, familiares e financeiras e teve um burnout. Eu observei meu pai (que provavelmente tinha TDAH) entrar em disputas por poder intensas e assustadoras com meu irmão (que definitivamente tem).[*] Também vi meu pai cair numa depressão, dolorosamente ciente de que não estava contribuindo tanto quanto a minha mãe, mas sem saber o que fazer sobre isso. Quanto mais áreas de respon-

---

[*] Para constar: "punir até que ele aprenda" não funciona com TDAH. Recorrer à punição só tornou meu irmão mais desafiador e lhe ensinou que a forma de reagir às pessoas que não estão fazendo o que você quer é forçá-las. Isso não consertou as dificuldades de saúde mental dele, só as agravou.

sabilidade ela assumia, mais ele aceitava seu papel como cuidadora de tudo, e mais ela precisava fazer parar impedir que tudo desmoronasse.

Eu já fui a recebedora desse tipo de apoio com a função executiva. Em relacionamentos passados, especialmente antes de saber como lidar com meu TDAH, meus parceiros acabavam cuidando de mim e arrumando minha bagunça à medida que eu entregava minha autonomia e minhas senhas para eles envergonhada por não conseguir "ser adulta".

Vivo ouvindo relatos de integrantes da nossa comunidade dizendo como seus parceiros os tratam como criança e seus pais os tratam como um problema a ser resolvido. Vejo amigos fazerem piadas das dificuldades que eles enfrentam de formas dolorosas e até cruéis.

> Quando tentava falar com ele sobre minhas frustrações, ele sentia as emoções aflorarem e não conseguia atravessá-las. As minhas também se intensificavam.

Meu parceiro teve uma ex que perguntou uma vez à queima-roupa: "Por que você não pode simplesmente ser *normal*?"

Nós não podemos ser "normais". Só podemos ser nós mesmos. E nos perguntamos se algum dia isso será o bastante.

Os Corações que nos amam também se perguntam isso. Eles se perguntam se estão fazendo demais ou de menos por nós. Eles se perguntam se superestimam nossas dificuldades ou subestimam nossas habilidades.

De tempos em tempos, todos nós nos perguntamos o que estamos fazendo de errado. *Por que não podemos simplesmente fazer dar certo?*

O QUE EU APRENDI

Toda relação, neurodiversa ou não, enfrenta desafios com expectativas não atendidas, seja por não serem expressas, seja por haver um conflito nas formas como cada pessoa está tentando ter suas necessidades atendidas.

O TDAH exacerba esse problema ao interferir com nossa habilidade de atender a expectativas, mesmo depois que concordamos com elas. Na verdade, problemas de relacionamento são uma das razões mais comuns para adultos com TDAH buscarem tratamento.

Portanto, Cérebros e Corações, parem e respirem. Seja qual for a frustração, raiva, culpa ou vergonha que esteja sentido, isso é *normal* se você e/ou sua pessoa amada tem TDAH, e os desafios do seu relacionamento não são do tipo pelo qual "todo mundo passa". E não é por uma falta de esforço. É por causa do TDAH. Não só há desafios na função executiva que tornam mais difícil que "façamos nossa parte" consistentemente, como também há aspectos da neurodivergência que parecem muito diferentes vistos de dentro do que vistos de fora. Isso pode fazer parecer como se nós nem nos importássemos, em especial quando estamos resistindo a expectativas que temos dificuldade para atender.

NÓS NOS IMPORTAMOS BEM MAIS DO QUE PARECE

Quando continuamos a "fazer besteira", mesmo que peçamos desculpas pela mesma coisa uma centena de vezes, pode parecer que não nos importamos. Afinal, se sentimos tanto assim, por que não mudamos nosso comportamento?

Nós estamos tentando

Somos ensinados que conquistas vêm do esforço. Se uma pessoa não estiver atingindo um objetivo, ela não deve estar dedicando esforço suficiente.

Isso não é verdade para quem tem TDAH. Nós muitas vezes precisamos dedicar significativamente *mais* esforço do que nossos colegas neurotípicos para conquistar os mesmos resultados — e com frequência nosso esforço não parece muito esforçado.

Às vezes nosso esforço não é óbvio. Talvez tenhamos esquecido as instruções, entendido errado o que foi pedido, ou nos dedicado à tarefa errada. Boa parte do nosso esforço pode nem sequer ser visível porque está acontecendo internamente. (Confira o capítulo 7, "Como motivar seu cérebro", página 139, para aprender mais.)

Melhorias levam tempo, e o progresso raramente é linear

Não é descabido querer que a pessoa que você ama melhore nas áreas nas quais ela tem dificuldade. Ela provavelmente também quer isso! O que muitas vezes é descabido, quer estejamos tentando mudar a nós mesmos, quer apoiar alguém que amamos, são as expectativas sobre o ritmo e a magnitude da mudança.

AUTOAPERFEIÇOAMENTO

@danidonovan

COMO EU ACHO QUE O PROGRESSO DEVERIA SER

QUEM EU SOU → Ⓐ ────── Ⓑ QUEM EU QUERO SER

COMO O PROGRESSO REALMENTE É

Ⓐ ~~~~~~~~~~

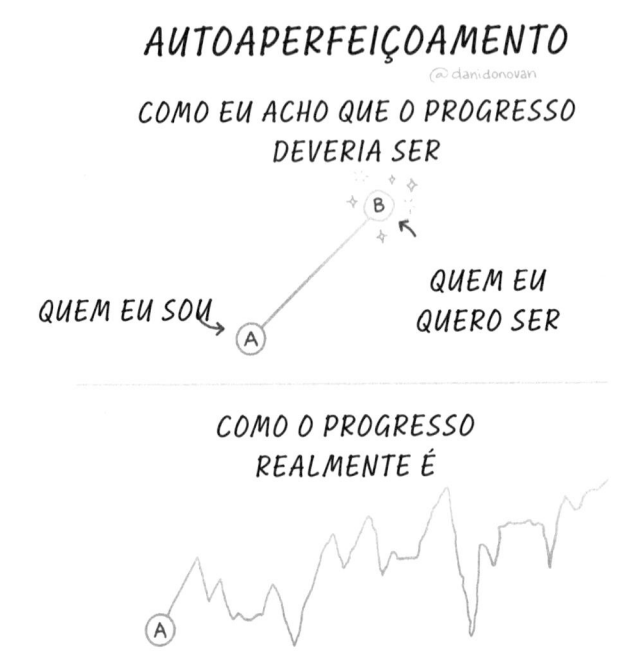

Em primeiro lugar, nós não temos como mudar nossos sintomas. Ao contrário de condições como ansiedade e depressão, que podem melhorar ou piorar ao longo do tempo, os sintomas de TDAH em geral não mudam. Nossos impedimentos podem melhorar, nós podemos melhorar o quanto somos funcionais *apesar* desses sintomas, mas não podemos nos livrar dos sintomas em si. Se parecer que isso aconteceu, nós os estamos mascarando (ver "Uma observação sobre mascarar (ou '*masking*')", página 234).

Além disso, a maioria das pessoas só é capaz de um nível de mudança por vez. Mesmo se conseguirmos mudar rápido e em múltiplas áreas ao mesmo tempo (o que é com frequência o que pedem de nós ou pedimos de nós mesmos), é em geral impossível sustentar uma mudança tão extensiva.

Apoios não são criados pensando em nós

Muitas soluções comuns aos problemas de relacionamento — de terapia de casal até aqueles artigos sobre "como consertar seu relacionamento" na internet — são criadas com base em padrões neuronormativos que presumem uma função cognitiva típica na maioria ou em todas as áreas. Não só nossos impedimentos na função executiva tornam desafiador que implementemos qualquer estratégia, mas as estratégias em si (ou muitos aspectos delas) são com frequência inacessíveis devido à forma como nossos cérebros funcionam.

Em alguns casos, tentar fazer soluções ou sistemas pensados para cérebros neurotípicos funcionarem para um neurodivergente pode sair pela culatra. Isso pode levar a muita frustração (e pode até ser retraumatizante!) para todos os envolvidos.*

Não temos dificuldade de propósito

Isso pode parecer óbvio, mas é fácil esquecer no momento. Ter dificuldade *não é uma escolha* ou algo que podemos desabilitar. É um fato. Se não tivéssemos dificuldade para lidar com os desafios relacionados ao TDAH, não teríamos sido diagnosticados com TDAH. O mesmo vale para quaisquer outras condições coexistentes com as quais fomos diagnosticados. Por mais que nossas dificuldades possam não fazer sentido a partir de uma perspectiva neurotípica, *não é estranho* que tenhamos dificuldades; dado o nosso diagnóstico, seria estranho se não tivéssemos.

> ### O problema da empatia dupla
>
> Em 2012, o pesquisador sobre autismo dr. Damian Milton criou a teoria da "empatia dupla" como uma forma de entender as falhas de comunicação entre pessoas com autismo e alísticas (que não possuem autismo).

---

* É por isso que existe uma indústria inteira projetada especificamente para quem é neurodivergente; nós precisamos de soluções pensadas para trabalhar da forma como nosso cérebro funciona.

Teorias anteriores propunham que pessoas com autismo tinham dificuldade de se comunicar devido a um comprometimento da empatia e da "teoria da mente", um termo usado para descrever a habilidade de imaginar o que pode estar se passando na cabeça de outra pessoa. Milton sugeriu que essas dificuldades resultavam numa falta de empatia e compreensão dos *dois lados*. Em outras palavras, por cérebros autistas e alísticos funcionarem diferente em muitas instâncias, a pessoa com autismo e a pessoa alística têm dificuldade de entender o que o outro está sentindo e pensando.

Por mais que esses estudos não sejam específicos ao TDAH, há características que coincidem entre as condições, e pesquisas já se expandiram para demonstrar como a empatia dupla pode se aplicar a características de autismo independentemente de um diagnóstico específico; e nós sabemos que dificuldades com empatia e compreensão são complicadas por diferenças em vivências.

Em relações neurodiversas, erros de conexões, de compreensão e de comunicação estão fadados a acontecer, e o estresse resultante na relação pode ser significativo. Felizmente, o simples fato de se estar ciente desse problema pode ser um bom primeiro passo para aprender como interagir de forma mais efetiva — e ajudá-lo a procurar apoios.

HÁ MOTIVOS PARA NÃO PODERMOS "SIMPLESMENTE"

Muitas das expectativas que colocamos sobre os que amamos se apoiam na ideia de que eles *deveriam* conseguir fazer as coisas. Como sociedade, tendemos a presumir a inteligência e as capacidades das pessoas com base em características como sua habilidade verbal, sua recordação de longo prazo, ou até mesmo a profissão delas. Se meu parceiro é um psicólogo bem articulado capaz de nomear o título exato do episódio 11 da quarta temporada de *Star Trek: The Next Generation* (é "Data's Day", ele acabou de me informar), deveria conseguir descobrir como comprar *flores* para mim, certo? Não necessariamente.

Na verdade, não é habilidade cognitiva, e sim habilidades cognitivas

Tarefas como comprar flores exigem múltiplas habilidade cognitivas — e nós precisamos usar combinações diferentes dessas habilidades para produzir certo resultado.

Já falamos sobre muitas delas em capítulos anteriores, então vou só deixar uma lista rápida aqui: velocidade de processamento, memória de trabalho, reconhecimento de padrões, flexibilidade cognitiva, controle inibitório, compreensão verbal, habilidade visuoespacial, raciocínio perceptual.

Várias dessas habilidades cognitivas são significativamente comprometidas em cérebros com TDAH — ao menos em relação às nossas áreas de força cognitiva. Além disso, algumas combinações de habilidades são mais desafiadoras para alguns cérebros do que para outros.

Por exemplo, eu posso não ter dificuldade nenhuma em entender uma receita que estou lendo — minha compreensão verbal é extremamente alta —, mas meu controle inibitório fraco torna difícil que eu me mantenha concentrada (e na cozinha) por tempo suficiente para preparar e cozinhar o jantar. Mesmo se eu ficar concentrada, minha memória de trabalho relativamente fraca significa que vou com toda certeza esquecer as instruções lá pelo terceiro passo.

Meu parceiro com autismo e TDAH descreve sua experiência em termos de computador. Ele pode ter um SSD de alta capacidade e placas de vídeo duplas de alto desempenho, mas um processador Pentium II e cerca de meio gigabyte de memória RAM. Ele é capaz de fazer trabalhos de alto nível com processamento visuoespacial ou reconhecimento de padrões, mas seu processador é lento, e ele só consegue guardar pequenas quantidades de dados novos por vez.

Como isso afeta nossa relação? Quanto mais eu explico como flores são importantes para mim, descrevendo como o marido de Suzy comprou flores para ela e como isso era romântico, e passando por todos os assuntos tangenciais que me vêm à cabeça enquanto falo sobre flores, menor a probabilidade de ele conseguir processar — e lembrar — a parte que importa para mim: "*Ei, eu acho romântico quando alguém me dá flores.*" Porque meu próprio cérebro dificulta que eu organize meus pensamentos, também tenho dificuldade de comunicar meu argumento de forma sucinta, sem sair por tangentes. *Suspiro.*

Inconsistência faz parte do pacote

Uma das frustrações mais comuns para quem tem TDAH e para quem os ama é saber que somos *capazes* de fazer uma coisa — e ainda assim, por algum motivo, não a fazemos quando é esperado.

Sim, só porque conseguimos resolver uma coisa ontem não significa que conseguiremos hoje. Talvez tenhamos passado 12 horas em hiperfoco ontem e agora nosso cérebro está exausto demais para se concentrar. Talvez não tenhamos dormido bem e nossa autorregulação emocional foi pelo ralo. Talvez hoje haja mais distrações.

O que ajudou MUITO no meu próprio relacionamento foi reconhecer e aceitar essas inconsistências. Eu aprendi que, assim como às vezes eu consigo me concentrar e às vezes não, às vezes meu parceiro com TDAH e autismo consegue fazer as conexões entre o que eu estava dizendo e o contexto da situação... mas às vezes não.

Emoções entram no caminho

Emoções como vergonha e ansiedade podem ser obstáculos poderosos para completar até mesmo tarefas aparentemente simples. Além da nossa dificuldade de fazer uma tarefa, nós também temos toda a vergonha e as emoções negativas de fracassos passados entrando no caminho — porque sabemos que a tarefa não "deveria" ser "tão difícil".

O fato de nos importarmos profundamente com a tarefa, sabermos o quanto ela é importante e nos sentirmos mal sobre o fato de que ainda não a fizemos — e estamos com dificuldade de nos dispor a fazê-la — pode dificultar ainda mais. (Para descobrir o motivo, vá para a página 145.)

Características do TDAH são dois lados da mesma moeda

Muitas características do TDAH são pontos fortes na situação certa. Por exemplo, a mesma sensibilidade emocional que pode tornar desafiador para nós ter conversas difíceis também nos faz ser entusiasmados, compreensivos e generosos com facilidade. Como meu parceiro me diz, muitas qualidades minhas que o frustram também são, em situações diferentes, as coisas que ele ama. E, honestamente, eu digo o mesmo.

Aqui estão algumas formas fantásticas que as características do TDAH podem se manifestar em relacionamentos com os outros:

- Impulsividade → Gestos românticos espontâneos!

- Motivado por urgência → Ótimo em crises!

- Pensamento divergente → Habilidades inovadoras de resolução de problemas!

- Hiperatividade → Energia contagiante!

- Horizontes de tempo mais curtos → Habilidade de encontrar prazer no momento!

- Motivado por novidade → Com frequência experimentando, aprendendo e compartilhando algo novo! (O relacionamento raramente ficará entediante.)

- Emocionalmente sensível → Se importa muito! (Mesmo quando parece que não.)

As frustrações que vêm com o TDAH e outras dificuldades de saúde mental fazem com que os benefícios de construir uma relação com alguém com TDAH se tornem invisíveis facilmente. Mas, quando recebemos apoio em nossas dificuldades, os pontos positivos em potencial têm uma chance de brilhar. Esses dois lados da mesma moeda das características do TDAH podem girar mais com frequência para o lado positivo do que para o negativo.

Amanda, por volta dos 20 anos, Estados Unidos

"Quando estava entediada, eu me voltava para meu marido em busca de estímulo, que ele acabava não conseguindo suprir. Ele não reagia com a adoração e o interesse que eu ansiava, então eu me sentia solitária e pouco amada. Ele se sentia sufocado e uma pessoa ruim por me magoar."

Chad M., 36, Texas

"O TDAH quase acabou com meu casamento. Minha esposa não sabia no que estava se metendo. Tornou-se um ciclo contínuo no qual eu me esforçava ao máximo enquanto ela sentia que não dava a mínima. Eu finalmente comecei a tomar medicação, e isso mudou tudo. Minha esposa conseguiu ver a mudança súbita e significativa, o que a ajudou a perceber que não era que não me importava; eu só não conseguia demonstrar. Ainda há muita mágoa para processarmos, e meu TDAH continua sendo um desafio. Mas nós aprendemos a diferenciar ações de motivação."

Amelia B., 35, Arizona

"Meu TDAH já causou muitos pequenos conflitos no nosso dia a dia, tipo quando eu esqueço de pendurar as chaves de volta no gancho mil vezes ou de colocar a roupa lavada para secar. Também já causou alguns grandes desastres que afetaram a forma como meu parceiro me vê, acho. Depois de cometer erros tão grandes, é como se eu tivesse que provar de novo, todo santo dia, que posso ser uma adulta e parceira funcional e capaz."

> **Lee D., 39, Massachusetts**
>
> "Eu tendo a ficar facilmente hiperfixado em outra pessoa quando vejo sinais de boa química, uma experiência similar ao que é chamado de 'limerência'. Se não mantiver sob controle, isso pode levar a limites ultrapassados, sentimentos magoados e relacionamentos enfraquecidos ou até arruinados."

A CAIXA DE FERRAMENTAS

Uma das melhores formas de dar apoio àqueles que amamos é apoiar seus esforços para encontrar tratamentos para o TDAH. (Incluí opções para isso no Capítulo 2, página 39.) Nós não esperamos que outras condições médicas sejam controladas sem tratamento — por que seria diferente com o TDAH? Além disso, a maioria de nós não é treinado para ajudar nas condições de saúde ou dificuldades de saúde mental de outras pessoas, e, mesmo que fôssemos, não somos objetivos o suficiente para fazer isso de forma tão eficaz quando se trata de quem amamos. Dito isso, há formas de fortalecer seu relacionamento (ou amizade!) com seu Cérebro apropriadas ao papel que você já desempenha.

1. AJA COM EMPATIA

Muitos de nós com TDAH — e aqueles que amam alguém com TDAH — nos sentimos sozinhos em nossas dificuldades. Por mais que você possa nunca entender totalmente a vivência do seu Cérebro, certamente é capaz de aprender sobre ela, o que pode facilitar a empatia e ajudar a dissipar a vergonha que construímos ao longo de uma vida inteira nos sentindo "estranhos" ou "errados". Também torna mais seguro e mais fácil falar sobre nossas diferenças cerebrais, de forma que podemos colaborar com soluções mais propensas a funcionar. E aprender mais sobre o impacto do TDAH nos entes queridos também pode normalizar sua experiência. Então você também pode se sentir menos sozinho — e entender melhor do que precisa.

- **Pergunte sobre a experiência do outro.** Por mais que pessoas com TDAH com frequência tenham histórias, pontos fortes e dificuldades muito parecidas, também há diferenças profundas em suas apresentações, como elas se sentem sobre seu diagnóstico e seus desafios, o que elas já tentaram e o que funciona. Aprofundar-se sobre a experiência individual de alguém — e aceitar suas respostas, mesmo que sejam surpreendentes — é essencial para entendê-lo *e* ajudá-lo a se sentir compreendido.

- **Pergunte sobre seu mundo interno e seus processos de pensamento.** Você pode pensar que sabe o que a sua pessoa amada com TDAH está pensando ou por que fez (ou não fez) uma coisa, mas, se o cérebro dela funciona de forma muito diferente do seu, há uma boa chance de você estar errado. Lembra-se do problema da empatia dupla (página 281)? Em vez de presumir, pergunte. E isso vale para os dois lados. Perguntar sobre os processos de pensamento e mundo interno um do outro pode aumentar a empatia e facilitar a conexão. Também pode nos ajudar a entender quais são as prioridades do outro. Com frequência presumimos que o que os outros querem para si é o mesmo que nós queremos para eles. Mas esse não é necessariamente o caso.

- **Seja um defensor.** Alguns comportamentos e ações não são problemas — são estratégias ou mecanismos de enfrentamento. Se sua pessoa amada sai subitamente do cômodo durante um jantar de família, veja isso como uma oportunidade de reconhecer e defender as necessidades dela. Dê de ombros e normalize a ação. "Às vezes ela fica sobrecarregada e precisa dar um tempo." Encoraje-a a fazer coisas de uma maneira que funcione para ela — mesmo que seja "estranha" — e a proteja caso isso aconteça. Isso serve como modelo de compreensão e empatia de forma que os outros também possam agir dessa forma.

E se a pessoa não quiser falar sobre o assunto?

Há muitos motivos para que uma pessoa com TDAH talvez não queira falar sobre seu transtorno:

- Isso já foi usado contra ela.

- Ela não entende seu TDAH, ou não sabe que *tem* TDAH.

- Ela não quer ser "consertada".

- Ela não se sente segura para conversar sobre isso com você, pelo menos não neste momento.

- Falar sobre isso traz à tona sentimentos que ela gostaria de evitar.

Se você quiser abordar o assunto, pode começar a conversa com a ajuda dessas dicas:

- **Comece com respeito.** Lembre-se de que nós não somos uma versão quebrada do normal. Temos um cérebro que funciona de forma diferente. Se você souber respeitar os desafios que encontramos como resultado de tentar atender a expectativas neurotípicas, fica mais fácil nos respeitar também. Esse respeito mútuo também facilita que confiemos que você está tentando nos apoiar, não nos consertar.

- **Atente-se ao tom.** Há uma grande diferença entre um "É sério? Por que você fez isso *DESSE* jeito?" frustrado e um "É sério, *por que* você fez isso desse jeito?". Quando puder, use um tom que expresse que está pronto para ouvir, não julgar. Então *ouça*. Em geral há um motivo para termos feito algo de um jeito diferente.

- **Experimente uma abordagem diferente.** Conversas nem sempre precisam ser verbais. Uma comunicação pode acontecer por meio de desenhos ou de vídeos compartilhados, ou por emojis ou GIFs. A comunicação assíncrona, como por mensagem de texto, pode ser mais fácil para vários Cérebros porque é mais fácil discutir tópicos importantes num ritmo que permite nos autorregular e pensar no que queremos dizer.

- **Deixe que encerremos se precisarmos encerrar.** É importante não forçar essas conversas. Todos temos nossos limites, especialmente quando se trata de falar sobre aspectos de nós mesmos que talvez não amemos, ligados ou não ao TDAH. Também é perfeitamente aceitável que você estabeleça limites para si de forma que o impacto de questões não resolvidas não recaia de forma injusta sobre você. (Veja página 293 para aprender sobre a regra da caixa de leite.)

Jessica H., 30, Ohio

"Tanto eu quanto meu parceiro fomos diagnosticados numa fase mais avançada da vida. Nossa dificuldade de moderar as emoções (combinada com um transtorno de processamento em um de nós) significa que brigas bobas acontecem. Estar ciente de que há algo *fazendo* com que essas emoções fiquem um pouco turbulentas significa que somos mais compreensivos com as dificuldades um do outro — e, por pensarmos fora da caixinha, conseguimos encontrar soluções onde outros talvez não encontrem."

Colleen H., 41, Pensilvânia

"Em vez de apontar para coisas, eu pedi ao meu agora marido para gesticular para as coisas sobre as quais está falando com a palma para cima. Achei que fosse um pedido bobo, mas ele o atendeu imediatamente e nós tivemos zero confronto sobre nossa então nova coabitação. Eu começo a entrar em pânico se temo ter feito algo errado, então entro em paralisia por análise. Apontar, mesmo naturalmente durante uma conversa, ativa em mim sentimentos de 'ah, não, que besteira que eu fiz?'. Palmas abertas me permitem saber sobre o que ele está falando, e me convidam para participar, em vez de chamar minha atenção."

Colin K., 35, Colorado

"Quando eu contei ao meu pai que fora recentemente diagnosticado com TDAH, ele me perguntou como é. Quando eu contei a ele como era um dia normal, um dia bom e um dia ruim, ele disse que sentia muito por nunca ter notado. Foi legal que ele tenha simplesmente entendido. Mesmo quando eu disse que estava nervoso em relação à medicação porque não queria perder minha carreira, ele me disse: 'Não esquenta. Estar melhor é melhor, e você vai encontrar algo novo.' Foi muito importante."

2. ESCOLHA SUAS BATALHAS

Se temos TDAH, vamos ter dificuldades com muitas coisas diferentes — e em múltiplas áreas da vida. E isso sem adicionar condições coexistentes à questão. Não temos como lidar com tudo ao mesmo tempo, pelo menos não de forma efetiva. Vamos ter que decidir o que precisa do nosso foco agora e o que deixar de lado, pelo menos por enquanto.

- **Priorize.** Pessoas com TDAH muitas vezes têm dificuldade de priorizar. Se houver dez coisas com as quais precisamos lidar, talvez nós escolhamos uma que não é tão importante, ou a que exige menos da nossa função executiva. Podemos nos sentir sobrecarregados e não lidar com absolutamente nenhuma delas. Escolher uma coisa na qual se concentrar por vez (talvez duas) aumenta as chances de progredirmos nela. Qual tarefa, se deixada por fazer, afetaria mais a relação? O que criaria o maior impacto positivo se mudasse?

- **Deixe-nos fracassar.** Isso é especialmente importante para os pais. Muitos pais têm medo de nos deixar fazer as coisas do nosso jeito porque temem que fracassaremos se deixarem. Talvez seja verdade! Mas ter o espaço para tentar — e fracassar — enquanto temos uma rede de segurança é *importante*. Isso nos dá a oportunidade de entender o que funciona para nós antes de estarmos por conta própria e assumirmos tarefas ainda maiores. Isso também fortalece nossa resiliência. Deixem-nos praticar agora fazer coisas sozinhos que *precisaremos* fazer sozinhos quando vocês não estiverem por perto.

- **Deixe algumas coisas para lá.** Talvez nós nunca cheguemos a tirar o papel de parede do banheiro — *que seja, é brega chique*. Meu namorado aprendeu a aceitar que, se eu estiver fazendo o jantar, vou precisar usar uma receita, o que significa que provavelmente teremos sobras de erva-doce ocupando espaço na geladeira. Como disse o dr. Ari Tuckman numa entrevista no meu canal: "É, não amo essa coisa sobre o meu par, mas que seja — tem um monte de coisas na minha vida que não amo."

- **Encontre outras soluções com a "regra da caixa de leite".** A regra da caixa de leite é inspirada numa história de um casal real. A esposa deixa o leite fora da geladeira depois de se servir no café de manhã e, quando o marido desce para comer, ele precisa usar leite morno no cereal. O marido pede à esposa para guardar o leite de volta na geladeira, mas ela vive esquecendo — e deixando a caixa para fora. Uma forma de resolver esse problema é continuar lembrando a esposa de guardar o leite, mas o marido tem outra opção: comprar sua própria caixa de leite. Muitas vezes, um problema pode ser solucionado de uma forma que não depende da nossa capacidade de mudar nosso comportamento (com frequência relacionado ao TDAH).

Margaret, 46, Washington

"Eu queria que mais pais se apoiassem nisso. Tem tanto julgamento: *Por que você deixou que ele assumisse tanto quando sabia que ele provavelmente teria dificuldade?* Ou, por outro lado: *Por que você continua fazendo xyz com ele? Ele deveria conseguir fazer isso sozinho a essa altura!* Eu faço muito para amparar meus filhos neurodivergentes e ajudá-los a ter êxito, mas aprendi que eles em algum momento vão me dizer quando não precisarem ou quiserem aquele nível de apoio, e vão me dizer se e quando precisarem daquilo de novo."

> **Rebecca C., 43, Reino Unido**
>
> "Meu parceiro troca trabalhos de disfunção executiva comigo porque somos mais motivados a completar uma tarefa um para o outro do que para nós mesmos. Por exemplo, eu acho difícil ir até o correio, e ele acha difícil buscar suas medicações na farmácia."

> **Jessica K., 28, Flórida**
>
> "Quando os membros da minha família começaram a tentar não levar minhas peculiaridades, como deixar a porta da geladeira aberta, para o lado pessoal, isso me fez sentir tão menos envergonhada."

3. COLABORE COM SOLUÇÕES

Quando se trata de desafios relacionados ao TDAH, não é você contra seu par: são vocês dois contra os desafios. Enfrentem-nos juntos! A forma como colaboram e o nível no qual o fazem dependem do tipo de relacionamento que você tem com a pessoa — mas as soluções mais efetivas em geral envolvem *algum* nível de colaboração.

- **Seja claro sobre o objetivo.** Certifique-se de que todo mundo concorda com o objetivo — e entende por que está trabalhando para alcançá-lo. Dessa forma, vocês estarão no mesmo time. Definir juntos e de antemão o que significa uma meta, semana ou saída bem-sucedida também pode tornar mais fácil para todos reconhecerem quando esse sucesso foi alcançado. Isso pode fortalecer nossa confiança, o que é essencial para aqueles de nós que já internalizaram a ideia de que não somos "suficientes".

- **Permita-nos alcançar o objetivo de uma forma que funcione para nós.** Cérebros com TDAH são capazes de conquistar muito; nós talvez só façamos isso de uma forma um pouco diferente. Permitir a *equifinalidade* — alcançar o mesmo resultado por meios diferentes — pode ser a diferença entre conseguirmos cumprir tarefas e deixá-las por fazer. (Ou você ter que fazer todas elas por conta própria.)

- **Procure pelo "e".** Eu amo esse conceito do livro *Crucial Conversations*. Não façam concessões se puderem evitar. Isso pode levar a ressentimento dos dois lados porque ambas as pessoas estão precisando sacrificar algo que importa para elas. Em vez disso, procure uma solução que atenda totalmente às suas necessidades... *e* às do outro.* Por mais que possamos ter dificuldade em executar, nós em geral nos destacamos em idealizar. Podemos apresentar várias possíveis soluções, especialmente se nos dão tempo para deixá-las marinar. Talvez você só queira nos ajudar a filtrá-las.

- **Fique na sua.** No fim das contas, você é o parceiro/ amigo/ pai/ colega de quarto do seu Cérebro, não o coach ou terapeuta dele. É incrivelmente fácil se envolver nas dificuldades de saúde mental de alguém, mas ser a principal fonte de apoio de alguém inevitavelmente custa o papel que você já tem. Agir como pai do parceiro mata o desejo. Dar uma de terapeuta de um amigo exige se retirar de cena para poder ser objetivo, o que prejudica a conexão. Em vez de *ser* a rede de apoio de alguém, o apoie na tarefa de construir uma. Se ele não quiser, ou não conseguir, deixe claro que a necessidade por apoio dele não pode recair inteiramente sobre você.

> **Lyndall C., 30, Alberta**
>
> "Uma das melhores coisas que pessoas já fizeram para ajudar com meu TDAH é me alimentar. Eu janto com meus pais duas vezes por semana, o que me ajuda a liberar o espaço mental que teria sido dedicado à preparação da comida para outras coisas. Um exemplo: eu jantei com meus pais

---

* Um dos meus "e"s favoritos: em vez de ser frouxo ou severo consigo mesmo, você pode ser gentil *e* firme. A coach de TDAH Dusty Chipura me ensinou isso a partir de um livro — eu esqueci totalmente o título.

uma noite, o que significou que tive energia e espaço mental o suficiente para lavar toda a minha própria louça naquela noite — três pias cheias."

Christie H., 38, Colorado

"Meu par me lembra de que eu queria tomar banho, abre o chuveiro e espera comigo enquanto eu entro ou até mesmo se senta para conversar comigo enquanto estou no banho. Ele também traz lanches práticos para a minha mesa enquanto estou trabalhando."

Laura S., 37, Indianápolis

"Minha cegueira temporal significa que estou sempre atrasada para tudo. Enquanto me arrumo, meu par confere como estou indo e me dá atualizações sobre quanto tempo falta à medida que a hora de sair se aproxima. O que é muito especial é que não há qualquer julgamento ou frustração no tom dele. Ele só está compartilhando informação."

4. PROCURE PELO BOM

O cérebro de todo mundo, por padrão, é feito para notar (e lembrar!) o que está errado com mais frequência do que o que está certo, tornando fácil esquecer o que de fato está indo bem. Isso pode ser desencorajador em qualquer relacionamento, mas é ainda mais problemático em relacionamentos nos quais provavelmente há mais problemas. Buscar o lado bom não só fornece um encorajamento muito necessário a todos os envolvidos. Também pode tornar mais fácil, sabe, *curtir* a relação.

- **Note o esforço do outro.** Fracassar não significa que uma pessoa não está tentando — na verdade, muitas vezes é prova de que ela *está*. Sim, seu colega de quarto ligou a lava-louça sem colocar sabão, mas ele ligou a lava-louça! Se você não souber ao certo se está fazendo um esforço, pergunte; e se ele responder que está, acredite. De acordo com uma pesquisa do dr. Tuckman, procurar ativamente — e reconhecer — o esforço da pessoa com TDAH é uma das coisas mais importantes que você pode fazer para melhorar sua relação. (Cérebros, vocês podem ajudar sinalizando seus esforços para seus Corações!)

- **Vire a moeda.** Lembre-se, as coisas que amamos e as coisas que nos frustram são com frequência dois lados da mesma moeda. Dar valor às características do TDAH quando elas são agradáveis torna muito mais fácil aceitar essas mesmas características quando elas acabam atrapalhando. Procure pelas formas como a impulsividade da pessoa se manifesta de jeitos que você ama!

- **Presuma boas intenções.** Quando você presume que uma pessoa com TDAH se importa com um problema que ela concordou em enfrentar, você estará certo com mais frequência do que errado. Se souber que ela se importa, mas suas ações estão te dizendo que não, pode ser útil pedir clareza: "Ei, eu sei que você se importa com isso. Pode me ajudar a entender por que não está acontecendo? Não estou entendendo." Perguntar convida a pessoa a mostrar o que você está deixando passar, ou explicar o que a está atrapalhando.

- **Celebre o sucesso do outro.** Feedback positivo específico e imediato é muito motivador para Cérebros com TDAH. Quando fazemos progresso em algo importante para nós, nos dê um *high five*! Faça uma dancinha! Faça o que quer que nos ajude a nos sentir bem! Por mais que possamos receber elogios por superar as expectativas num projeto, ter uma ideia brilhante ou arrasar nas vendas, é raro que sejamos celebrados por dedicar esforço às coisas que são difíceis para nós porque elas parecem "fáceis" ou "óbvias" para as outras pessoas.

> **Scott D., 46, Washington**
>
> "Meu pai me ensinou a importância de olhar para algo que você fez e apreciar. Ele chama de 'Hora da Admiração'. Grama cortada, carro limpo, cerca nova etc. Depois que terminávamos uma tarefa, ele dizia 'Muito bem, Hora da Admiração', e nós parávamos e olhávamos para o que tínhamos acabado de fazer."

> **Ron W., 50, Detroit**
>
> "Muitas vezes eu passo o dia só tentando sobreviver, apagando um 'incêndio' figurativo atrás do outro e torcendo desesperadamente para não ter deixado passar nada que vá fazer tudo ir pelos ares. Quando minha esposa me diz 'Ei, obrigada mesmo por ter feito X' ou 'Esse negócio que você montou facilita muito as coisas para mim', eu me sinto subitamente visto de verdade, e meus sentimentos de valor próprio são reacendidos, além de me dar energia renovada para seguir em frente!"

5. CUIDE DE SI MESMO

Ter um ente querido que está com dificuldade por qualquer motivo pode ser emocionalmente exaustivo. Por mais que ninguém com TDAH tenha a intenção de tornar sua vida mais difícil ou fazer com que você se sinta negligenciado, a intenção não é a única coisa que importa. Como a situação está te impactando também importa. Vestir sua própria máscara de oxigênio primeiro pode te ajudar a estar presente para a pessoa querida de forma sustentável.

- **Estabeleça limites.** É importante estabelecer limites que te permitam manter a própria paz. Tudo bem fazer solicitações a outras pessoas, mas os *limites* deveriam se concentrar em suas ações, não nas ações que você espera de outra pessoa. Isso é porque nós não podemos controlar o comportamento de outras pessoas. Se seus limites envolvem o comportamento de outra pessoa — como gritar —, um limite que você pode estabelecer é de não participar da conversa enquanto ela estiver gritando.*

- **Busque apoio externo.** Terapia, grupos de apoio, amigos que estejam passando por situações parecidas, até mesmo artigos sobre relacionamentos neurodiversos podem validar suas experiências e ajudá-lo a processar as emoções que vêm à tona. Tudo isso também pode oferecer orientação para que você não precise resolver tudo sozinho.

- **Permita-se ter sentimentos.** Pode parecer errado ficar chateado com os comportamentos relacionados ao TDAH por não serem intencionais. Mas você tem permissão para ter sentimentos, não importa o motivo para algo estar acontecendo. Há uma diferença entre *compreensível* e *aceitável*. Você não precisa aceitar comportamentos que te magoam só porque alguém tem TDAH. Sinta sua raiva, sua mágoa, sua tristeza. Permitir-se sentir pode ajudá-lo a entender o que precisa, regular essas emoções e se comunicar mais efetivamente com seu Cérebro. Isso o ajuda a se concentrar em seus sentimentos e necessidades,† em vez de no comportamento do outro.

- **Dê um tempo.** Certifique-se de que ambos tenham um tempo separados para buscar outras conexões sociais, hobbies, ou até mesmo só para recarregar. Ter tempo longe um do outro é o que muitos (até mesmo casais neurotípicos) consideram importante para a sustentabilidade e a felicidade do relacionamento. Você também pode dar um tempo no relacionamento por completo se precisar. Só porque uma pessoa tem uma deficiência não significa que você não possa terminar com ela. Eu acabei tendo que dar um tempo no meu relacionamento. (Nós voltamos depois

---

* Se você receia que expressar seus limites possa escalonar a situação, por favor, converse com um profissional de saúde mental antes de tentar. Por mais que limites sejam importantes e possam criar uma maior sensação de segurança em relacionamentos para todos os envolvidos, aqueles que não estão acostumados a limites podem ficar bravos e até explodir quando os outros começam a comunicá-los.
† Michael Rosenberg, o criador da comunicação não violenta, descreve o criticismo como uma "expressão trágica de uma necessidade não atendida". É trágica porque reclamar do comportamento de alguém tem muito menos probabilidade de provocar mudanças do que expressar seus próprios sentimentos e necessidades. A pessoa que criticamos com frequência se sente atacada e entra na defensiva.

de um ano — e muita terapia.) Não é saudável para você se sentir cronicamente negligenciado. Também não é saudável para o outro estar numa relação na qual fracassa o tempo todo. Às vezes, a situação em que vocês dois estão no momento significa que o relacionamento não está sendo bom, mesmo que realmente amem um ao outro. Tudo bem se afastar.

> **Claudia B., 26, México**
>
> "Eu sou um Coração, meu namorado é um Cérebro. Estamos juntos há quase nove anos, e algumas coisas que ajudaram muito no nosso relacionamento é entender a forma como cada um de nós nos comunicamos e nos lembrar dos nossos limites. Às vezes ele fica tão empolgado que simplesmente me interrompe na cara dura e começa a falar sozinho. Então eu o impeço com firmeza e digo: 'Ainda não acabei.' A princípio, foi incrivelmente desconfortável ter que fazer isso porque não queria interrompê-lo, mas é algo que ele já me pediu para fazer incontáveis vezes, e ele não leva para o pessoal porque tem a ver com a nossa comunicação um com o outro e não tanto com quem está dizendo o quê."

> **Castor S., 24, Reino Unido**
>
> "Quando estamos tendo dificuldade de entender um ao outro, mudamos o modo de comunicação. Sugerimos coisas como 'Vamos nos revezar e falar por mensagem. Não estou chateado, acho que não estou transmitindo a emoção que estou sentindo, e a culpa não é sua'. Eu e meu par temos ansiedade e TDAH, e usar uma ferramenta para encontrar espaço ajuda. Comemoramos uma década de namoro recentemente; deixar claro que nem sempre demonstramos ou interpretamos bem a forma como estamos nos sentindo é um elemento fundamental."

QUAL É O PLANO?

Pessoas que amam e moram com pessoas com TDAH com frequência se veem arrumando as bagunças delas, gerenciando mais e mais as responsabilidades e se tornando hipervigilantes em relação aos seus erros. Quem tem TDAH com frequência acaba se sentindo desvalorizado na relação, com medo constante de fazer besteira, ou de não fazer ou ser "o suficiente". Entramos nesses padrões sem nem reparar. Não é a escolha que nenhuma das pessoas teria feito, mas, devido aos nossos desafios na função executiva, é muitas vezes o que acontece por padrão.

Esses arranjos não funcionam bem para nenhum dos envolvidos.

Existe, conforme eu descobri, uma maneira melhor. Começa com uma pergunta simples: Qual é o plano?

Eu sabia que não queria repetir os padrões dos meus pais (e avós). Não queria agir como mãe da outra pessoa. Também não queria que ela agisse assim comigo. Eu queria um par de verdade, alguém que eu pudesse respeitar. Também queria ser respeitada e ser capaz de respeitar a mim mesma.

> Existe, conforme eu descobri, uma maneira melhor. Começa com uma pergunta simples: Qual é o plano?

Assim que eu fui morar com meu parceiro, nós nos perguntamos: Qual é o plano para cuidar da casa? O que é importante para nós em relação à arrumação e limpeza? Quem vai fazer o quê? O que sobra? Deixamos isso para lá? Contratamos ajuda externa?

Essa conversa nos ajudou a dividir as cargas mentais e físicas do trabalho doméstico de forma mais justa. Nós reavaliávamos e mudávamos o plano conforme necessário, e funcionou muito bem. Nós dois sabíamos quem estava fazendo o quê, e, se algo não fosse feito, nós não sentíamos a necessidade de intervir e fazer pelo outro. Podíamos só lembrar um ao outro do que havíamos combinado. Trabalhávamos como iguais e dividíamos o trabalho equitativamente.* Nós dois

---

* É irreal esperar que parceiros consigam dividir o trabalho exatamente pela metade. E se alguém estiver trabalhando por mais horas? E se o trabalho doméstico levar o dobro de tempo para um dos dois devido a uma deficiência? Não mire na igualdade; mire na equidade. Em vez de olhar para "quanto cada pessoa está fazendo", considere quanto tempo livre/energia cada pessoa tem para se dedicar aos seus interesses, hobbies etc. O quanto as necessidades de cada pessoa estão sendo atendidas?

nos orgulhávamos de nossas contribuições e dávamos valor aos esforços um do outro. E não nos estressávamos com o que não conseguíamos fazer. Nós terceirizávamos ou deixávamos para lá.

Três anos depois, de alguma forma presa na espiral da morte do relacionamento que mencionei no início do capítulo, eu tive a humildade de perceber que continuava agindo como mãe do meu parceiro — só que de uma forma diferente do que eu antecipara.

No fim das contas, as partes emocionais também são uma parcela enorme de qualquer relacionamento romântico, e você pode se perceber gerenciando tudo isso pelos dois! Eu assumi essas responsabilidades sem perceber.

Para me certificar de que nossa relação fosse emocionalmente saudável, eu tentei entender o que ele precisava e acomodei meu próprio TDAH para poder atender às necessidades dele; eu também tentei entender o que eu precisava e acomodar o TDAH e autismo dele para que ele pudesse atender às minhas necessidades.

Quando falei ao meu parceiro como estava exausta dos meus esforços de amparar a saúde mental dele e gerenciar nosso relacionamento, ele respondeu: "Não te pedi para fazer isso."

E quer saber? Ele estava certo.

Eu assumi a responsabilidade de fazer tudo isso porque pensei que precisava. E não só ele não pôde consentir com os meus esforços, como também não conseguiu apreciá-los. Ao que parece, também estava fazendo um pouco do mesmo por mim — me lembrando de comprar meus remédios na farmácia, arrumando as bagunças que eu deixava, tentando estar presente para mim durante meu luto mesmo quando estava sobrecarregado e precisava de tempo sozinho. E eu nem tinha reparado.

Eu e meu parceiro começamos a reservar um tempo para avaliações da relação toda semana. Novamente, nós perguntamos: Qual é o plano?

Quando vamos passar tempo juntos, tempo separados e tempo com amigos? O que faremos nos nossos encontros? Vamos pôr na nossa agenda.

O que está havendo com sua saúde mental? Você precisa de apoio e, caso precise, como vai conseguir esse apoio? Que papel você quer que eu desempenhe?

É ingênuo pensar que o TDAH (e as condições coexistentes que possamos ter com ele) não vai impactar nosso relacionamento. Por mais que a aceitação seja adorável, ela é um ponto de partida, não uma linha de chegada.

Quer seja uma questão de gerenciar o trabalho doméstico, comprar um carro, criar um filho, melhorar o relacionamento ou dar apoio à saúde mental de alguém, o caminho para uma verdadeira parceria é o mesmo. Se vocês fizerem um plano — *juntos* —, poderão conversar sobre o que é seu e do outro e decidir o que fazer, como adultos e parceiros, não como alguém que precisar gerenciar o outro.

> Por mais que a aceitação seja adorável, ela é um ponto de partida, não uma linha de chegada.

O plano nem sempre vai funcionar de forma perfeita, mas as coisas não têm como sair tanto dos trilhos numa semana. Se não estiver funcionando para nenhuma das duas pessoas, ele pode ser ajustado.*

> Se vocês fizerem um plano — *juntos* —, poderão conversar sobre o que é seu e do outro e decidir o que fazer, como adultos e parceiros, não como alguém que precisar gerenciar o outro.

É difícil mudar antigos hábitos. Não foi fácil para nós aprender (e nós tivemos mesmo que aprender) a comunicar nossas necessidades em vez de simplesmente oferecer soluções ou reclamar. Não foi fácil aprender a amparar os esforços um do outro em vez de substituí-los. Ah! Eu já mencionei que nós dois temos ansiedade?

Ter um plano compartilhado também pode ajudar a manter a ansiedade sob controle. Antes, minha ansiedade ficava tentando fazer novos planos, e ele não parava de vagar para um lugar qualquer para ruminar ansiosamente sobre possíveis soluções por oito horas... E até lá eu já teria bolado um plano melhor! Essa, ao que parecia, era uma grande parte do ciclo no qual tínhamos nos metido.

Já estamos juntos há quatro anos agora. Nossa relação está melhor do que jamais esteve, e é *muito* mais saudável do que qualquer outra que já tivemos. A gente realmente faz reuniões semanais? Não. Nós dois temos TDAH. Mas perguntamos como o outro está quando deixamos essas reuniões passarem, e temos conversas honestas e sem julgamento sobre como voltaremos aos trilhos.

---

* Além disso, anote. Um de vocês ou ambos têm TDAH. Alguém *vai* esquecer. "Não se preocupe! Eu vou lembrar!", você pode pensar. Não. Não vai, não. Especialmente quando está estressado ou ansioso. Leve um caderninho para a conversa. Tenha sua agenda em mãos. Chegue com canetas a tiracolo. Tem um link para a folha de exercício "Qual é o plano?" que fiz para nós na página de recursos on-line (escaneie o QR Code na página 362).

E o interessante é que, quando planejamos juntos, acaba sendo menos trabalhoso para nós dois porque o trabalho com o qual estamos nos comprometendo é mais útil e importante para o outro. É um trabalho que está funcionando. Isso também nos ajuda a nos sentir mais otimistas, mais empoderados e mais valorizados pelos nossos esforços.

CAPÍTULO 13

Como mudar o mundo

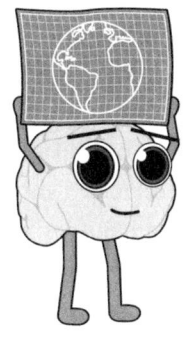

*Nós nunca tocamos as pessoas tão de leve
a ponto de não deixar uma marca.*
— PEGGY TABOR MILLIN

UMA MUDANÇA DE PLANOS
Eu comecei meu canal no YouTube — e minha jornada em direção ao autoempoderamento — com a premissa de que eu poderia "superar" minhas dificuldades com o TDAH. Não achava exatamente que não teria mais TDAH, mas achava que ficaria com as partes de que gostava sobre ele, descobriria quais impedimentos estavam me atrapalhando e o que fazer sobre eles, *e aí sim* seria bem-sucedida. Eu enfim seria a pessoa que *deveria* ser — alguém com amizades que conseguiria me lembrar de manter, uma casa limpa e finanças bem administradas.

Há todo tipo de sugestão por prováveis maneiras de "superar" os obstáculos que enfrentamos, alcançar nosso potencial, ser a pessoa que "deveríamos" ser. "É só fazer _____", sugerem as pessoas. "Compre esse planner, use um timer, faça uma lista." Nós podemos "dar um jeitinho" para superar nossas barreiras e não sofrer mais. Então esse era meu plano. Eu estava disposta a aceitar que, se eu era diferente, talvez tivesse que fazer as coisas de forma diferente.

O que não estava disposta a aceitar eram os limites dessa abordagem. Acaba que mesmo fazer as coisas de forma que funciona para nosso cérebro e nos equipar com ferramentas que tornam o mundo mais acessível para nós não é uma panaceia. Se qualquer um pudesse ter "superado" seu TDAH, teria sido eu. Eu tinha o tempo, a energia e os recursos — eu fiz disso toda a minha *carreira*. Infelizmente, não é assim que funciona.

Tem um limite para quantas dessas ferramentas conseguimos usar a qualquer momento. E nenhuma delas equivale a um cartão de "livre-se das dificuldades de graça".

Quase todas as tarefas que precisamos usar nos custam alguma coisa: tempo, dinheiro, energia. Temos que encontrá-las, aprender a usá-las, adaptá-las de forma que funcionem para nós, defender nossa necessidade de usá-las, requisitá-las de novo, pagar por elas, e — ah, é! — encontrar formas de nos lembrar de usá-las. E o tempo, a energia e outros recursos que gastamos em ferramentas que outros não precisam usar é tempo, energia e outros recursos que não podemos dedicar a sair com amigos, desfrutar dos nossos hobbies ou viver outras partes da vida que valorizamos.

E quem tem TDAH não precisa de uma ferramenta só. Volte algumas páginas deste livro e verá centenas delas. Dezenas dessas ferramentas talvez sejam cruciais para qualquer pessoa com TDAH, e talvez precisem ser usadas *diariamente* só para sobreviver. Porque o TDAH é uma condição crônica, essas ferramentas também não são necessárias apenas temporariamente. Eu acumulei essas ferramentas "simples" uma por vez; mas, ao vê-las todas expostas, fica claro que administrar o TDAH não é uma tarefa simples. "É só fazer isso. E isso. Ah, e essas cinquenta outras coisas." O quê... *Para sempre?*

> Tem um limite para quantas dessas ferramentas conseguimos usar a qualquer momento.

Ao fim da minha jornada, minha caixa de ferramentas estava transbordando! Eu entendi como e quando usar cada ferramenta, e por quê. Eu tinha me equipado com o que precisava para conseguir ser razoavelmente funcional num mundo neurotípico, e fui muito sortuda por poder pagar por várias que costumavam estar fora do meu orçamento.

Mas não importa a quantas ferramentas você tenha acesso, e não importa o quanto seja habilidoso em usá-las, isso não anula a dificuldade. Não por completo. Pergunte a qualquer pessoa que usa cadeira de rodas.

Não importa o quanto sua cadeira de rodas seja maravilhosa, há lugares que não são acessíveis. Também há vieses, estigmas, conceitos errados e julgamentos morais depositados sobre quem as usa.

Ferramentas não bastam. Nossas ferramentas precisam interagir bem com nosso entorno. Precisamos ser capazes de acessá-las, usá-las. Precisamos nos sentir seguros o suficiente para revelar que precisamos delas. Num mundo ideal, nós nem precisaríamos pensar nelas. As ferramentas de que precisamos para funcionar efetivamente estariam incorporadas ao nosso entorno, disponíveis para qualquer um usar sem precisar explicar por quê, da mesma forma que incorporamos serviços como eletricidade, calçadas e internet à nossa infraestrutura pública.

Isso é possível.

Ao mesmo tempo que eu descobria os limites da minha habilidade de "superar" meu TDAH e viver a vida (muito neurotípica) que eu sempre imaginei que viveria — bem quando eu percebia que há limites para o quanto um ser humano consegue mudar quem é e do que é capaz —, eu percebi que o mundo poderia mudar. E poderia mudar rápido.

O mundo é feito de sistemas. E sistemas são muito mais flexíveis e adaptáveis do que pessoas. Eles podem ser montados, desmontados, reajustados.*

> O mundo é feito de sistemas. E sistemas são muito mais flexíveis e adaptáveis do que pessoas.

Conforme aprendia mais sobre problemas sistêmicos, eu me deparei com o modelo social de deficiência, que argumenta que a deficiência não é inerente à condição médica da pessoa — ela é o resultado de viver num mundo que não atende às necessidades dela da mesma forma que atende às necessidades de quem não tem deficiências. Onde os sistemas não foram criados com ela em mente.

Problemas sistêmicos eram, percebi, basicamente o motivo pelo qual eu precisava de metade das ferramentas que estava usando — e não estava sozinha.

Pessoas com TDAH se voltam para sistemas extensos e elaborados para ajudá-las a ser consistentemente produtivas, gerenciar seu tempo e manter sua casa relativamente habitável, não porque é divertido, mas porque não temos escolha. Não podemos nos recusar a tentar lidar com nosso TDAH, não importa o custo, porque o mundo todo está nos dizendo que precisamos dar um jeito. Não somos bons o suficiente se não dermos um jeito. Não somos aceitáveis se não dermos um jeito. Vamos ser demitidos se não dermos um jeito. O preço é ainda mais alto se não dermos um jeito.

Eu percebi que era bem mais fácil criar um ambiente que levasse em conta a neurodiversidade do que era para as pessoas não serem neurodiversas. Então por que não estávamos começando por aí?

---

* Por exemplo, quantos de nós pudemos subitamente trabalhar de casa durante a pandemia de covid-19?

Se eu quisesse alcançar meu potencial e ajudar as pessoas da minha comunidade a fazer o mesmo, percebi que precisava ajudar a criar um mundo no qual nós conseguíssemos fazer isso razoavelmente bem. No qual o custo todo de tornar um sistema acessível não recaísse sobre a pessoa que já estava enfrentando dificuldades.

É esperado não só que providenciemos nossas próprias "cadeiras de rodas" como que construamos nossas "rampas" individuais quando claramente não somos os únicos a precisar delas. Esses trabalhos mental, emocional e físico são custosos, e não só para nós, mas para aqueles que amamos — (veja "Como ter coração" na página 275) — e para a sociedade como um todo. Funcionários lidam com altas taxas de rotatividade e burnout. Nossas prisões são desproporcionalmente populadas com pessoas que têm TDAH não tratado. Estudos mostraram que esse transtorno custa bilhões de dólares à sociedade por ano só nos Estados Unidos, enquanto tratamentos e apoios ao TDAH custam só uma *fração* minúscula desse custo.

> Era bem mais fácil criar um ambiente que levasse em conta a neurodiversidade do que era para as pessoas não serem neurodiversas.

Esse plano não está funcionando bem para ninguém. Esperar que as pessoas com TDAH "superem" seu TDAH está nos prejudicando, prejudicando aqueles que amamos, e prejudicando a sociedade como um todo.

Precisamos de um plano melhor. Um que se baseie em mudanças possíveis, sustentáveis e boas para todos.

Eu decidi mudar de rota. Eu me propus a mudar o mundo.

O que eu aprendi

Como muitas pessoas que se propõem a mudar o mundo, descobri que a mudança já estava em curso.

O mundo já estava muito diferente do que era quando eu comecei o canal. Nos anos que se seguiram, ele havia se tornado muito mais amigável a neurodivergências.

Também descobri como o que eu já vinha fazendo desempenhara um papel nessa mudança — e como as mudanças de que precisávamos não só eram possíveis, mas boas para *todo mundo*.

EMPODERAMENTO INDIVIDUAL CONTRIBUI PARA MUDANÇA SISTÊMICA

Não me dei conta disso a princípio, mas estava tentando trocar uma solução simples por outra — nós não podemos mudar o fato de temos TDAH, então é o mundo que precisa mudar. (O que eu posso dizer? Seres humanos gostam de soluções simples.)

Existe *de fato* um limite para o quanto conseguimos nos empoderar razoavelmente num mundo que não é construído com nossas necessidades em mente. Mas isso não significava que minha jornada de autodescoberta fora uma perda de tempo.

Aprender sobre o TDAH ajuda a fechar a lacuna da autodiscrepância

Antes de começar a aprender sobre o TDAH, havia uma lacuna enorme entre a pessoa que eu era e a pessoa que achava que "deveria" ser. A pessoa que outros achavam que "deveria" ser. Era essa lacuna — não o TDAH — que fazia com que eu me sentisse inadequada. Foi ela que me levou a aceitar os julgamentos que as outras pessoas depositavam em mim quando me diziam que eu não estava fazendo jus a meu potencial, e me exaurir tentando fazer isso. Eu vejo isso sem parar na minha comunidade também.

Eu aprendi que existe um termo para essa lacuna — "autodiscrepância" —, e que ela é responsável por grande parte da turbulência emocional e dos resultados negativos para a saúde mental que qualquer um pode experimentar quando a pessoa que ela acha ou sente que deveria ser não bate com a pessoa que é de verdade. Não é exclusivo ao TDAH.

Mas a autodiscrepância em quem tem TDAH pode ser um verdadeiro *abismo*. As expectativas que nós e os outros têm sobre nós mesmos são muitas vezes insanamente inconsistentes com nossa realidade; às vezes nós conseguimos ter um desempenho de nível muito alto, e às vezes temos dificuldade com tarefas "simples". Nossa autodiscrepância também é mais profunda porque o TDAH é uma deficiência "invisível" que a maioria dos ambientes não leva em consideração nem acomoda.

As ferramentas e informações que eu reuni e compartilhei não me permitiram superar meu TDAH, mas de fato me ajudaram a fechar essa lacuna. O que eu aprendi me permitiu abrir mão de expectativas irrealistas e entender que, por exemplo, a variação no meu desempenho era normal, dado meu TDAH. Meu "potencial" não era um ponto definido; era um *espectro*. Agora eu tinha ferramentas que me permitiam desempenhar num nível mais alto com mais consistência, e entendia que parte do meu comportamento provocado pelo TDAH (como me remexer) na verdade era um mecanismo de enfrentamento saudável para mim. Isso mudou a forma como interajo com o mundo, e como me defendo. Isso me ajudou a conquistar o que queria conquistar com mais frequência. Eu pude ajustar minha compreensão de quem "deveria" ser para algo mais próximo da pessoa que já sou, ao mesmo tempo que continuava caminhando em direção à versão de mim mesma que eu *queria* ser.

Aprender sobre o TDAH ajudou muitos dessa comunidade a fazer o mesmo. Mudou como interagimos com nós mesmos. Como falamos com nós mesmos. Como permitimos que falem conosco. Nossa saúde mental (e autoestima) está melhor assim. Estamos lentamente começando a deixar de lado e a nos recusar a ouvir as mensagens internalizadas que dizem que não somos *o suficiente*, não *fazemos o suficiente*, não somos *bons o suficiente*, ou não estamos *"alcançando nosso potencial"*. Estamos entendendo e subsequentemente ensinando aos outros que já somos quem deveríamos ser.

Empoderamento individual tem efeito cascata

Eu pensei que me propor a mudar o mundo significava começar uma nova jornada. Pensei que, mais uma vez, não faria ideia do que estava fazendo e precisaria aprender do zero. O que descobri foi que o que eu estava fazendo por todos esses anos, em vez de exigir mudanças sistêmicas, tinha *levado a mudanças sistêmicas*.

Ao que parecia, fazia parte do sistema. O trabalho que eu fizera aceitando e entendendo meu próprio TDAH, falando abertamente sobre ele e compartilhando o que ajudava tivera um efeito cascata que se expandia muito além do meu alcance imediato. Eu tinha a *intenção* de que as pessoas assistissem aos meus vídeos, aprendessem sobre seu cérebro e criassem uma caixa de ferramentas de estratégias para elas mesmas, mas não me dei conta de quantos da minha comunidade criariam suas próprias ondulações. Eu fiquei sabendo de alguns exemplos.

Um parlamentar escocês me mandou um vídeo dele próprio no parlamento escocês exigindo que uma ação fosse tomada em relação a um "documentário" perigosamente enganoso sobre TDAH.

Uma professora de ensino fundamental II me contou sobre um grupo de apoio semanal que ela iniciara para seus alunos com TDAH. Alguns Cérebros que assistiam ao canal se tornaram ativistas e construíram suas próprias plataformas, até escreveram seus próprios livros.

Mas quando eu comecei a falar com a minha comunidade sobre querer me concentrar em mudanças sistêmicas, ainda mais pessoas me procuraram para compartilhar como elas tinham começado grupos de recursos para funcionários, trabalhado com líderes políticos sobre iniciativas que poderiam beneficiar nossa comunidade, ou pedido adaptações que seu chefe agora estava oferecendo a outros funcionários com TDAH.

Lentamente me ocorreu que, para cada ondulação da qual eu ficava sabendo, havia muitas outras que eu desconhecia. E todas essas ondulações criavam outras. Elas não paravam na pessoa que tinham a intenção de alcançar. Elas *continuavam se espalhando*.

Eu me lembrei das ondulações que tinham me alcançado. Não estava só influenciando outros. Eu também fora influenciada pelo trabalho que outros tinham feito e o trabalho daqueles antes deles. Os pesquisadores cujos artigos eu li provavelmente não esperavam que eu — uma pessoa aleatória com TDAH que acessou seu artigo por meio de um aluno de enfermagem que eu conhecia — fosse apresentar o trabalho deles no YouTube, mas aqui estávamos. Esforços profissionais e leigos vinham criando ondulações no mundo do TDAH bem antes do How to ADHD ou do ADHD TikTok existirem.

Outros grupos e organizações ativistas também vinham criando ondulações. A comunidade LGBTQIA+ preparou o terreno para mostrar como pessoas podem revelar partes importantes de sua identidade com segurança. Ativistas com autismo e com deficiência vinham iniciando debates sobre neurodiversidade, capacitismo e acessibilidade cognitiva. Pesquisadores e profissionais de saúde mental têm sido mais abertos sobre suas próprias condições, e exigido mais colaboração e apoio mais efetivo das comunidades que deveriam se beneficiar com seu trabalho.

Conforme eu olhava ao meu redor, eu me toquei de que todas essas ondulações estavam convergindo e se transformando em *ondas* de mudanças significativas: conversas francas sobre neurodiversidade. Assistência aprimorada a adultos com TDAH. Ambientes que levam em conta a neurodiversidade e são mais equitativos para quem a tem.

Essas mudanças não se aplicam a todos — ainda. Como a cientista cognitiva dra. Deirdre Kelly diz: "O futuro já existe em bolhas ao redor do mundo. Quando aceitamos esse fato e aprendemos a ver o bem, podemos tomar decisões e atitudes que nos aproximam de quem e onde precisamos estar. Procure pelo que é possível, e o realize."*

Fases de aceitação

Infelizmente, mesmo depois de tanto progresso, você ainda pode ter pessoas em sua vida — familiares, amigos, colegas de trabalho e até profissionais de saúde — que veem suas dificuldades com o TDAH com ceticismo. Talvez você mesmo ainda faça isso!

Quem trabalha na comunidade LGBTQIA+ muitas vezes se refere a estágios pelos quais alguém pode passar ao sair do armário. Esses estágios se baseiam significativamente no modelo original desenvolvido pela dra. Vivienne Cass em 1979. Foram expandidos para se aplicarem a quem está passando por sua jornada de aceitação pelos outros. Pessoas transitam por esses estágios em seu próprio ritmo, com frequência pulando de um para outro. Esses estágios também podem se aplicar à aceitação de deficiências estigmatizadas. Abaixo eu adaptei o modelo de aceitação de

---

* A fim de encorajar que mais produtos e serviços sejam projetados de forma acessível a quem tem TDAH e ajudá-los a se conectar aos que já o são, nós também colaboramos com a dra. Deirdre Kelly para criar uma rubrica de acessibilidade (gratuita!). Você pode achar um link para os recursos on-line na página 362.

Monica Luedke para demonstrar os estágios que já notei na aceitação do TDAH:

- **Anti:** Está em negação sobre a existência do TDAH, ou sobre o ter. (*"É só preguiça e falta de disciplina!"*)

- **Reconhecimento:** Reconhece que o TDAH é real, mas ainda tem conceitos equivocados sobre a condição. (*"Você não 'parece' ter TDAH." "O TDAH não precisa te limitar!" "Por que ela receberia [insira a adaptação aqui]? Isso lhe dá uma vantagem injusta!"*)

- **Aceitação:** Reconhece que cérebros com TDAH trabalham de forma diferente da maioria e que essas diferenças criam impedimentos reais. Acredita na sua experiência. (*"Hã, tá bom, não sabia que desregulação emocional era um aspecto do TDAH. Faz sentido."*)

- **Confirmação:** Pergunta sobre sua experiência (e escuta suas respostas), o encoraja a receber o apoio de que precisa e oferece adaptações. (*"Obrigado por me contar que você tem dificuldade para priorizar quando várias partes de um projeto devem ser entregues ao mesmo tempo. Ajudaria ter prazos separados para que você possa se concentrar em um por vez?"*)

- **Defesa:** Manifesta-se em prol das pessoas com TDAH, mesmo quando elas não estão presentes; oferece apoio a quem o tem sem que a pessoa precise pedir.

Manifesta-se em prol de si mesmo e de suas necessidades para os outros. *("Turma, nós estamos avançando bem rápido por essa matéria, e alguns alunos podem ter dificuldade de tomar nota. Vou mandar para todo mundo por e-mail o esboço da aula, e minha assistente compilou anotações que vocês também podem consultar.")*

Imagino que você consiga pensar em pessoas da sua vida que se encaixam em muitas dessas categorias, para o bem ou para o mal. O fato de uma pessoa estar num momento diferente da jornada dela não significa que ela seja uma pessoa terrível que nunca vá te apoiar. Se você for como eu, conseguirá pensar nos momentos em que estava numa fase diferente da que está agora.*

Uma jornada envolve movimento, e, mesmo quando as pessoas nem sempre avançam no ritmo que gostaríamos, a maioria consegue se tornar mais compreensiva e solidária com mais informação e experiência. Nunca vou esquecer uma pessoa que deixou comentários raivosos nos meus vídeos dizendo que o TDAH era uma farsa e nada do que eu estava dizendo era verdade, então voltou alguns anos depois e pediu desculpas. Ela contou como tinha sido diagnosticada com TDAH e não estava pronta para aceitar — e como meus vídeos a tinham ajudado a fazer isso.

---

* Também podemos estar numa fase diferente para nós mesmos do que estamos para outras pessoas. (*"Tudo bem se outras pessoas precisam de adaptações, mas não! Eu deveria conseguir fazer isso!"*)

AS MUDANÇAS QUE ESTAMOS CRIANDO BENEFICIAM TODOS

Motivação importa, quer estejamos tentando convencer a nós mesmos, quer outra pessoa a fazer uma mudança. Felizmente, as mudanças que estamos criando têm benefícios claros para Cérebros com TDAH, Corações que amam e cuidam de nós, nossos empregadores, e a sociedade como um todo.

Conversas francas sobre neurodiversidade

À medida que conversamos, nós normalizamos e melhoramos nosso entendimento um sobre o outro e a diversidade dentro da neurodiversidade. E, pela primeira vez, muitos de nós estão começando a sentir que não precisam se contentar com *se encaixar*. Em cada vez mais lugares, nós podemos *pertencer*. Mecanismos de enfrentamento e ferramentas que funcionam para nós estão se tornando mais normalizados e esperados. Isso nos permite a habilidade de usar estratégias que nos ajudam a lidar efetivamente com nossos desafios, em vez de escondê-los. Estamos encontrando uns aos outros, nos oferecendo apoio, e até mesmo inspirando aqueles que não perceberam que tinham TDAH a buscar um diagnóstico e tratamento quando o que estamos dizendo soa *muito familiar*. Sem essas conversas, muito mais pessoas passariam anos e até décadas sem o apoio de que precisam para se manifestar, providenciar ajuda e prosperar. E, à medida que falamos sobre nosso TDAH, nossos entes queridos, empregadores e amigos também podem se conectar sobre seu papel em nos apoiar.

Assistência aprimorada a adultos com TDAH

Adultos com TDAH sempre existiram, mas ficavam sem tratamento, sem diagnóstico e com pouco apoio. Na verdade, no momento em que escrevo isso, não existem diretrizes para tratar o TDAH em adultos. Como resultado, há uma enorme discrepância de assistências. Isso dificulta a situação daqueles de nós que não sabem o que esperar ao visitar um novo profissional de saúde, e deixa os profissionais conjecturando sobre as melhores opções de tratamento. É desafiador. Existe agora um consenso profissional de que as pessoas tipicamente não "superam" o TDAH com a idade e, bem neste momento, a Sociedade Profissional Americana de TDAH e Transtornos Relacionados (APSARD, na sigla em inglês) está trabalhando na criação de diretrizes para diagnósticos e tratamentos. Isso não só é bom para quem trata (e precisa de tratamento para) o TDAH, como é bom para a sociedade como um todo. Uma assistência aprimorada para adultos com TDAH pode impactar positivamente todos os tipos de mudanças sociais que gostaríamos de ver: melhores resultados de saúde mental, estradas mais seguras, reduções nas taxas de obesidade e vício, e uma melhor expectativa de vida de forma geral, para mencionar apenas algumas.

Ambientes de trabalho e instrução superior oferecem mais apoios ao TDAH

Pessoas com TDAH se sentem mais realizadas em seus trabalhos e na escola quando conseguem demonstrar seu melhor desempenho e contribuir de maneira significativa. Mais e mais faculdades estão oferecendo programas para apoiar pessoas cujos cérebros funcionam de forma diferente e encorajando os alunos a usar as adaptações disponíveis para elas. Isso não só melhora nosso senso de pertencimento e nossa saúde mental, mas também nossas taxas de graduação. Muitos empregadores têm iniciativas de contratação em prol da neurodiversidade e estão aprendendo a apoiar efetivamente seus funcionários neurodivergentes e prepará-los para o sucesso depois de contratados.

Adaptações no ambiente de trabalho em geral são uma pechincha em comparação ao alto custo de absentismo, presenteísmo, burnout, prazos perdidos e rotatividade de funcionários. Quando efetivamente apoiados, muitos de nós nos sobressaímos. Pessoas com TDAH são com frequência caracterizadas como "pessoas que agem", "correm atrás" e "solucionam problemas". Podemos ser rápidos em tomar decisões e buscar conquistas sem deixar desafios ou obstáculos nos deter. Em muitos casos, quanto mais difícil é um problema, *mais* queremos explorá-lo e solucioná-lo. Quando podemos passar menos tempo mergulhados em papeladas, podemos passar mais tempo inventando coisas, solucionando problemas, colaborando e assumindo entusiasticamente projetos que seriam intimidadores para outros.

Maior acessibilidade para todos

No Canadá, há um incentivo para as escolas terem as ferramentas de que precisamos à disposição, não como adaptações pelas quais temos que lutar e completar papeladas para acessar, mas como recursos-padrão disponíveis para qualquer um que precise deles. Esse é um exemplo de design universal que leva em conta a diversidade nas capacidades humanas.

---

design universal (s.)

O design de um produto, serviço ou ambiente para ser o mais acessível possível, para o máximo de pessoas possível, sem necessidade de ajuste ou adaptações.

O design universal funciona bem porque o que cria *acessibilidade* para um grupo com frequência torna o dia a dia *mais fácil* para todos. Pense em rampas no meio-fio. Elas permitem que cadeirantes atravessem faixas de pedestres, mas também são úteis para quem está viajando com malas, entregando encomendas ou usando um daqueles patinetes elétricos maneiros.

Com o design universal, os apoios são integrados naturalmente ao ambiente. Nós não precisamos fazer um grande esforço ou chamar a atenção para nossas dificuldades para obtê-los. Eles também oferecem escolha aos usuários finais. Assim como podemos decidir ligar ou não a luminária de mesa para trabalhar, podemos decidir usar uma mesa alta de pé ou nos sentar. *Assim como todo mundo.**

Espaços acolhedores a pessoas com TDAH muitas vezes têm quadros brancos, caderninhos e outros materiais de escritório prontamente disponíveis. Há espaços silenciosos que podemos usar para nos concentrar ou nos afastar do trabalho quando ficamos sobrecarregados. As ferramentas de que precisamos são postas no local de desempenho para que não tenhamos que nos lembrar de levá-las ou sair à caça delas. E há dias sem reuniões quando podemos nos permitir entrar no fluxo sem receio de que nosso hiperfoco nos cause problemas.

Tudo isso é exemplo de como o design universal cria maior acessibilidade para quem tem TDAH e outros desafios cognitivos, ao mesmo tempo que oferece ferramentas úteis para todos os outros. Todo mundo tem uma memória de traba-

---

* Isso também reduz o julgamento e os ciúmes daqueles que podem mal interpretar as adaptações de que precisamos como uma vantagem "injusta" em vez de uma forma de criar a acessibilidade de que precisamos devido aos impedimentos que enfrentamos.

lho limitada, perde e esquece coisas, e passa por momentos de excesso de demanda em sua função executiva. Como o guia sobre inclusão cognitiva da Microsoft explica: "Para que qualquer tarefa seja bem-sucedida, a motivação precisa ser igual ou superior ao esforço cognitivo." Ao reduzir o esforço cognitivo, abaixamos o padrão de sucesso, o que torna mais fácil para *todo mundo* superá-lo.

A CAIXA DE FERRAMENTAS

Tem uma piada rodando a comunidade TDAH que eu ouço com frequência: Quem tem TDAH poderia mudar o mundo — se ao menos conseguíssemos nos lembrar do que queríamos e nos organizar bem o suficiente para correr atrás disso.

É cativante e, toda vez que eu a ouço, dou risada com todo mundo. Aprecio verdadeiramente a forma como ela transmite uma aceitação amorosa de nossos limites.

Mas também acho besteira a conclusão de que não podemos mudar o mundo só porque temos TDAH demais para fazer isso.

Nós *estamos* mudando o mundo. E estamos fazendo isso sem "superar" nosso TDAH. Estamos fazendo isso ao mesmo tempo que nos distraímos com facilidade, deixamos nossa medicação acabar ou enfrentamos barreiras para acessá-las, e enquanto lidamos com dor crônica. Estamos criando um mundo mais acolhedor a quem tem TDAH de forma intermitente, imperfeita, às vezes não intencional — mas *estamos fazendo* isso.

Como? Colaborando com nosso cérebro, não lutando contra ele, e investindo nossos esforços onde podemos criar o maior impacto.

1. ENCONTRE SEU COMBUSTÍVEL

Quem tem TDAH tende a ser mais facilmente desencorajado: "*Eu* tentei *mudar o mundo (em cinco minutos), mas não funcionou.*" A mudança com frequência acontece ao longo do tempo. Ela começa quando plantamos sementes que levam tempo para crescer. Ou jogamos uma pedra e vemos até onde as ondulações chegam. Precisamos fazer um estoque de combustível para o que pode às vezes ser uma longa e frustrante viagem.

- **Crie um arquivo de "inspiração para um dia chuvoso".** Quando comecei a postar vídeos, eu lia todos os comentários e salvava aqueles que me faziam sentir valorizada ou me mostravam que eu estava fazendo uma diferença. Relê-los em dias em que eu estava exausta ou desencorajada me fazia seguir em frente. Criar um arquivo que provoque inspiração ou bem-estar pode ajudá-lo a se manter positivo, assim como ativar seu "por que" emocional quando você (inevitavelmente) esquecer por que achou que isso era uma boa ideia.

- **Seja a pessoa de quem precisava.** Muitos ativistas que fazem trabalhos incríveis são capazes de mantê-los por estarem criando aquilo de que precisavam e não tinham. Se você cria o tipo de apoio de que precisa, há chances de também beneficiar outros — e você vai conseguir acessar a lembrança de como ele foi importante para você.

- **Passe algum tempo idealizando.** Nossos cérebros são excelentes em ter criatividade, gerar novas ideias e pensar fora da caixa. Fantasie com o futuro que gostaria de ajudar a construir. Como ele é? A quem serve? De que forma? O que está acontecendo em outros cantos do mundo, e o que pode fazer sentido implementar no nosso?

Economize seu combustível também

Mudar o mundo não significa tentar mudar o mundo de todas as formas que ele precisa mudar. Muitas pessoas da nossa comunidade estão exaustas apenas tentando sobreviver. Então nossos esforços são mais bem gastos em áreas nas quais podemos ter mais impacto. Todo mundo tem coisas que consegue controlar, coisas que consegue influenciar, e coisas fora de sua esfera de influência, lugares onde só as ondulações podem chegar.

> Na medida do possível, invista sua energia no que está dentro de sua esfera de influência. E faça pausas. Isso é uma maratona, não uma corrida de velocidade.

Nik K., por volta dos 40, Nova York

"Minha arma secreta é a contribuição colaborativa. Eu me entendo melhor por meio de outros que pensam parecido, e acho que as perspectivas deles me ajudam a apreciar quem sou. Sentir um senso de comunidade e conexão pode quebrar estigmas e redefinir coisas que já foram consideradas normas culturais."

Emmanuel A., por volta dos 30, Geórgia

"Grupos de apoio para neurodivergentes (por exemplo, ADDA) me ajudaram muito a entender sobre mim mesmo e meu TDAH. Eles me ajudaram a ultrapassar as lacunas de solidão e isolamento me ajudando a entender o poder de ter representação e contar minha história."

Chris L., 37, Washington

"Eu escrevi o Soft Focuses, um jogo para ajudar pessoas neurotípicas a entender melhor o que aqueles de nós com TDAH experimentamos diariamente. Um monte de gente já me disse o quanto ele ajudou seus entes queridos a entendê-los melhor. Até mesmo ajudou algumas pessoas a perce-

> berem que têm TDAH. É um jogo muito nichado, mas eu sinto muito orgulho dele e fico feliz por ter ajudado outros com ele."

2. CONCENTRE-SE NO QUE QUER, NÃO NO QUE NÃO QUER

Quando J2, nossa diretora de operações, estava aprendendo a andar de moto, ela recebeu o seguinte conselho: não olhe para onde *não* quer ir. Você vai bater. O mesmo serve para andar a cavalo, de acordo com o moderador da nossa comunidade, Harley. Há pesquisas robustas corroborando que o mesmo é verdadeiro quando exigimos mudanças. Olhar para onde você quer ir e encorajar pessoas a ir até lá são atitudes muito mais efetivas do que tentar corrigir pessoas em relação ao que você não quer.

- **Estabeleça metas construtivas.** Sem uma meta construtiva em direção à qual trabalhar num cenário mais ou menos amplo, é fácil cair na armadilha de tentar evitar resultados negativos, o que pode nos levar a evitar tomar a atitude que levaria a um resultado positivo. Você não tem como fazer uma cesta se tem tanto medo de errar a mira que nunca joga a bola. (Se você vive esquecendo suas metas, isso é normal no TDAH. Volte para "Como se lembrar de coisas", página 164.)

- **Formule solicitações no positivo.** As pessoas em geral são mais dispostas a (e mais capazes de!) fazer algo do que parar de fazer algo. E a maioria das solicitações para *parar* de fazer alguma coisa negativa pode, na verdade, ser *formulada* no positivo. Por exemplo, se você quiser que alguém pare de ser um babaca crítico com o novo funcionário com TDAH do escritório, em vez disso, peça para ele usar uma linguagem receptiva e encorajadora. Essa formulação gera melhores resultados porque ajuda as pessoas a entenderem como é atender sua solicitação com êxito.

- **Responda às pessoas que adicionam à conversa.** Eu aprendi cedo na minha carreira no YouTube que nossa atenção é como um holofote. Aponte a luz para o que quer que seja visto. Ignore, delete ou bloqueie comentários que não levam uma conversa à frente (ou contribua respeitosamente com uma perspectiva diferente!) para poder se concentrar em responder e repostar outros que o fazem. Em outras palavras, não alimente os trolls.

- **Vote.** Você pode votar preenchendo sua cédula numa eleição e também pode votar com seu dinheiro. Apoie iniciativas, produtos e serviços inclusivos a pessoas com TDAH, assim como negócios que priorizem a saúde mental ou caminhem para tal. Você pode até mesmo votar com sua atenção ao selecionar o que escuta, compartilha e repete.

Alexis M., 30, Oregon

"Minha maneira favorita de ajudar é numa escala pequena: eu sou o mais velho diagnosticado com TDAH em alguns ramos da minha árvore genealógica. Como tal, eu posso defender os mais novos, que são menos eloquentes e/ou menos respeitados. Às vezes me pedem conselho (que eu dou com ressalvas e encorajamento para escutar as crianças). Às vezes eu sei dar contexto a uma situação frustrante. Às vezes ajudo a evitar uma crise ao identificar e lidar com uma necessidade que os outros adultos talvez estivessem muito desregulados e/ou fossem ingenuamente neurotípicos para lidar sozinhos.

"Sei que essas coisas geram paz no momento. Acho que elas contribuem para uma cultura familiar compreensiva. E espero que ajudem a combater a negatividade que eu sei que essas crianças enfrentarão enquanto crescem."

Jacob K., 27, Austrália

"Quando era mais novo, eu era muito determinado a provar o que eu podia fazer e do que era capaz. Agora que estou do outro lado, eu quero que as pessoas entendam que muito do que eu conquisto foi feito à custa da minha própria

> saúde, e que uma necessidade por adaptação não tem nada a ver com falta de valor.
>
> "Daqui em diante, eu quero usar minhas conquistas como ponto de vantagem para efetuar mudanças: 'Ah, você gosta do que eu consigo fazer agora? Bem, imagine quanto mais eu poderia conquistar se não tivesse uma das mãos amarrada às costas.' No mínimo, eu quero lutar para que as pessoas, independentemente das suas necessidades, possam alcançar o máximo de seu potencial."

3. UNA FORÇAS COM AS PESSOAS QUE ESTÃO FAZENDO O TRABALHO

Alguém já pode estar atuando a fim de alcançar a mudança que você espera ver no mundo. Unir forças com essas pessoas torna o trabalho de ativistas e organizações mais eficiente porque eles não precisam competir pelos mesmos recursos ou começar seu trabalho ativista do zero. Também os ajuda a ver onde pode haver lacunas e como pode preenchê-las com seus próprios esforços. Também há várias formas de apoiar o trabalho que já está em curso:

- **Doe ou arrecade fundos.** Este livro não existiria se não fosse pelos meus Cérebros no Patreon. As doações deles me permitiram pedir demissão do meu emprego para me concentrar em tempo integral no How to ADHD, contratar uma equipe e tirar tempo para escrever este livro. Muitas organizações com as quais eu falei enfatizam que a melhor forma de apoiar uma causa é proporcionar os recursos que elas estão solicitando — dinheiro, materiais, voluntários — e deixar que elas assumam a partir daí.

- **Dissemine informação.** Comentar, compartilhar, repostar e compartilhar uma mensagem com pessoas que uma organização ou ativista não alcançaria de outra forma são outras maneiras de criar ondulações importantes. Pode ser especialmente útil disseminar informação para pessoas em posição de promover mudanças, como seu empregador, direção escolar ou representante local.

- **Compartilhe recursos.** Não subestime o poder de compartilhar o que sabe! Você pode conectar uma pessoa a informações que ela pode, por sua vez, usar para informar e aprimorar o próprio trabalho. Ao fazer isso, pode ser útil verificar sua informação. Na seção "Organizações de apoio" (página 360), eu incluí uma ferramenta bônus de como fazer isso.

- **Colabore.** Em círculos de ativismo pelo TDAH e neurodiversidade dos quais eu faço parte, a colaboração é bem-vinda e encorajada. Por mais que abordemos o TDAH por diferentes ângulos e usando diferentes meios — e talvez nem sempre concordemos em tudo —, estamos todos trabalhando para o mesmo objetivo: uma vida melhor para quem o tem.

Todd H., 44, Austrália

"Eu comecei um grupo de apoio no trabalho de apenas cinco pessoas, que ao longo de 18 meses cresceu para 35. Nós compartilhamos conhecimentos, conselhos e experiências em tudo, inclusive diagnósticos e formas de tratamento."

Claudia S., 32, México

"Eu tive a oportunidade de organizar umas duas bancas para convenções PAX, nas quais falamos sobre interseccionalidade em videogames e RPG de mesa. Foi ótimo para mim e meus colegas de banca, e acho que tivemos a sorte de falar para plateias de mente aberta."

John Y., 75, Texas

"Eu trabalho com professores e orientadores para ajudar a criar políticas e espaços mais amigáveis a quem tem TDAH em nossas escolas. Tenho 35 anos de experiência em sala de aula e 15 como jornalista, e agora entendo como agir como defensor das diversidades do TDAH. Então eu escrevo ro-

> mances com personagens com TDAH, escrevo artigos de opinião, oriento programas de leitura e alunos necessitados ou com condições neurodiversas."

4. COMPARTILHE SUA HISTÓRIA

De acordo com pesquisas sobre redução do estigma em relação à saúde mental, contar histórias é uma das maneiras mais impactantes de preparar o terreno para mudanças. Seres humanos não respondem a dados ou ao quanto você está certo. Eles respondem a emoções — a como algo os faz *sentir*. Ao falar com pelo menos uma pessoa sobre seu TDAH, ou chamar a atenção para uma pequena atitude positiva em direção a um mundo acessível a quem tem TDAH, você pode estar criando ondulações que levarão a mudanças em alguém que você nunca vai conhecer e sistemas que nunca vai ver.

Joseph, 22, Ohio

> "Uma das melhores decisões que eu já tomei foi me assumir como neurodivergente. Eu me sinto tão mais como eu mesmo, e pude me conectar com outras pessoas que compartilham das minhas experiências e até falam publicamente sobre a neurodivergência. Ouvir que minhas palavras fazem diferença é o motivo para eu continuar a escrever e falar publicamente sobre neurodivergência."

Julia F., 39, Califórnia

> "Sou assumidamente aberta sobre meu autismo e TDAH tanto na minha vida pessoal quanto profissional. Quando a escassez de Adderall me atingiu, eu fui honesta com meu chefe e minha equipe. Eu falo em canais de mensagens do trabalho abertos ao público. Estou criando minha filha para ter orgulho de como seu cérebro funciona, para nunca ter vergonha."

> **Tawny F., 43, Colorado**

"Eu crio arte que aborda saúde mental e 'divergência social' como uma abertura para ter conversas mais profundas sobre o que significa ser humano. Eu faço a pergunta: 'Quem criou as leis (socialmente aceitáveis) dessa forma, e por quê? E se escolhermos não as seguir?' Acredito que ajuda os Divergentes a se sentirem menos sozinhos, com o benefício adicional de ter conversas com Típicos que podem expandir sua compreensão dos outros assim como de si mesmos."

> **Alanna G., 30, Pensilvânia**

"Sempre que solicito uma adaptação, eu tento declarar abertamente que é para o TDAH, mesmo quando não é necessário, a fim de ajudar as pessoas a saber que esse diagnóstico exige adaptações na vida adulta."

> **Jenn R., 32, Estados Unidos**

"Por mais difícil que seja, eu informo sempre que me sinto segura o suficiente. Quando as pessoas veem autismo e TDAH em alguém com quem interagem todo dia (pessoalmente ou on-line), elas veem que isso não as torna um monstro. Não existem só os extremos ou estereótipos. Há poder em desmistificar o 'outro'. Ao existir o mais autenticamente que posso e ser aberta e honesta sobre minhas dificuldades e triunfos, eu espero ajudar a devolver o elemento humano ao frio e clínico. Diferente não é pior."

PERSPECTIVA

Quando você se propuser a mudar o mundo, saiba que não estará abordando a missão com a mesma perspectiva de outra pessoa. As pessoas podem estar convencidas de que a mudança é impossível, querer um tipo de mudança diferente, querer que a mudança aconteça mais rápido, ou pensar que as coisas estão bem como estão. Há muitos motivos para você perceber o mundo de forma diferente.

Um deles é que cérebros são simplesmente falhos. Nós vemos o mundo distorcido *o tempo todo*. Eu aprendi isso com o *The Skeptic's Guide to the Universe*, mas fui lembrada disso por uma das citações que reuni enquanto escrevia este livro. Brian, um terapeuta do luto que mora em Washington, descreveu como perdeu um dedo num acidente:

> Depois que eu perdi meu dedo, meu cérebro não conseguia aceitar que ele não estava lá, então presumia que havia algo de errado com o mundo. Quando eu apoiava a mão na mesa, meu cérebro entendia que havia um buraco na mesa onde meu dedo deveria estar, em vez de reconhecer que não existia mais um dedo. Levou pelo menos meio ano até ele começar a aceitar que o mundo não estava quebrado nem ausente, uma parte minha é que estava.

Nossa visão do mundo chega pelos nossos sentidos. Nosso cérebro codifica essa informação comparando-a com o que já sabemos, e preenche quaisquer lacunas. Quando a informação recebida faz sentido para nós e se encaixa com nossa perspectiva atual, somos capazes de incorporá-la. Quando ela ameaça nossa autoestima e autoconceito, no entanto, nós com frequência a rejeitamos. É importante entender isso porque o que significa é: a forma como as pessoas mudam de ideia não é substituindo o que sabem pelo que estamos dizendo a elas. É incorporando a informação, quando podem, à sua perspectiva existente.

Mudanças de perspectiva não podem ser forçadas. Se você estiver compartilhando com uma pessoa uma informação que contradiz o que ela acredita atualmente, pode levar tempo para a perspectiva dela mudar — se é que vai mudar. Isso acontece mesmo que a informação seja verdadeira e você possa mostrar evidências de que ela é verdadeira. Às vezes, as pessoas constroem fortes ao redor de suas perspectivas e encontram evidências para reforçá-los para que ninguém consiga derrubá-los.

O que pode facilitar que alguém veja o que nós vemos é a conexão. Num poema italiano chamado "Quattro Occhi", é descrito como, quando estamos apaixonados, conseguimos ver o mundo por quatro olhos em vez de dois.

Eu adoro esse poema porque ele transmite algumas das principais razões pelas quais amar alguém pode ser transformador. Nós temos a chance de ver a nós mesmos por intermédio da perspectiva de alguém que nos acha lindo, ou brilhante, ou corajoso. Alguém que consegue ver nossas potências, mesmo quando talvez só vejamos nossas dificuldades. E também conseguimos vivenciar o resto do mundo por intermédio da perspectiva do outro. O perigo aqui, é claro, é que, se confiarmos no outro mais do que confiamos em nós mesmos, ainda assim podemos acabar vivenciando o mundo por meio de apenas dois olhos: os dele.*

O mesmo acontece se você passa muito tempo num espaço onde todo mundo ouve e repete a mesma perspectiva. Isso é o que acontece com muitos de nós com TDAH. Nós não temos a oportunidade de ver o mundo pelos nossos próprios olhos porque, durante a maior parte da nossa vida, nós vivenciamos e internalizamos a perspectiva neurotípica em relação a como devemos existir no mundo.

Na época em que eu tentava ser atriz, havia um monte de gente — agentes, empresários, diretores de elenco — me dizendo como me via e o que pensava que eu precisava mudar a fim de ser aceitável no mundo deles. Quando alguém da indústria finalmente me disse que estava tudo bem ocupar espaço no formato que eu tenho, eu fui capaz de começar a mudar minha perspectiva de quem eu era e quem eu tinha que ser. Por consequência, eu passei a ser capaz de fazer isso pelos outros. Não mudei o mundo exigindo que ele mudasse, mas compartilhando minha perspectiva e escutando a perspectiva dos outros. Aprendendo a ver o mundo por meio de quatro olhos em vez de dois.

Abrir a mente para outras perspectivas quando nos sentimos seguros o suficiente para tal nos expõe a novas ideias e nos dá novas escolhas. Isso pode nos ajudar a mudar o mundo. Cada um de nós pode compartilhar o que sabe um com o outro, o que nos dá acesso a novas informações e novas ferramentas. Além disso, as pessoas conseguem ouvir nossa perspectiva com mais clareza quando falamos *com* elas e tentamos entender a delas. O que isso significa, no entanto, é que

---

* Isso pode ser especialmente comum num relacionamento abusivo no qual você é isolado, manipulado ou sofre gaslighting (é dissuadido de sua própria perspectiva e convencido daquela que beneficia o outro a ponto de você sentir que está enlouquecendo).

você não tem como simplesmente mudar o mundo; você também precisa estar pronto para *ser* mudado. Ter essas conversas pode expandir sua perspectiva, mas às vezes também pode ameaçá-las, e até mesmo derrubá-las. Minha própria perspectiva já mudou drasticamente *muitas* vezes no processo de escutar e aprender com minha comunidade, pesquisas, outros ativistas, minha equipe e desconhecidos aleatórios na internet.

Por mais que as mudanças na nossa própria perspectiva que possam vir dessas conversas possam ser desorientadoras, eu fico feliz em relatar que elas também podem ser empoderadoras. Quanto mais compartilhamos perspectivas, mais completas as nossas se tornam. Fica mais fácil se conectar com os outros e ouvir suas perspectivas sem perder a nossa própria. As novas perspectivas se tornam menos ameaçadoras para a visão de mundo que estamos construindo, e nossa visão do mundo melhor para o qual estamos trabalhando se torna mais clara e mais alcançável.

Vou deixá-lo com uma última perspectiva, uma que Deirdre compartilhou comigo: se você quiser mudar o mundo, você pode. Agora. Como você é. Se quiser um mundo com mais aceitação e compressão, aceite e compreenda alguém. E o mundo já vai ser um lugar com mais aceitação e compreensão. É inevitável porque você faz parte do sistema. Todos nós fazemos.

Históries e finais

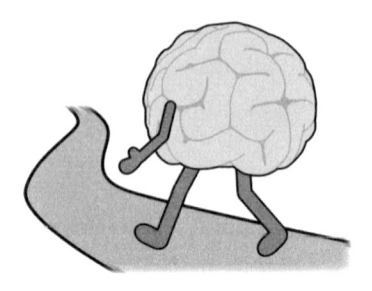

Duas estradas divergiam num bosque amarelo,
E lamentando não poder seguir por ambas
E ser um viajante só, por um longo tempo ali fiquei
E olhei uma delas até onde a vista alcançava
até onde ela virava, na vegetação rasteira...
— ROBERT FROST, "A ESTRADA NÃO TRILHADA"*

MAS E PORTANTO

Nossas vidas não são histórias numa página.

Nós não temos como determinar o que vem em seguida nem decidir o que os outros personagens vão fazer.

Nossas vidas são, apesar disso, cheias de histórias — as histórias que contamos a nós mesmos, as narrativas que tentamos seguir, as páginas do passado que tentamos reescrever.

E, bem como nos filmes e livros, os caminhos da nossa vida não são lineares. Não é "nós fazemos isso, depois isso, então fazemos isso e isso e isso". Como todas as boas histórias, nós nos deparamos com obstáculos e escolhas. Um "mas" e um "portanto".

Nosso protagonista faz *isso*.

---

* Eu descobri recentemente que deixei passar uma coisa lindíssima nesse poema. (Assim como a maioria das pessoas, e é por isso que ele é muitas vezes erroneamente intitulado "A estrada menos trilhada", em vez de "A estrada não trilhada".) *O caminho que o narrador escolhe não era a estrada menos trilhada.* Como ele observa mais no início no poema, ambos os caminhos estavam igualmente gastos. Mas a partir do momento em que escolheu um, ele sabe que algum dia vai contar a história de como escolheu qual estrada tomar e que vai contá-la de uma forma que dê *significado* à sua escolha: "Eu escolhi a menos trilhada / E isso fez toda a diferença."

Mas... *isso* acontece!

Portanto... ele faz uma nova escolha.

Quer o obstáculo que ele enfrentou seja interno ou externo, esse é um *ponto de escolha* para nosso herói: ele pode tentar continuar no caminho que estava seguindo, ou pode mudar de direção.

Suas escolhas podem ser limitadas; ele pode não ter nenhuma escolha ideal; ele pode nem ter todas as informações de que precisa para fazer a escolha que parece óbvia aos que testemunham a história se desenrolar; mas ele de fato *tem* uma escolha. E ele faz essa escolha.

No que diz respeito à minha história, passar os últimos sete anos aprendendo como meu cérebro funciona me ajudou a reconhecer mais desses pontos de escolha. Ajudou-me a entender os "mas" — os obstáculos invisíveis com os quais eu vivia me deparando — e me deu opções mais efetivas entre as quais escolher.

Eu fui disso:

Eu preciso preencher esse formulário.
Mas... isso me deixa frustrada e sobrecarregada.
Portanto... eu vou evitá-lo e jogar videogame enquanto me sinto um ser humano horrível incapaz de agir como adulto.

Para isso:

Eu preciso preencher esse formulário.
Mas... isso me deixa frustrada e sobrecarregada.
Portanto... ah, isso pode ser um problema de memória de trabalho. Preciso fazer um passo de cada vez, ficar com as instruções abertas para referência, ou talvez usar um dublê ativo que possa ir lendo para mim enquanto preencho.

Eu aprendi a abrir mão de como achava que meus esforços "deveriam" ser e fazer escolhas baseadas em como eles *eram*. Eu tornei meus obstáculos invisíveis visíveis, o que tornou *possível* desviar deles — às vezes. Eu sei o

> Eu aprendi a abrir mão de como achava que meus esforços "deveriam" ser e fazer escolhas baseadas em como eles *eram*.

que fazer quando ainda esbarro neles. Eles me desaceleram, mas não me param mais.

Por ter aprendido como meu cérebro funciona, eu fui de não me respeitar por causa dos meus fracassos a respeitar os desafios que contribuem para eles. E isso, no fim das contas, me ajudou a me respeitar mais.

Assim como o herói na jornada do herói, ou o viajante em "A estrada não trilhada", nosso poder não reside em decidir como a história se desenrola. Nem mesmo em prever como ela se desenrolará.

Nosso poder reside em avaliar as informações à medida que elas chegam — e em fazer novas escolhas.*

Agora, eu estou aprendendo a me dar escolha não só com a forma como eu desvio de um obstáculo no meu caminho, mas até com o caminho no qual estou.

Já houve muitos sinais de alerta que indicam que um caminho não está funcionando para mim ou não me levará aonde estou tentando chegar. Mas não importa por quantos sinais de alerta eu passe, eu ainda assim às vezes fico travada insistindo em seguir por ele, especialmente agora que tenho tantas opções para desviar dos obstáculos pelo caminho. De certo modo, eu continuo *me esforçando mais*, só que com mais opções amigáveis ao TDAH na minha caixa de ferramentas.

Se eu quiser um empoderamento de verdade, não basta ter escolhas na forma como eu desvio dos obstáculos no meu caminho.

Eu também preciso de escolhas em relação a qual caminho traçar. Eu preciso poder escolher se continuo *seguindo* por ele. Com a ajuda de um terapeuta de luto e perda, eu estou aprendendo a me dar essa escolha.†

NÃO TINHA ESCOLHA (ALÉM DE ME DAR ESCOLHA)

Terminar este livro representa, para mim, o fim de uma jornada de sete anos, uma na qual eu fiz uma pausa em boa parte da minha vida para conseguir descobrir como colaborar com meu cérebro de forma mais efetiva. No início da minha jornada, eu me propus a aprender a colaborar com meu cérebro, não trabalhar

---

*Essa escolha pode envolver uma ação, ou o significado que atribuímos às nossas experiências. Como Robert Frost talvez tenha insinuado em seu poema, como contamos nossas histórias é uma escolha que podemos fazer muito depois dos nossos dias de escolha-de-caminho passarem.

† Como ele ressalta delicadamente para mim, nós nunca temos uma escolha completa. Mas aprender a se desapegar de alcançar ou evitar um resultado específico nos dá mais acesso às escolhas que temos de fato.

contra ele, e depositei tudo o que aprendi num lugar onde pudesse encontrar de novo. Então, depois que conquistasse isso, eu poderia voltar à minha vida, só que dessa vez de forma "bem-sucedida".*

Eu planejei minha jornada da mesma forma que a maioria das pessoas planejaria uma ida ao mercado para comprar os ingredientes necessários para o jantar. *Vou dar uma saidinha rápida, volto já, já. Pode dar um pause na série?*

Logo ficou claro que essa receita de "como colaborar com meu cérebro" era muito mais complicada do que eu esperava, com muita neuropicância envolvida.

E, até eu chegar ao finalzinho do caminho, não acreditava totalmente que conseguiria chegar até esse ponto. Não parava de me sentir como se alguém pudesse perceber que não deveria estar aqui e me expulsar do mercado. *O que é que essa garota que abandonou a faculdade está fazendo explicando pesquisas na internet? Dando palestra no TEDx? Escrevendo um livro?*

Além disso, eu nunca antes na minha vida terminara um projeto de longo prazo, não importando com que frequência as pessoas me dissessem que eu tinha o "potencial" para tal.

Eu estava com medo de fracassar, ou me entediar, ou ter um burnout. Algumas vezes, isso aconteceu.

Mas eu consegui. Eu basicamente me formei numa universidade de neurodiversidade. Eu entreguei o manuscrito deste livro. Eu cheguei ao fim desse caminho. E no dia em que o fiz, eu percebi... que poderia finalmente voltar àquela vida.

Empolgada, passei os olhos nas metas nas quais fizera uma pausa:

- Construir o lindo quintal de fundos que eu estava tão perto de terminar para minha mãe. Ele tinha uma área de lareira externa otimistamente grande que eu poderia usar para receber novos amigos.
- Plantar o jardim de vegetais orgânicos que seria o toque final desse quintal.
- Ser melhor em decorar minhas falas *antes* da aula de atuação para não precisar perder metade da aula tentando lembrar quais eram.

---

* Não se preocupem, Cérebros, não vou a lugar nenhum.

- Passar tempo com amigos sem entrar em pânico sobre as coisas nas quais eu estava atrasada. Me sentir mais confiante para comparecer às recorrentes festas na piscina no prédio do meu colega de trabalho assim que eu aprendesse a transitar por situações sociais.

- Impressionar meu agente e diretor de elenco e finalmente merecer os papéis principais que minha equipe disse que eu tinha potencial de conseguir para poder tornar a vida da minha mãe mais fácil e compensar pelas formas como eu a tornara tão difícil.

Muitas dessas metas não faziam mais sentido. Tanta coisa mudara desde que eu começara essa jornada.

Minha mãe morrera. Eu processara isso. Foi desolador me dar conta de que não havia mais nada que eu pudesse fazer para tornar a vida dela mais fácil considerando que esse era o motivo para eu querer tanto ser bem-sucedida, e para eu ter começado essa jornada, para começo de conversa. Essa perda de significado foi um dos principais fatores que levaram à experiência que eu compartilhei no início de "Como sentir", página 189.

Eu sabia que venderíamos aquela casa. E, com ela, o quintal dos fundos. O lugar onde eu moro agora não tem quintal.

Eu me demiti do meu trabalho como garçonete — não havia mais festas na piscina às quais comparecer. Eu moro em Seattle agora, e ainda não conheço muita gente por aqui. Além disso, nós meio que não temos piscinas.

Eu tinha decidido que gosto do que faço agora mais do que de atuar, então não fazia sentido voltar às aulas. Além disso, *elas estavam a milhares de quilômetros de distância.*

Eu poderia voltar à minha vida, *só que...*

Haviam se passado *sete anos*. Não tenho nada daquela vida ao que voltar.

Essa constatação me pegou de jeito.

Eu estivera tão apegada a como minha jornada "deveria" terminar que não percebera que isso não era mais possível.

Obviamente, eu sabia que tinha uma carreira nova, morava numa cidade nova e tinha um parceiro novo, e eu amava esses acontecimentos. Sabia que estava abrindo mão de *parte* da vida à qual eu pensava que voltaria, mas toda ela? Não escolhera isso. Será que eu teria escolhido?

Será que eu teria escolhido continuar nesse caminho se tivesse reconhecido minha habilidade de fazer uma escolha diferente à medida que novas informações chegavam? Será que eu teria decidido que já evoluíra o suficiente nesse caminho antes que a vida que eu conhecia tivesse desmoronado por completo? Será que eu teria retomado algumas partes da minha vida se não estivesse tão cismada em terminar o que me propusera a fazer? Se eu estivesse atenta o suficiente para notar os últimos pedaços das minhas ambições passadas desaparecendo lentamente enquanto eu tentava me tornar boa o suficiente para merecê-las?

Talvez o mais importante: Eu estava bem com a forma como essa jornada se desenrolara? Eu estava bem com o fato de que não tinha a opção de voltar à vida que eu já quisera viver? Que eu estava construindo minha vida a partir daquela que eu criara ao longo do caminho?

Outra verdade em histórias é que o que um personagem se propõe a buscar no começo de uma história não é o que ele consegue no final. Ele pode não acabar com a coisa que é tão importante e poderosamente motivadora que o fez andar através do fogo e matar dragões para conseguir. Ainda assim, nós temos finais felizes. Por quê?

Ao fim da jornada, percebe: o que ele buscava não é o que realmente precisava.

Eu entendo agora que o mesmo valeu para mim.

Quando eu parti nessa jornada para aprender sobre meu cérebro, eu pensei que precisasse de ferramentas e compreensão para superar minhas dificuldades relacionadas ao TDAH e me tornar a pessoa que eu "deveria" ser. Se eu pudesse usar essas ferramentas para desviar dos meus obstáculos invisíveis, pensei, eu poderia finalmente ser feliz, viver uma vida plena, e cuidar das pessoas que eu amo.

O que eu realmente precisava era desapegar. Eu precisava desapegar de expectativas rígidas de quem eu "deveria" ser a fim de ser feliz porque essas expectativas rígidas eram uma grande fonte de infelicidade. Eu precisava desapegar da ideia de que eu tinha que alcançar um certo nível de funcionalidade antes de poder aproveitar minha vida e cuidar das pessoas que eu amo.

O que eu realmente precisava "superar" era essa *perspectiva* enviesada, de forma que eu pudesse aproveitar minha vida e cuidar das pessoas que eu amo da forma como sempre pude. Eu precisava aceitar quem eu sou, onde estou, e o que eu tinha a dar, e encontrar alegria e satisfação em mim mesma e na minha jornada "como elas eram". Mesmo enquanto busco "mais". Mesmo enquanto tento crescer.

Se meu senso de valor estivesse condicionado a ser alguém que não sou, ou estar num lugar onde não estou, eu poderia passar a vida toda correndo atrás dessas coisas antes de me permitir de fato *viver*. Eu poderia perder (e de fato *perdi*) a vida que eu queria. Mesmo enquanto tentava chegar à linha de chegada de ser "boa/capaz o suficiente" para vivê-la.

Eu queria que alguém tivesse me dito que não precisava ser boa em *tudo* para ter valor. Que eu poderia ser considerada uma boa amiga mesmo que me esquecesse de responder mensagens, ou administrar um negócio de sucesso sem conseguir administrar com sucesso os conteúdos do meu carro. Se alguém me disse que eu era aceitável *como sou*, com TDAH e tudo, eu esqueci, ou não consegui escutar em meio ao barulho do mundo todo me dizendo o contrário.

Então eu estou dizendo a você, *escrevendo* a você:

Você já é a pessoa que deveria ser. Você *já está alcançando* o espectro do seu potencial com as ferramentas e habilidades e recursos disponíveis para você. Esse espectro pode mudar ao longo do tempo, mas é assim que nossos cérebros funcionam.

Nós vamos trabalhar melhor em alguns dias do que em outros, e nosso nível de concentração vai depender do quanto a tarefa é envolvente. Nós vamos nos distrair, vamos precisar das coisas por escrito para não precisarmos reter tanta coisa na cabeça. Vamos perder noção do tempo e subestimar quanto tempo as coisas vão levar. Vamos ser impressionantemente bons em algumas coisas e epicamente ruins em outras. Teremos muito para dar, e teremos dificuldade de fazer isso consistentemente. E somos seres humanos aceitáveis *como somos*, não quando deixarmos de ter TDAH. Você não precisa ser consertado porque não é uma versão quebrada do normal.

> Eu precisava desapegar da ideia de que eu tinha que alcançar um certo nível de funcionalidade antes de poder aproveitar minha vida e cuidar das pessoas que eu amo.

Seu cérebro funciona de forma diferente. E o objetivo *não pode ser consertar isso*. Ele precisa ser: *Dado* isso, o que faremos?

O que queremos tentar? O que queremos dar?

O que vale a pena fazer?

O que eu *de fato* quero fazer e dar? É meio legal que agora eu possa escolher.

Porque não vou voltar à vida que "deveria" viver, eu posso viver uma vida mais alinhada com meus valores, não com os valores que eu achava que "deveria" ter. Eu posso me aprofundar sobre quais são meus valores e como é uma vida alinhada com eles. Eu gosto de poder começar relativamente do zero. Mas ainda assim. Teria sido legal ter *escolhido* isso.

Meu cérebro precisou só de uns dois dias para criar uma nova jornada do herói. Mais uma vez, eu estou partindo com uma visão que acredito valer andar pelo fogo e lutar com dragões para alcançar: eu quero ser uma boa líder para a minha equipe e abrir espaço na minha plataforma para vozes além da minha. A jornada na qual estou pessoalmente não é mais sobre desenvolvimento pessoal, mas *realização* pessoal. (Dedicar sete anos ao desenvolvimento pessoal já foi tempo suficiente.)

Agora que entendo como meu cérebro funciona, eu escolhi um novo caminho a tomar: jogar o molde comparado-ao-neurotípico para longe de mim e começar a construir, com a caixa de ferramentas em mãos, uma vida baseada no formato que eu tenho. Eu quero aprender não só como fazer coisas, mas o que *vale a pena* fazer. Quero responder a uma nova pergunta — não "Como alcançamos o nosso potencial?", mas "Como vivemos uma vida plena como a pessoa que já somos?".

> Eu quero aprender não só como fazer coisas, mas o que *vale a pena* fazer.

Dessa vez, no entanto, também vou instalar alguns pontos de verificação. Vou usar o que aprendi sobre recordação guiada para me ajudar a lembrar: posso escolher meus caminhos. De tempos em tempos, posso olhar ao redor para ter certeza de que esse ainda é o caminho que eu quero. E, por mais que imaginar o futuro me motive, estou tentando desapegar um pouco das minhas expectativas de como acho que as coisas vão ou deveriam se desenrolar porque agora entendo que elas podem não seguir por esse caminho.

Eu também aprendi a não colocar minha vida toda e realização pessoal em espera até alcançar um certo resultado.

> Já fiz isso *muitas* vezes na vida. Em jornadas de sete anos e em arrancadas do tipo "eu preciso terminar esse projeto primeiro".
>
> Mas, se tem uma coisa que eu aprendi, é que não há garantias. Eu nem sempre vou "ter tempo depois". Os resultados que estou

esperando alcançar nem sempre serão possíveis. Eu nunca serei alguém que não tem TDAH.

Portanto, levar uma vida alinhada com meus valores pode começar agora. Poderia ter começado naquela época. Claro, eu tenho limites; mas, como me disse minha colega de YouTube e de TDAH Hannah Hart, a criatividade ama limites.

Ei, olhe. Uma linha de partida. Ao que parece, nós podemos desenhar nossa própria.

Você não precisa ser quem quer ser ou estar onde quer estar para começar a se divertir, se aceitar, se respeitar e se *cuidar*. Para começar a levar uma vida alinhada com seus valores. E você não precisa ser capaz de *todas as coisas* para ter valor. Isso é uma mentira que nos contaram.

> Você já é a pessoa que deveria ser.

Você já é a pessoa que deveria ser. E você, como é, tem muito para dar.

Isso não quer dizer que você não possa crescer ou correr atrás de objetivos. Mas quer dizer que não precisa conquistar o direito de curtir sua vida, cuidar de si mesmo, usar seus talentos ou fazer pausas, ou o que quer mais que você tenha deixado em suspenso. Você pode fazer tudo isso agora. Ou só uma pequena parte. Mesmo que ela seja menor do que você gostaria.

Espero que não tenha encontrado apenas informações neste livro, mas sim a habilidade de reconhecer mais pontos de escolha em sua própria história.

Seja lá onde você esteja ao longo de sua jornada, eu espero que você possa largar este livro (tomara que num lugar que você consiga reencontrá-lo!) e voltar a uma vida melhor depois de ter viajado junto por qualquer que seja a quantidade de páginas pelas quais você passou. Espero que você consiga desapegar um pouco do resultado com o qual está contando. Das expectativas que internalizou. Espero que possa continuar fazendo progresso nas áreas que importam para você enquanto aprende e cresce.

E, se você precisar de mais apoio, sabe onde encontrar o How to ADHD. Há sete anos, eu decidi depositar o que aprendia num lugar que não podia ser perdido. Acabou que eu depositei meu cérebro e meu coração lá também.

Quer você nos tenha encontrado por um canal de YouTube, uma palestra do TEDx, ou se conectado conosco pela primeira vez aqui nestas páginas, saiba que nunca está sozinho. Você pertence. Tem uma comunidade inteira de pessoas como nós que existem por todo o mundo. Eu espero, conforme caminhamos por nossos vários caminhos, que nossos cérebros e corações continuem se encontrando.

> Quando eu comecei, não tinha muita clareza sobre o que queria; estava tentando fazer coisas demais ao mesmo tempo, e a forma como estava desviando dos obstáculos que enfrentava não fazia muito sentido. A ferramenta mais poderosa que tirei da minha jornada foi esta: a habilidade de ter clareza sobre o que estava tentando conquistar e desviar de obstáculos conforme eles surgiam de uma forma que me ajudasse a avançar em direção a esse objetivo. A folha de exercícios "Desviando de obstáculos" na página 351 foi feita para ajudá-lo a fazer o mesmo.

Espera, mais uma coisa!!!

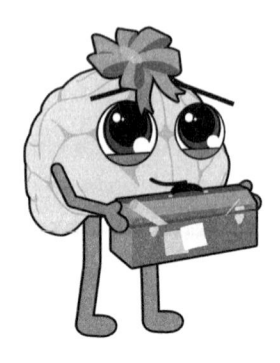

É importante, eu juro.
— EU, PORQUE TENHO TDAH E NUNCA CONSIGO CONTAR NENHUMA HISTÓRIA NA ORDEM SEM DEIXAR ALGO IMPORTANTE DE FORA, INCLUSIVE, APARENTEMENTE, A MINHA

APOIE-SE EM SEUS PONTOS FORTES

Enquanto terminava este livro, decidi entrar em contato com o dr. Ned Hallowell. Em seu trabalho como psiquiatra, autor e ativista pelo TDAH, ele defende os pontos fortes que vêm com o TDAH. Ele sempre demonstrou muito apoio a mim e ao trabalho que faço, e eu estava com medo de ele odiar o que eu escrevera porque uma parte tão grande da minha jornada envolveu aprender sobre meus impedimentos. (Eu posso ter o coração de Hallowell, mas tenho as pesquisas de Barkley.)

Quando se tratava de transitar pelo mundo e alcançar objetivos importantes para mim, aceitação, consolos e clichês sobre como meu TDAH me tornava especial nunca tinham me ajudado nem um pouco. O que *ajudou* foi entender como meu cérebro funciona num nível empírico e científico. Esse conhecimento me deu a habilidade de colaborar efetivamente com ele.

Eu descobri que aprender sobre meus déficits e impedimentos traziam empoderamento e validação, mas agora eu tinha reunido toda essa informação num único lugar. Fiquei com receio de que a imagem do TDAH que formei pudesse ser negativa demais. Será que o meu eu de um universo paralelo que se deparasse com este livro o acharia empoderador? Ou será que ver todas as ferramentas e estratégias que precisávamos para funcionar no mundo pareceria angustiante e desencorajador? Até mesmo desesperador?

Eu sabia que *havia* pontos positivos em se ter TDAH; eu os via na minha comunidade e até em mim mesma. Só não sabia como destacá-los num livro que descrevia a jornada que fizera para aprender sobre os impedimentos. Não podia dizer que o TDAH era uma dádiva, como ele diz com tanta frequência, quando fica claro a partir das pesquisas que *não é*; pelo menos, não totalmente. Mesmo nossos "superpoderes", como o hiperfoco, se originam da nossa dificuldade de regular a atenção, e isso não é sempre divertido. As dificuldades são *reais*.

Eu perguntei ao dr. Hallowell se ele tinha alguma pesquisa sobre os pontos fortes para poder incluí-la. "As pesquisas não se concentram muito nisso", disse ele. "Mas as pessoas me citam errado. Não digo que o TDAH é uma dádiva; ele é uma dádiva *em potencial*. Também é um desastre em potencial. Mas conte as histórias. Conte as histórias daqueles que se apoiaram em seus pontos fortes."

> Eu sabia que *havia* pontos positivos em se ter TDAH; eu os via na minha comunidade e até em mim mesma.

Ele começou uma longa lista de pessoas que usavam seus pontos fortes em sua vantagem. Eu assenti, tomei notas. "Tipo, olhe só para você!", comentou ele. "Olha tudo o que você conquistou se apoiando em seus pontos fortes!"

"Eu?"

Pisquei, sem reação.

"Nós com frequência não registramos nossos pontos fortes", explicou ele. "Mas precisamos fazer isso." É *por isso* que ele os destaca. Porque, caso contrário, nós não os vemos. Uma paciente brilhante dele não tinha percebido que era inteligente porque sentia com tanta frequência que não era. Dav Pilkey, autor da série Capitão Cueca, fora severamente disciplinado por ser disruptivo em sala de aula e fazer os outros alunos rirem. Mas ele se apoiou nesse *ponto forte*, e por isso encontrou o sucesso; agora ele faz muitas pessoas rirem.

Eu relembrei como minha jornada começara. Antes de entender qualquer coisa sobre meu TDAH, antes de saber reconhecer os obstáculos, antes de ter ferramentas, antes de ter uma equipe. Antes de ter qualquer parte da linguagem que aprendi ao longo dos últimos sete anos.

O que eu fizera?

O que podia com ferramentas, características, valores e habilidades que já tinha. Muitos dos quais nunca considerei terem valor.

Comecei impulsivamente um canal de YouTube sem parar para pensar na opinião dos outros; não me ocorreu que essa fosse uma ideia fora da caixinha. Eu só sabia que não perderia o que estava no YouTube.

Eu gosto de ajudar os outros, então decidi tornar esses vídeos públicos e interagi entusiasticamente com essa comunidade sem pensar nas possíveis consequências de falar abertamente sobre meus desafios do TDAH na internet para qualquer um ver. Minha "ingênua" propensão a confiar nas pessoas me ajudou a ser autêntica e aberta e a aceitar ajuda de outros.

Minha curiosidade incessante que me levara a passar tanto tempo pesquisando coisas no Google a ponto de ser demitida da minha vaga como recepcionista voluntária num estúdio de ioga me serviu bem enquanto eu devorava informações sobre TDAH.

Quando eu tinha dificuldade de editar meus vídeos porque seguia por tantas tangentes e não parava de esquecer o que estava dizendo, não tentei ficar melhor em organizar meus pensamentos em tempo real. Eu comecei a escrever roteiros.*

O que, é claro, se tornou um desafio por si só. Eu tenho dificuldade de decorar falas. Bem... mas eu amo ir a papelarias! E chegar despreparada para todas aquelas aulas de atuação tinha me ajudado a ficar muito boa em atuar lendo roteiros. Eu comprei um quadro branco, imprimi o roteiro em fonte tamanho 30, e o lia linha por linha, repetindo-as em voz alta para a câmera em seguida. O motivo para os meus vídeos serem tão cortados é para esconder as pausas entre cada linha, o que também acabou os tornando mais envolventes para a comunidade.

Por todo o tempo, meu entusiasmo — minha *obsessão* por algo com que eu me importava — estava me impulsionando. Assim que eu descobria como lidar com um desafio, outro surgia; mas, por não haver instruções para seguir, eu fazia as coisas de formas que pareciam mais fáceis para mim. Intuitivamente, desviava dos meus pontos fracos — e me apoiava nos pontos fortes —, que eram com frequência o outro lado dos meus desafios. Eu tinha *muito* hiperfoco.

---

* Também encontrei um editor. Quando ainda não podia pagar a contratação de um, fiz uma permuta; ao que parece, eu *gosto* de lavar as roupas de *outras* pessoas.

> Com a ajuda dos meus Cérebros no Patreon, nós compilamos uma cartela de bingo dos pontos fortes que pessoas com TDAH com frequência têm (e pelos quais são valorizadas!) na página 353. Ninguém tem todos eles, mas a maioria de nós tem alguns, e eles são com frequência relacionados ao nosso TDAH.

Eu também tinha pontos fortes que não tinham a ver com as minhas dificuldades.

Meu nível criança-superdotada de compreensão de texto veio a calhar enquanto eu tentava entender artigos científicos que não fora treinada para ler.

Eu tinha habilidades da minha carreira de atriz que podia trazer para o que estava fazendo: como ficar (relativamente) parada, me permitir ser vulnerável, lidar com feedback crítico e colaborar com outros criativos.

Como garçonete, eu tinha um horário flexível, e podia pedir para alguém cobrir o meu turno quando estava com trabalho atrasado e precisava escrever; eu também carregava um caderninho constantemente enquanto trabalhava, e muitas vezes rabiscava novas ideias.

Eu costumava ficar frustrada com minha inabilidade de descrever coisas simples de formas belas e complexas como poetas conseguem; eu só conseguia descrever até mesmo as ideias mais complexas em palavras simples. Acabou que esse é um talento útil em divulgação científica. É um *ponto forte* conseguir resumir informações complexas em palavras que qualquer um entende sem perder muitas nuances.

Eu comecei a perceber que muitos dos meus sucessos passados tinham acontecido quando eu tivera permissão de me apoiar em meus pontos fortes.

As pizzas que ganhei por ler livros (valeu, BookIt!). Os pequenos ingressos que eu desenhava no CorelDRAW. Receber aquele 10 na aula de estatística porque meu professor achou tranquilo deixar eu cursar com meu amigo-que-eu-queria-impressionar, por mais que ainda não estivesse inscrita. As dissertações que eu escrevera lindamente porque pude escolher um assunto que me empolgava. Eu era incrível servindo mesas, e isso beneficiava o restaurante, que foi mais compreensivo sobre meus atrasos de quatro minutos. Eu conquistei ótimas avaliações para nós (e entusiasmadas ligações elogiosas para a empresa!).

Eu me lembrei de uma coisa que aprendi depois de anos na minha carreira no YouTube quando estava confusa sobre como me tornar bem-sucedida mesmo enquanto tinha tanta dificuldade com tanta coisa. Quando eu me senti culpada por contratar uma pessoa para fazer faxina em vez de tentar ser melhor em limpar, eu me lembrei desse fato:

As pessoas mais bem-sucedidas não são as que ficam boas no que são ruins; são as que se apoiam em seus pontos fortes.

Já é algo que fazemos instintivamente quando temos a oportunidade. Podemos fazer isso não só em termos de aprender a fazer coisas que são difíceis para nós, mas de fazer mais das coisas em que já somos bons — e melhorar cada vez mais.

Nós temos pontos fortes, habilidades, talentos e aptidões inatos que outros simplesmente *não têm* — e em uma combinação que você não encontra em mais lugar nenhum. Porque nossos cérebros funcionam de forma diferente, nós tanto *já temos* quanto desenvolvemos pontos fortes que outros não têm nem desenvolvem. Nós pensamos em *usar* nossas habilidades e nossos pontos fortes de formas que outros não pensam. Entender isso me ajudou a entender por que, apesar de tudo o que eu aprendi sobre o quão debilitante o TDAH pode ser, eu ainda *gosto* de ser neurodivergente. Como o mundo está começando a reconhecer, *coisas interessantes acontecem nas margens.* Por causa da minha neurodivergência, eu conquistei coisas que outros não conseguem, ou talvez nem pensassem em tentar. E eu fiz isso me apoiando nos meus pontos fortes.

Isso não quer dizer que temos que ser excepcionais ou fazer coisas espetaculares para "compensar" o fato de que temos TDAH. Essa crença se origina num capacitismo internalizado, assim como a crença de que "deveríamos ser" neurotípicos. Isso pode ser tão nocivo quanto, se não pior, porque agora é esperado que atendamos a todos os mesmos padrões e também *os excedamos.*

Como o dr. Hallowell, eu quero destacar nossos pontos fortes porque, caso contrário, nós podemos passar nossa vida toda concentrados no que não somos bons. Podemos não entender sequer que temos pontos fortes porque eles não estão onde a sociedade espera que eles estejam e porque eles com frequência existem no verso de características que nos disseram ser "ruins". Todos nós precisamos nos aprofundar em descobrir quais são nossos diferentes pontos fortes. E aprender a se apoiar um no outro de forma efetiva, *interdependente*, em busca de pontos fortes que nós mesmos não temos. Isso é especialmente essencial para aqueles cujos pontos fortes e fracos estão igualmente longe da média. Que existem nas margens.

Para usar outra metáfora de *Dungeons & Dragons*, você não põe um mago nas linhas de frente, nem espera que ele lute com um dragão por conta própria. Ele vai morrer. Você junta um grupo de pessoas com habilidades e pontos fortes diferentes para que todo mundo possa se concentrar em fazer aquilo no qual se sobressai. Ninguém pode ser bom em tudo. É por isso que *nunca se separa o grupo*.

Às vezes nós precisamos melhorar os atributos que estão nos atrasando, mas não faz sentido fazer isso à custa daquilo em que já somos bons.

Fico feliz por não ter sabido isso quando comecei porque eu definitivamente não teria passado sete anos concentrada em "superar" meus desafios. E fico feliz por ter aprendido todas as ferramentas que compartilhei neste livro. Não podemos rejeitar totalmente as coisas que nos causam dificuldade. Algumas delas são importantes para viver uma vida plena. Como dormir. Ou fazer amigos. Ou saber (mais ou menos) como o tempo funciona. É legal ter ferramentas para os momentos em que precisamos fazer coisas que não são fáceis para quem tem TDAH, como o projeto de dois anos de publicar um livro. Eu precisei usar *muitas* dessas ferramentas no processo. Ter ferramentas e compreender como e quando usá-las podem tornar mais fácil aplicar nossos pontos fortes de formas únicas e transformadoras.

Mas eu quero que a minha e a sua versão de um mundo paralelo, o leitor, saiba disso: você não precisa esperar até ser bom em usar essas ferramentas para trabalhar com seu cérebro e não contra ele. Está *tudo bem* se você esquecer de estratégias e não conseguir mais encontrá-las. Trabalhar com seu cérebro é algo que você pode começar a fazer neste momento, mesmo que não se lembre de uma palavra do que leu neste livro.

> Trabalhar com seu cérebro é algo que você pode começar a fazer neste momento, mesmo que não se lembre de uma palavra do que leu neste livro.

Você pode fazer isso se apoiando em seus pontos fortes.

Não é o cenário completo de trabalhar com seu cérebro em vez de contra ele; mas, como eu tenho a humildade de perceber, é absolutamente a parte mais importante. Nossos *pontos fortes* são o que abrigam nosso potencial. E faz mais sentido aprimorá-los. Além disso, aprender a lidar com nossos desafios de maneira efetiva leva tempo; se apoiar em seus pontos fortes pode começar agora mesmo.

Você pode, como eu, não saber quais são seus pontos fortes a princípio porque, para você, eles só se parecem com as coisas que não são tão difíceis. É fácil fazer pouco caso de nossos pontos fortes com "Bem, mas isso é simplesmente fácil, não é?". Não, não para todo mundo.

Você pode começar a se apoiar em seus pontos fortes fazendo as coisas que são fáceis para você.

"O que acho fácil ou não me exige esforço? O que consigo fazer que as pessoas dizem que admiram? Com que as pessoas me pedem ajuda? Quando tenho a oportunidade de fazê-la como quiser, como eu lido com uma tarefa difícil?"

Esses são nossos pontos fortes. Todos nós temos alguns. O que me traz, finalmente, a isto: um dos maiores pontos fortes da nossa comunidade é termos *um ao outro*. Todos temos pontos fortes diferentes. É muitas vezes mais fácil para nós fazer algo para outra pessoa do que para nós mesmos. Nós amamos ajudar. Sabemos como é ter dificuldades. Essa comunidade é incrível em interdependência efetiva. E eles me ensinaram que se apoiar nos pontos fortes um do outro é um ponto forte. Quando conseguimos fazer isso...

Tudo bem se formos estranhos.

Tudo bem se tivermos dificuldades.

Nós não precisamos nos esforçar mais.

Somos diferentes, somos lindos, e não estamos sozinhos.

Apêndice 1

Folha de exercícios da caixa de ferramentas

Ferramentas que eu acho que parecem úteis:
_____
_____
_____
_____
_____
_____
_____

Ferramentas que estou experimentando no momento:

1. _____
2. _____
3. _____

Ferramentas da minha caixa de ferramentas:

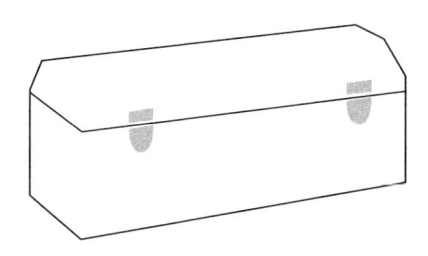

Apêndice 2

Autorização

_____ tem permissão para PARAR de fazer o seguinte:
(seu nome aqui)

(marque tudo o que se aplica e fique à vontade para adicionar seus próprios)

☐ Esforçar-se mais
☐ Compensar o tempo perdido
☐ _____
☐ _____

☐ _____
☐ _____
☐ Qualquer outra coisa que seu cérebro acabou de te convencer que AGORA VOCÊ TEM TEMPO PARA FAZER!

de _____ até (circule pelo menos um) você ter uma ideia melhor de onde
(out.o)
deveria investir seu esforço/ você já ter lido o suficiente deste livro para sentir que sabe como colaborar com seu cérebro de forma mais efetiva/ você ter tido descanso e autocuidado o suficiente/ e /ou _____
(insira seu próprio critério aqui)

Esta autorização não vence e pode ser reemitida a qualquer momento.

ASSINADO: SEU CÉREBRO
TESTEMUNHA: *Jessica McCabe*

Apêndice 3

Folha de exercícios de equilíbrio de decisão

Quando pensamos em fazer mudanças para nos ajudar a alcançar um objetivo, a maioria de nós não pensa direito em todos os "lados" de forma completa. Mas, além das questões não relacionadas à motivação que podem entrar no nosso caminho — disparidade de habilidade, disparidade de recursos, esquecer totalmente qual era o objetivo —, nós com frequência nos esquecemos que sempre há motivação para *não* mudar também.

Instruções: Preencha a folha de exercícios. Então olhe o cenário completo, compare as caixas. Converse com alguém e peça feedback. Finalmente, se pergunte: "Os custos dessa mudança valem a pena? É nisso que eu quero investir meu esforço?"

O objetivo que eu quero alcançar é:
_____
_____
_____

A mudança que estou considerando para me ajudar a alcançar esse objetivo é:
_____
_____
_____

	Benefícios/Prós	**Custos/Contras**
Não mudar	Quais são as vantagens do status quo? Quais são as vantagens de continuar com o mesmo comportamento?	Quais são as desvantagens do status quo? Quais são as desvantagens de não mudar o comportamento?
Fazer uma mudança	Quais são as vantagens de mudar o comportamento? Quais são as coisas boas que poderiam acontecer?	Quais são as desvantagens de mudar o comportamento?

Depois de pensar nos custos e benefícios de mudar, lembre-se:

A decisão é sua. É você quem deve decidir o que vai ser necessário para inclinar a balança a favor da mudança. Por exemplo, pode adicionar recompensas à mudança que quer fazer, ou tentar usar essa folha de exercícios com um tipo diferente de mudança que pode ajudá-lo a se aproximar de seu objetivo de uma forma que valha mais a pena para você!

É comum ter sentimentos ambíguos quando se está tomando decisões para mudar.

Apêndice 4

Desviando de obstáculos

Instruções: Preencha a folha de exercícios. Você pode fazer quantas cópias quiser e praticar com ela. Pode completá-la em retrospecto ou para uma atitude futura que gostaria de tomar quando souber quais podem ser os obstáculos. O mesmo "cenário" pode com frequência seguir por um caminho mais útil quando conseguimos reconhecer nossos pontos de escolha e fazer escolhas conscientes.

O que é muito importante para mim (uma jornada de herói na qual estou / que gostaria de começar)?
_____
_____
_____

Por que isso é importante para mim? O que eu espero alcançar?
_____
_____
_____

Como é/ pode ser quando obstáculos surgirem de uma forma que não me ajuda a me aproximar desse objetivo? Qual é a aparência do "cenário"?

Eu tomo (atitude): _____
_____

Mas (obstáculo enfrentado): _____
_____

Portanto (escolha/ ação inútil): _____
_____

Como poderia ter acontecido de forma diferente, de uma forma que o ajudasse a aproximá-lo de seu objetivo?

Eu tomo (atitude): _____
_____

Mas (obstáculo enfrentado): _____
_____

Portanto (nova escolha / ação potencialmente útil): _____
_____

Lembre-se de que novas informações também podem mudar a escolha que fazemos. Quando você vai reavaliar para ver se esse caminho ainda faz sentido?[*]
_____
_____
_____
_____

---

[*] Adicione um lembrete na sua agenda, crie um alarme no seu celular etc.

Apêndice 5

Bingo dos pontos fortes

Se você quiser um lugar para começar a se apoiar nos seus pontos fortes, pode olhar essa tabela e circular aqueles que aprecia em si mesmo ou que outros já disseram apreciar em você. Ou jogue bingo com essa lista — marque um ponto forte quando receber elogios sobre ele! Sua escolha!

Criatividade	Abertura a novas experiências	Espontaneidade	Empatia	Adaptabilidade
Originalidade	Ser pau para toda obra	Persistência	Intuição	Energia elevada
Entusiasmo	Ter calma sob pressão		Senso de humor	Resolução de problemas
Pensar fora da caixa	Aprender rápido	Inteligência emocional	Correr riscos	Flexibilidade
Curiosidade	Reconhecimento de padrões	Fazer conexões	Desenvoltura	Resiliência

Referências

Para acessar as pesquisas que citei neste livro, acesse https://howtoadhd.com/book ou use o QR Code abaixo.

MAIS RECURSOS EM HOWTOADHDBOOK.COM

Glossário

Encontrar uma linguagem em comum validou e empoderou nossa comunidade a ter conversas francas sobre experiências que um dia já tivemos vergonha demais para discutir. As definições deste glossário servem para esclarecer como essas palavras e frases estão sendo usadas na comunidade TDAH no presente, e como eu as uso *neste livro*. Dito isso, as linguagens mudam constantemente, em especial quando estamos falando de ciência de ponta e culturas em rápida evolução, então essas definições não têm a intenção de serem formais ou absolutas.

* Os asteriscos indicam termos originais do canal How to ADHD!

adaptações (s. pl.): modificações ou ajustes a uma tarefa, ferramenta, atividade ou ambiente a fim de criar acessibilidade para alguém com uma deficiência.

alexitimia (s.): a inabilidade ou habilidade comprometida de reconhecer e descrever os próprios sentimentos ou os sentimentos dos outros.

alístico (adj.): uma descrição usada para se referir a uma pessoa que não tem autismo.

autodiscrepância (s.): a disparidade entre quem acreditamos ser (eu verdadeiro) e quem gostaríamos de ser (eu ideal). A teoria da autodiscrepância sugere que essa diferença leva a emoções negativas, inclusive decepção e insatisfação, medo e sensação de ameaça, vergonha, constrangimento e sentimentos de falta de valor ou fraqueza moral. O capacitismo, inclusive o capacitismo internalizado, contribui para essa autodiscrepância. (Ver mais em "Como mudar o mundo", página 305.)

capacitismo (s.): discriminação e preconceito contra pessoas com deficiências, inclusive TDAH, com base na crença de que as habilidades (neuro)típicas ou aqueles com habilidades (neuro)típicas são inerentemente melhores ou mais valiosos.

cegueira/miopia temporal (s.): inabilidade (ou dificuldade excepcional) de reconhecer quanto tempo se passou e/ou estimar quanto tempo algo vai levar.

Cérebros* (s. pl.): um termo afetuoso usado para se referir a pessoas com TDAH ou neurodivergências que estão aprendendo a colaborar com seu cérebro e não trabalhar contra ele. (Olá, Cérebros!)

Corações* (s. pl.): um termo afetuoso para se referir àqueles que amam, cuidam e buscam aprender como dar apoio ou ter relações melhores com pessoas com TDAH.

cronotipo (s.): a disposição natural do seu corpo a estar acordado/alerta ou adormecido/sonolento em certas horas do dia com base no seu ritmo circadiano.

deficiência (s.): de acordo com a Lei dos Americanos com Deficiência (ADA, na sigla em inglês), "deficiência" é definida como um "impedimento mental ou físico que limita substancialmente uma ou mais atividades importantes da vida".

desregulação emocional (s.): comprometimento da habilidade de regular sua resposta emocional que pode levar a reações extremas e/ou desproporcionais que não são necessariamente apropriadas à situação.

flexibilidade cognitiva (s.): alternar entre tarefas e atividades com demandas cognitivas diferentes.

função executiva, ou FE (s.): um conjunto de processos cognitivos de cima para baixo (funções executivas) que nos ajuda a nos autorregular para que possamos efetivamente planejar, priorizar e sustentar esforços voltados para metas de longo prazo.

hiperfoco (s.): um estado de fluxo ou perseverança profundo que pessoas com TDAH experimentam como resultado de nossas diferenças na regulação de atenção.

impulsividade emocional (s.): a rapidez e intensidade com que pessoas com TDAH são propensas a reagir emocionalmente a acontecimentos e gatilhos em comparação aos nossos colegas sem TDAH. Isso está relacionado aos nossos impedimentos no controle inibitório — os estímulos acontecem e nós respondemos automaticamente.

interocepção (s.): a percepção de sinais internos, como fome, sede e fadiga.

interseccionalidade (s.): um termo cunhado pela ativista pelos direitos civis Kimberlé Crenshaw: "Interseccionalidade é uma metáfora para entender as formas como múltiplas formas de inequalidade ou desvantagem... se combinam e criam obstáculos com frequência incompreendidos."

linguagem centrada na identidade (s.): linguagem que identifica a neurodivergência de uma pessoa como um aspecto fundamental de sua identidade. Ativistas por pessoas com deficiência, especialmente ativistas com autismo ou surdos, em geral têm uma forte preferência por essa linguagem devido ao estigma e preconceito implícito na insistência da linguagem centrada na pessoa por aqueles que consideram essas condições algo a ser "consertado" ou "curado".

linguagem centrada na pessoa (s.): linguagem que enfatize a personalidade primariamente com a deficiência identificada como um aspecto secundário da identidade de uma pessoa.

mascarar (masking) (v.): executar comportamentos neurotípicos esperados no lugar de comportamentos associados a vários diagnósticos de neurodesenvolvimento. Mascarar pode ser uma escolha consciente (ou semiconsciente), ou um hábito formado por condicionamento social.

memória de trabalho (s.): um tipo de memória que nos dá a habilidade de reter uma informação nova temporariamente na cabeça enquanto trabalhamos com ela.

memória prospectiva (s.): a habilidade de se lembrar de fazer algo no futuro. Há tipos diferentes de memória prospectiva; a memória prospectiva *baseada no tempo* é comprometida no TDAH.

motivação extrínseca (s.): o incentivo que temos para nos envolver numa atividade ou completar uma tarefa com base nas consequências externas de fazer (ou não fazer) isso.

motivação intrínseca (s.): o incentivo que sentimos para nos envolver numa atividade ou completar uma tarefa simplesmente porque a achamos interessante, prazerosa ou satisfatória.

neurodivergente (ND) (s.): um termo abrangente para descrever uma pessoa (ou grupo de pessoas) cuja função/desenvolvimento neurológico se difere do considerado típico.

neurodiversidade (s.): termo cunhado pela socióloga Judy Singer para criar conscientização sobre a diversidade existente nas estruturas e funções cerebrais (neurotipos). Enquanto neurodivergente/neurodivergência se refere a indivíduos com desenvolvimento neurológico atípico, neurodiverso/neurodiversidade se refere a um grupo de pessoas com tipos cerebrais diferentes, inclusive as neurotípicas.

neuropicante (adj.): um termo afetuoso usado dentro da comunidade neurodivergente para incluir todos aqueles cujos cérebros funcionam de forma diferente, inclusive os que nunca foram diagnosticados.

neurotípico (NT) (adj.): uma descrição que se refere a 1) alguém que vivenciou/vivencia desenvolvimento ou funcionamento neurológico típico, ou 2) algo projetado com a presunção de desenvolvimento ou funcionamento neurológico típico.

paralisia de decisão (s.): a inabilidade de decidir o que fazer por medo de fazer a escolha errada e/ou por sobrecarga. Nas pessoas com TDAH, isso normalmente se apresenta por uma sensação de estar "empacado", ser incapaz de começar uma tarefa ou procrastinar mudando de atividades.

pensamento divergente (s.): um processo cognitivo que gera ideias criativas ao explorar muitas soluções possíveis ou pular de um pensamento para o seguinte. O pensamento divergente em geral ocorre espontaneamente, é raramente linear, e tende a produzir ideias abundantes e únicas.

recordação livre (s.): a habilidade de recuperar informações da memória espontaneamente, sem nenhum lembrete ou gatilho. Também chamada de *recordação não guiada*.

ritmo circadiano (s.): um processo natural, interno, que regula o ciclo sono-vigília e as funções corporais ao longo de um dia; o "relógio" interno do seu corpo.

sensibilidade à rejeição (s.): a tendência a achar a rejeição — ou até uma percepção de rejeição — profundamente dolorosa. Sensibilidade à rejeição não é exclusivo ao TDAH, mas é uma experiência *muito* comum devido às dificuldades com a regulação emocional combinadas a experiências mais frequentes de rejeição em comparação aos nossos colegas neurotípicos.

vitamina de cérebro* (s.): um termo figurativo que se refere à composição (ou mistura atual) de neurotransmissores específicos dentro do cérebro de um indivíduo.

Organizações de apoio

Você não está sozinho. Além das informações e pessoas que pode encontrar na comunidade do How to ADHD (howtoadhd.com) e de outros ativistas e hashtags on-line (#TDAH!), há muitas organizações bem estabelecidas que oferecem apoio a pessoas com TDAH e àqueles que as amam, assim como organizações que oferecem apoio para alguns dos assuntos difíceis que eu debati neste livro e fizeram parte da minha própria jornada. Essas são só algumas; escaneie o QR Code na página 362 para mais.

Recursos para TDAH

O Crianças e Adultos com Transtorno de Déficit de Atenção/Hiperatividade (CHADD, na sigla em inglês) **(chadd.org)** tem uma coleção maravilhosa e extensa de informações e recursos não só para adultos e crianças, mas também para pais, cuidadores, educadores e profissionais de saúde mental.

A **Associação do Transtorno do Déficit de Atenção (ADDA,** na sigla em inglês) **(add.org)** é uma comunidade internacional feita para e por adultos com TDAH e abriga uma variedade de recursos, inclusive oficinas, grupos de apoio virtuais e uma lista de profissionais especializados no TDAH.

A **Sociedade Profissional Americana de TDAH e Transtornos Relacionados** (APSARD, na sigla em inglês) **(apsard.org)** é uma organização que trabalha para melhorar a qualidade da assistência a pacientes com TDAH por meio da promoção de pesquisas e disseminação de práticas com embasamento científico para profissionais da área de saúde. Seus integrantes abrangem um amplo espectro de médicos, psicólogos, eticistas e outros especialistas em saúde mental que buscam elevar a compreensão pública sobre o TDAH, reduzir o estigma e promover um diálogo efetivo entre profissionais de saúde e pacientes.

A **Understood (understood.org)** trabalha para elevar a conscientização e oferecer recursos para ajudar a amparar pessoas com diferenças de aprendizado e pensamento em todas as áreas da vida.

A **Academia de Coach DDA (addca.com)** fornece instruções para pessoas com interesse em se tornar coach de TDAH, assim como um diretório de coaches de TDAH certificados pela ADDCA (na sigla em inglês).

A **ABDA (tdah.org.br)** é uma organização brasileira que reúne uma ampla gama de recursos, programas e eventos para o TDAH voltados para pessoas que vivem com TDAH e seus entes queridos em todo o Brasil.

Outros recursos

A **Fundação Americana para Prevenção de Suicídio (afsp.org)** oferece uma gama de recursos, de histórias pessoais a ferramentas para aqueles afetados direta ou indiretamente pelo suicídio.

A **Associação Nacional de Transtorno Alimentar (nationaleatingdisorders.org)** oferece apoio como linhas diretas, recursos educativos e fóruns para os afetados por transtornos alimentares, tanto direta quanto indiretamente.

O **Plano de Ação de Recuperação do Bem-Estar (wellnessrecoveryactionplan.com)** mira em oferecer educação e orientação na construção de um Plano de Ação de Recuperação do Bem-Estar (WRAP, na sigla em inglês), que é uma ferramenta fantástica para amparar sua saúde mental e seu bem-estar, mesmo numa crise.

O **Centro para Comunicação Não Violenta (cnvc.org)** apoia a educação de comunicação não violenta e auxilia na resolução pacífica e efetiva de conflitos numa variedade de contextos.

A **Rede de Adaptações no Emprego (askjan.org)** contém recursos, informações e listas a respeito de adaptações em empregos e escolas nos Estados Unidos; a lista de adaptações pode ser um ótimo lugar para começar a buscar ideias, não importa em que país você more.

A **Take This (takethis.org)** é uma organização de defesa da saúde mental que se concentra em oferecer recursos, treinamento e apoio a indivíduos e empresas dentro da indústria do videogame.

O **Speaking Grief (speakinggrief.org)** contém recursos voltados para nos ajudar a lidar melhor com o luto, que inclui o documentário da PBS de mesmo título.

A **Modern Loss (modernloss.com)** oferece perspectivas e solidariedade por meio de uma coleção de textos escritos por outros que estão sofrendo por uma variedade de perdas.

O **Find a Helpline (findahelpline.com)** é um diretório internacional de linhas diretas, salas de bate-papo on-line, serviços de mensagem de texto e recursos referentes a várias crises, inclusive prevenção ao suicídio.

Entre em howtoadhdbook.com ou escaneie o QR Code abaixo para recursos adicionais, como mais organizações, onde nos encontrar, links para vídeos úteis, leituras adicionais recomendadas, o ADHD Friendly Rubric, blogs, ativistas individuais, hashtags que vale a pena seguir, e mais!

MAIS RECURSOS EM HOWTOADHDBOOK.COM

Agradecimentos

Obrigada aos nossos Cérebros Ativistas e todos os nossos Cérebros no Patreon por tornarem este livro — e a jornada que levou a ele — possível. Começou com Scot Melville, que me viu à beira de ter um burnout e desistir e me ofereceu o material, o apoio e as palavras de encorajamento de que eu precisava para continuar. Scot e os muitos Cérebros maravilhosos que se juntaram a ele são a razão não só para o How to ADHD sobreviver, mas prosperar. O canal, este livro e tudo que vem depois dele existem graças a eles.

Obrigada à minha editora, Elysia Liang, que trabalhou comigo com toda a paciência, fez adaptações para o meu TDAH, escutou e aprendeu. Quando entreguei o manuscrito, ela não ressaltou que ele estava atrasado (e não exatamente o que a maioria das pessoas chamaria de "terminado"). Sabe o que ela disse? "É um bom livro. Você deveria ficar orgulhosa." É mesmo, e eu estou, e isso se deve em grande parte ao papel que ela desempenhou em me ajudar a elaborá-lo, semana após semana, confiando na minha visão ao mesmo tempo que dava uma mãozinha orientadora quando necessário. Obrigada também à minha empresária, Linnea Toney, e a toda equipe da Rodale por tornar realidade minha visão de um livro amigável a quem tem TDAH: Terry Deal, Ethan Campbell, Andrea Lau, Irene Ng, Dustin Amick, Jonathan Sung e Ray Arjune.

Obrigada à minha parceira de escrita, Theresa Weiler, por atender a uma ligação desesperada duas semanas depois de eu começar este livro e ficar do meu lado desde então, me oferecendo orientação, mantras ("A-de-quado! A-de-quado!") e macarrão com queijo enquanto meticulosamente dávamos forma a cada capítulo. Theresa é um exemplo perfeito de interdependência efetiva na escrita de um livro: ela ajuda autores a dizer o que estão tentando dizer.

Obrigada ao dr. Patrick LaCount por ser uma enorme razão para eu sentir que sei do que estou falando. Como divulgadora científica, o que eu compartilho depende da qualidade da informação à qual tenho acesso e quão bem eu a entendo; por anos, Patrick — que tem profundo interesse pela disseminação de boas informações sobre TDAH — ajudou com ambos. Para este livro, ele compilou todas as citações, caçou estudos, teve longas conversas, mergulhou profundamente em conceitos de vanguarda sobre TDAH e pacientemente revisou tudo o que eu escrevi.

Obrigada a Caroline Maguire, autora de *Why Will No One Play With Me?*, que colaborou intensamente comigo no capítulo "Como lidar com pessoas". Ela foi generosa em compartilhar seu conhecimento e me apoiou como mentora ao longo deste processo todo. Ela acreditou na minha habilidade de publicar um livro, mesmo quando eu estava com medo de fracassar. Caroline, você tinha razão!!

Obrigada a todos cujos trabalhos contribuíram diretamente com este livro: dra. Carolyn Lentzsch-Parcells, Dani Donovan, Brendan Mahan, Ari Tuckman e René Brooks. Estou maravilhada com o trabalho incrível que cada um deles fez e continua fazendo para contribuir para essa comunidade, e grata pela contribuição deles a este livro.

Obrigada a Harley Lohs, gerente da comunidade How to ADHD, que se sentou ao meu lado dia após dia do último mês de escrita e edição como dublê, apoio e braço direito. Não teria conseguido continuar sem você.

Obrigada a Jessica (J2) Via, diretora de operações do How to ADHD, que é tão fodona e tão boa com tecnologia que por um tempo todo mundo achou que ela fosse IA. Nem pensar: J2 é espetacularmente humana. Até mesmo a IA mais inovadora não teria conseguido manter o How to ADHD e a mim caminhando e funcionando ao longo deste processo, mas J2 conseguiu.

Obrigada a toda a equipe de produção do How to ADHD, agora e ao longo dos anos, que me ajudou a trazer meus vídeos — e minha visão — à vida. No topo de tudo isso está nosso atual produtor, Eddie Hollenbeck, que criou um ambiente que incentiva a criatividade, que se envolve com a equipe inteira na criação de vídeos que sejam tão divertidos de fazer quanto são de assistir.

Para os moderadores, que cuidaram tão bem da comunidade: Scot Melville, Mike Oerlemans, Chris Hendrickson, M. Svindt, Manon M. e Jaclyn Curler. Obrigada por sua gentileza e generosidade em manter espaços virtuais seguros para os Cérebros poderem ser eles mesmos.

Para cada um dos Cérebros que me procuraram para oferecer ideias, citações, apoio, histórias e encorajamento ao longo deste longo processo de escrita. Vocês são uma grande parte do que há de valioso no How to ADHD, e este livro não estaria completo sem vocês. Obrigada por me mostrarem sua força.

Obrigada ao meu parceiro e futuro pai do meu filho, dr. Raffael Boccamazzo. Raffael, você me ensinou muito sobre como ter coração.

E obrigada à minha mãe, por me mostrar que não há motivo para pessoas com deficiências serem excluídas das atividades e dos trabalhos que lhes interessam, e por me ensinar que todo mundo tem uma voz, desde que receba meios de se fazer ser ouvido.

Impressão e Acabamento:
GRÁFICA GRAFILAR